‖教育部人文社科青年基金项目成果‖

丝路汲古　岐黄示告

“中医药文告”传播视域下丝绸之路中医药文化的交流与汇融

马　捷　著

上海科学技术文献出版社
Shanghai Scientific and Technological Literature Press

图书在版编目（CIP）数据

丝路汲古 岐黄示告：“中医药文告”传播视域下丝绸之路中医药文化的交流与汇融 / 马捷著. —上海：上海科学技术文献出版社，2023
ISBN 978-7-5439-8722-7

Ⅰ. ①丝… Ⅱ. ①马… Ⅲ. ①中国医药学—研究 Ⅳ. ① R2

中国版本图书馆 CIP 数据核字（2022）第 253010 号

组稿编辑：张 树
责任编辑：王 珺
封面设计：留白文化

丝路汲古 岐黄示告：“中医药文告”传播视域下丝绸之路中医药文化的交流与汇融
SILU JIGU QIHUANG SHIGAO
"ZHONGYIYAO WENGAO" CHUANGBO SHIYU XIA SICHOUZHILU ZHONGYIYAO WENHUA DE JIAOLIU YU HUIRONG
马 捷 著
出版发行：上海科学技术文献出版社
地 址：上海市长乐路 746 号
邮政编码：200040
经 销：全国新华书店
印 刷：上海新华印刷有限公司
开 本：889mm×1194mm 1/32
印 张：11.125
字 数：240 000
版 次：2023 年 10 月第 1 版 2023 年 10 月第 1 次印刷
书 号：ISBN 978-7-5439-8722-7
定 价：78.00 元
http://www.sstlp.com

2018年度教育部人文社会科学研究青年项目
清代丝绸之路中医药文化交融研究——以中医药文告解析为例
（18YJCZH125）
支持

序言

随着中医药文化研究的升温，中医药这一中国乃至全世界的医学与文化宝库，已成为中国的文化符号，并吸引着众多的中医药专家与其他领域的学者不断地去研究中医学文化的内涵与外延。中医药又作为中国人民的健康保障，一直以来被大众视为防治疾病的有效方法之一，尤其在古代、近代时期急性疾病（如传染性疾病、外伤等）的防治中发挥了重要的预防与治疗作用。然而记载政府与地方机构的防治措施以及向国内区、县、府、镇乃至丝绸之路沿线地域传播的史料中，包含了中医典籍中一类特殊的文献形式——“中医药文告”。这是一份有温度的医疗指南，不仅是丝绸之路中医药传播的重要形式之一，也证明了中医药在陆路、海上丝绸之路的传播与应用绵亘万里，延续千年。

一、这张单页成文的纸——“中医药文告”发现始末

“中医药文告”是中医文献当中的一个特殊的文献形式。因此，其自身具有了独特的医学、史料与文化价值。但是由于其版式的独特性（多为单页），且流动性大等特点，难以保存，所以存世量极少。故而学术界对此类型的中医药文献尚未进行过系统整理与研究。在中医药文告的发掘与研究过程当中，可以说是机缘巧合使我迈进了古人“敬惜字纸”的殿堂。我在大学时期就酷爱收藏中医古籍，在15年前（2007年始）就开始了中医古籍的收集，面对发黄的中医典籍每每手不释卷。

在那个时代，中医古籍并未在古籍文献圈中形成规模化的收藏分支。一般的古籍藏家都将收藏视野集中在经部、集部这些门类当中，对于子部书籍中医药类典籍的认识多止步于"一种印刷量较大的应用性书籍"。所以，在20世纪90年代末、2000年初的时候，中医古籍的收藏还没有形成一个特殊的或者是重要的群体。换句话说，收藏中医古籍，从价格上来说还是比较低廉的。因此，也促使我在那个年代敢于收藏，并有机会收集到大量重要的医学古籍文献。

在古籍的收藏过程中，我发现很多中医古籍的"天头"处，或是字里行间偶有一些重要医家、经学家的批注，这些文字引起了我的阅读兴趣，渐渐地我被这些古籍之外的"附加品"吸引了。我记得很清楚，在阅读一部嘉庆时期翻刻的韩医古籍著作《东医宝鉴》时，发现书间夹有一张整版刻有医学文字的纸张，这件文献引起了我很大的兴趣。当时，我对这类文献的理解是，"一般是阅读者的随笔或是效验方的记录，甚至是给某位患者开的处方"。但是这一张纸非常特殊，并非手写，而是木板刊刻，左右上下均有边栏，前后文字一气贯通，文字的中间未见象鼻、牌记等应有的板框，而是一张"单页成文"形式的中医药布告类文献，这张纸就是改变我收藏轨迹和研究方向的"中医药文告"。这份文献就是中医药文告《蔡松汀催产良方》。她犹如一位半遮羞容的文雅女子，站立于我的面前，为我倾谈着她所经历的人与事。

二、医学人文探索中的那一束光——"中医药文告"研究开端

至此，我就对这类文献产生了浓厚的兴趣，也开始留心收

藏这一类特殊的文献，逐渐发现这类文献主要集中阐释了古代对于区域性疾病或是重大传染性疾病的防治过程，记载了疾病症状、施用药味、药物剂量、服用方法、治疗之后种种效验的事迹以及刊刻地点与年代。随着研究的深入，我完全被这类文献的中医药价值以及社会、历史价值所折服。因此，更加潜心收集此类文献，渐渐地就形成了专题。

这类文献究竟应该如何命名，成为一个困扰我的重要问题。因为在中医古籍界，甚至在传统古籍界并没有对这类文献的确定名称，请教过几位学界前辈，也不知如何定名。从文献应用属性出发，可以简单地把它看做“广告”，取“广而告之”之意，但是“广告”这个称谓并不能完全符合这一类文献独有的医学、社会与文化涵义。因此，经过10年的思考与沉淀，并参考诸多文献与前辈学者的建议，于2017年为其暂定名为“中医药文告”。我深知这一研究的历程应该是非常艰辛的，因为没有同类文献与史料的参考，所以研究过程可用“开拓”二字言之其意。

经过15年的收藏与考辨，“中医药文告”的研究渐渐从开端步入了正轨，也获得了教育部人文社科类课题与国家社科基金以及北京市社科基金的支持。同时，北京中医药大学也为此建立了“中医药文告”青年科研创新研究团队，以学科协同作为支撑专门研究“中医药文告”的医学价值、社会价值与历史价值。至此，“中医药文告”研究的第一阶段初步完成。

三、迈向远方的第一步——近代丝路医疗社会史剪影

我思考良久，最终将“丝绸之路相关‘中医药文告’传播视

域下所形成的社会现象”作为研究的第一步。因此，在近3年研究过程中，初步建立起丝绸之路中医药文化传播的研究框架。同时，我深信“读万卷书，不如行万里路”的格言，所以在研究过程中除了深耕丝绸之路相关的医学史料与“中医药文告”内涵之外，本人先后走访了敦煌、泉州、广州、厦门、香港、澳门等陆上与海上丝绸之路相关的地区。采集了大量的一手史料与图像，并与“中医药文告”参合研究，进而重新审视与思考了古代丝绸之路“医药汇融”、近代“中西交通”、现代“一带一路”建设中医药的角色定位与时代价值，并在其医疗属性探讨的基础上，考究其特有的文化属性、哲学属性与传播属性。进而在世界医疗社会史视野下，解读丝绸之路中医药所散发的独特魅力，为大家呈现出更独特、更多元的丝路“中医药文化圈”景象。

四、医文照进现实的思考——“中医药文告”研究对当下的省思

全书的编撰过程经历了新冠肺炎肆虐全球的时期，使得我对医疗社会又有了一些新的认识。在这一时期我体味到了诸多患者对于疾病的恐慌与无助，发现了“宣导”对于民众的重要意义。在面对疾病时，宣导不能对患者“开悟”，但是却能给予患者最大的应对疾病的指导与心理上的慰藉。这种宣导在古代受媒介与途径的限制，我们能看到的大多是布告，甚或口口相传。然而，目前的宣导是一种空前的“繁盛”，虽然当下的宣导传播形式多样且迅速，但是渐渐失去了“敬惜字纸”的那份敬畏，目视之下的墨字少了些许“木刻文告”的古朴俊朗。但是时代的变迁也预示着传播的革新，我们应该去认真体会这样的

变化，发现由古至今真正的医疗社会的发展轨迹，更好地充满信心地去面对身边的病痛以及与疾病“对抗”中的人与社会。

以上是我在“中医药文告”研究中的一些体悟，随笔记录下来，既是对过往的一份怀念，又是对未来研究的一份积淀。所以，写下这段序言以记述我对“中医药文告”的热爱。

至此，首先要感谢我的恩师李峰教授多年的培养与支持！并向在我研究中给予鼓励、指导与帮助的钱超尘先生、严季澜先生、张瑞贤先生、沈澍农先生、张如青先生、王育林先生、王兴伊先生、万芳老师、王家葵老师、余新忠老师、肖永芝老师、郑洪老师、刘英华老师、杨东方老师、顾漫老师、周琦老师、李海英老师、宋歌老师、牛振强老师、杜锋老师、熊亦亮老师、陈昱良老师、孙灵芝老师、于业礼老师、张田生老师、范振宇老师、刘芳纯老师、刘雨茁博士等诸位师友表示诚挚地感谢！还要感谢我家人们的默默支持！特别感谢我的夫人：和紫珊女士的深情陪伴与帮助！

最后，希望通过本书能给大家讲述“中医药文告”这一埋没于中医古籍文献当中的璀璨明珠的今世传奇，并勾勒出一幅丝绸之路“中医药文告”的剪影，探寻丝绸之路上中医药文化传播的一颗明星。

在这 15 年的“中医药文告”的收集、整理与研究中，一句话久久萦绕于耳畔，“乘长风破万里浪，虽千险君亦往矣”，与诸位读者共勉。

马　捷

壬寅年正月初三书于景和斋灯下

目录

CONTENTS

引言

目前，传统的史地学家研究的主要方向多为丝绸之路相关国家或区域的贸易以及交互状态，其旨趣在于对贸易当中所体现的经济、政治所联系的各国之间的文化进行探究与反思。丝绸之路中医药文化是中医学者、语言学者以及丝绸之路学者的经典研究领域，多数学者于以下资料着力探索，如古代敦煌、新疆地区以及丝绸之路沿线各国传递的中医药文献。同时，还有一些人们日常生活中的文书所涉及的医药信息，以及各国之间中医药知识传递所遗存的中医药史料。这些材料组成了丰富多彩的古代丝绸之路中医药文化研究领域，但由于研究史料或材料已构成了一个较为“封闭”的整体，所以新材料、新思路的出现，将扩展这一领域的研究范围。因此，本书在利用现有相关史料的基础上，应用新的文献史料——“中医药文告”，对古今丝绸之路所折射的中医药文化进行全新的解读与思考，以期从新的角度解析中医药在丝绸之路汇融革新过程中所扮演的角色，以及其在丝绸之路的传播所体现出来的现代价值，甚或可以寻找解答“李约瑟之问”的路径。

第一章

Chapter 1

丝路医华：古丝绸之路与中医药

“丝绸之路”的概念虽然确立较晚，但这条中国与世界交通的道路自汉代就已形成，丰富的物质文化与科技的跨地域交流，使这条道路更加的繁荣。

丝绸之路上也发生过类似的交流，不过其特征并非突然的接触，而是跨越数千年的无数次邂逅。虽然欧亚大陆东部和西部各民族从未彼此完全隔离，但长期的跨欧亚交流把此前各自独立的新石器时代农业系统联结了起来，互相吸收和补充。考古学家和历史学家认为，中国和东亚的农业发展独立于新月沃土、埃及和印度。欧亚大陆西部的早期农业起初建立在小麦和大麦耕作的基础上，东亚则是依靠小米和大米。然而，从史前时代开始，能够为人类所利用的各种动植物一直就是在这些起初截然分离的极点之间扩散和传播的①。

两千多年来丝绸之路兴盛，使得沿途地区与国家之间的医药交流与应用逐渐拓展，随之中医药也得到了发展与传播，最

① 米华健著，马睿译：《牛津通识读本：丝绸之路》，译林出版社，2017年，第43页。

终形成了中医药文化在丝绸之路沿线国家的交融汇通。

古代时期，除了丝绸之路上广泛的药材贸易流通外，也有大量中医药文化的传播与互动。在近代时期“西学东渐”之风盛行，大量的西方医学通过丝绸之路进入了华夏大地，以“疗疾”为核心的中西医汇融也油然而生。因此，中医医疗技术的传播为中国以及丝绸之路诸国民众提供了地区性疾病和传染性疾病的防治方法，进而为古代丝绸之路的稳定发展提供了中医药的保障，并促使了中医药在亚欧大陆上有效迅速地传播。丝绸之路不仅成为古今商贸流通之路，也成为文化与科技交流之路，中医与多民族医学的交流也成为这条道路上一幅重要的“路标”。

第一节　勾勒古丝绸之路风貌

一、丝绸之路名称缘起

丝绸之路是一条中、西方人民贸易往来、迁徙交流、文化汇通的大通道，根据公元前 7 世纪希罗多德引述阿里斯提士的神话叙事诗《阿里玛斯庇阿》中关于黑海、中亚草原地区四处迁徙的塞种人、希腊人、中国人之间交流状态，以及公元前 5 世纪的阿尔泰墓葬、德国斯图加特的霍克杜夫、新疆阿拉沟等地出土的大量中国丝织品、漆器、铜镜等商品，推断了这条连接东西方大陆的曲折道路形成于公元前 5 世纪[①]，甚至可追

① 李明伟：《丝绸之路研究百年历史回顾》，《西北民族研究》，2005 年第 2 期，第 90—106 页。

溯到公元前7世纪①。至此，中、西方打开了交流的大门。

虽然东西方交流的时间很早，但是“丝绸之路”概念的确立与名称的提出一直等待了上千年。

1866年，地理学家玉尔（Henry Yule）完成了著作《中国和通往中国之路》（两卷本）②，其书中汇集了大量的古代西方对于中国的记述，详细考证了罗马地理学家托勒密（Ptolemy）《地理志》中马利奴斯（Marinus of Tyre）记录的“赛里斯之路”的全部信息，为后来“丝绸之路”一词的提出做出了先导准备。

近代德国地质学家、地理学家费尔迪南·冯·李希霍芬爵士（Ferdinand von Richthofen，1833—1905年），在1877年出版的《中国：根据自己的亲身旅行和在此基础上进行研究的结果》③第一卷目录中，首次使用了德文词汇：Seidenstrasse④。并再次讨论了“赛里斯之路”即“我们通过马利奴斯再次发现一条关于早期‘丝绸之路’西段的补充记载，它完全来自马其顿人梅斯（Maes Titianus）的下属的说法”（第1卷第2编第10章，497—498页），并将其称为

---

① 王胜三编著：《“一带一路”历史地名考略》，中国社会出版社，2016年，第3页。

② Henry Yule：《Cathay and the Way Thither：Being a Collection of Medieval Notice of China》，Vols. I—II，London：The Hakluyt Society，1866.

③ Ferdinand Freiherrn von Richthofen：《China：Ergebnisse eigner Reisen und darauf gegründeter Studien，Erster Band》，Berlin：Verlag von Dietrich Reimer，1877.

④ Seiden（“丝绸”）和Strasse（“道路”）后而形成的一个新词，中文翻译成“丝绸之路”，简称“丝路”。

“马利奴斯的丝绸之路”（Seidenstrasse des Marinus），即从公元前 114 年到公元 127 年间，连接中国与河中（指中亚阿姆河与锡尔河之间），以及中国与印度，以丝绸之路贸易为媒介的西域交通路线。

王冀青先生对于 Seidenstrasse 的构词，做了详尽的描述与分析。

古希腊、罗马人将“丝”字音译为“赛尔”（Ser），称中国为“赛里斯”（Seres），意为“丝国”。后世欧洲的主要语言中，表示“丝绸”的词汇均以 Ser 为源，譬如英语的 Silk、法语的 Soie、德语的 Seide 等。从 1 世纪开始，西方出现了许多与赛里斯国有关的记录。其中最为可信的，当属古希腊地理学家、推罗的马利奴斯（Marinus of Tyre）记录下的一条通往赛里斯国的道路。这条道路，是西方商人为了贩运丝绸的目的，从幼发拉底斯河渡口出发，向东前往赛里斯国的一条商路。这条商路途经一个叫石塔的中转站，最终到达赛里斯国都城赛拉（Sera，洛阳）。马利奴斯所依据的资料，来自马其顿商人梅斯·提提亚奴斯（Maes Titianus，活跃于 68—80 年）。而梅斯的信息，又获自他派往赛里斯国做生意的代理人。后来，当生长于埃及的古希腊地理学家克劳德·托勒密（Claudius Ptolemaeus，约 90—168 年）于 150 年左右撰写《地理志》时，将马利奴斯记录的这条商道编入书中，从而为后世保留下来一篇珍贵的文献资料。马利奴斯记录下来的这条为丝绸而前往丝国的“赛里斯之路”，后来成为创造“丝绸之路”一词的基础①。

① 王冀青：《关于“丝绸之路”一词的词源》，《敦煌学辑刊》2015 年第 2 期，第 21—26 页。

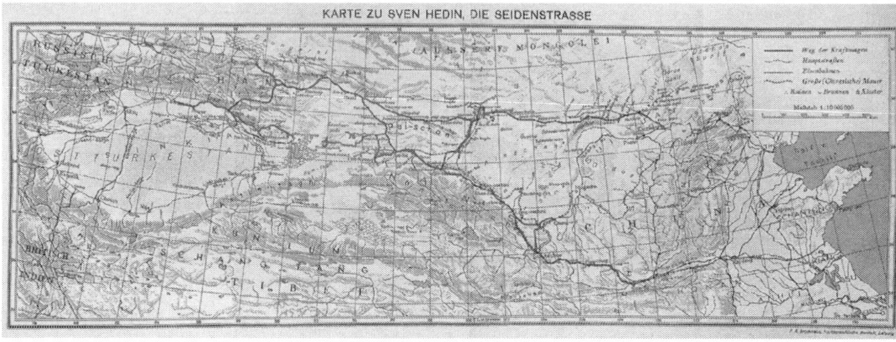

▲ 图 1　斯文 · 赫定《丝绸之路》(Die Seidenstrasse) 彩色地图 ①

1936 年，瑞典探险家斯文赫定（Sven Hedin）第一次以《丝绸之路》命名了他的专著，并绘制了一幅彩色地图（Die Seidenstrasse）。

1968 年，日本学者三杉隆敏（Misugi Takatoshi）在其具有海外游记风格的著作《探寻海上丝绸之路：东西陶瓷交流史》中，第一次提出“海上丝绸之路”的概念②。

时至今日，“丝绸之路”一词的内涵有了全新而深刻的诠释。美国学者芮乐伟 · 韩森赋予了“丝绸之路”新的含义：“世界文明语境中不同的民族国家与历史区域中，由于相互吸引而形成的以经济文化为主体的，超越政党政治、民族宗教和历史空间的，交往互动的发展道路。目前，学者较为公认的丝绸之路路线，大体分为三条：一条以中国新疆和中亚为中心的

---

① 见于 Sven Hedin：《Die Seidenstrasse》“附录页”，1936 年，第 1 页。

② 三杉隆敏著：《海のシルクロードを求めて：東西やきもの交渉史》（《探寻海上丝绸之路：东西陶瓷交流史》），岗村印刷工业株式会社，1989 年，第 6—9 页。

传统的古代丝绸之路为基本内容的陆上丝绸之路，这一观点关注丝绸之路在东起西安，西经南亚、北非到西亚，眺望到希腊罗马的历史发展轨迹。不仅如此，他们还可以由西安向东延伸到杭州直到朝鲜的庆州、日本的博多，甚至俯瞰京都；另一条路线是，以中国的泉州、广州为起点，经过中国的南海，穿越马六甲海峡、波斯湾与红海，途径马来西亚、斯里兰卡、印度、巴基斯坦，覆盖阿拉伯与北非的诸多地区的海上丝绸之路”①。中国在世界大发展、大融合的趋势下，“丝绸之路”依据在空间（涉及陆路、海路、草原、冰川等等）、时间（贯通上启先秦，下及近代，以至现代），其涵义与范围也得到了极大扩展，形成了“一带一路”（“One Belt and One Road”），即“丝绸之路经济带”与“21 世纪海上丝绸之路”。这一概念是在古老的“丝绸之路”精神“团结互信，平等互利，包容互鉴，合作共赢，不该种族、不同信仰、不同文化背景的国家完全可以共享和平，共同发展”②中形成的。

随着近年来“一带一路”倡议的提出，丝绸之路研究还具有重要的现实意义。跨越千年的各条古代商路是中国与沿线各国友谊长久的重要历史依据，如今则有力地推动中国与这些国家在政治、经济、文化等领域开展更为全面和深入的合作③。

---

① ［美］芮乐伟·韩森著，张湛译：《丝绸之路新史》，北京联合出版公司，2015 年，第 56—57 页。

② 习近平：《弘扬人民友谊共创美好未来——在纳扎尔巴耶夫大学的演绎》，《人民日报》2013 年 9 月 8 日，第 3 版。

③ 徐朗：《“丝绸之路”概念的提出与拓展》，《西域研究》2020 年第 1 期，第 140—151 页。

二、丝绸之路全景风貌

目前，“丝绸之路”已成为古代中国、中亚、西亚之间，以及通过地中海连接欧洲与北非的交通路线的总称，学术界将其路线概括为“陆上丝绸之路”和“海上丝绸之路”两大类①。其中，按照地理位置分属，包括“西北丝绸之路”“西南丝绸之路”和“海上丝绸之路”三大干线，按照环境分属，包括“草原丝绸之路”“沙漠丝绸之路”“高原丝绸之路”“海上丝绸之路”“冰上丝绸之路”等等。下面逐一简要介绍。

“陆上丝绸之路”主要包括“西北丝绸之路”“西南丝绸之路”，以及相关联的“草原丝绸之路”“沙漠丝绸之路”“高原丝绸之路”。

（一）西北丝绸之路

中国西北丝绸之路是指西汉（公元前 202 年—公元 8 年）期间，由张骞出使西域时开辟的一条陆路大通道。它连接着古代中国与中亚、西亚、印度、北非、南欧等地区。其陆路要道一般以甘肃、青海两省与新疆维吾尔自治区的狭长毗连处作为界线。

东段从长安到凉州（今武威）称“长凉古道”，早在公元前 5 世纪希罗多德的《历史》中就有记载。我国从上古到先秦逐步形成的通往西方（中亚、欧洲、印度北部等地）的陆路通道东段线路主要可划分为南路、中路、北路三条支线：一是

---

① 芮传明著：《丝绸之路研究入门》，复旦大学出版社，2009 年，第 2—3 页。

从关中或今河南北上经漠南阴山山脉之居延海绿洲（今内蒙古额尔古纳旗境内弱水下游），趋向天山南北麓至西域，即所谓的“居延路”或“草原路”；二是从关中过陇山，经河西走廊入西域，即所谓的“河西路”；三是由祁连山南，沿湟水至青海湖，再经柴达木盆地而达新疆若羌的古“青海道”①。即以长安（今西安）为起点，途经甘肃、新疆，到中亚、西亚，并联结地中海各国。即南路线路为西安—楼兰—且末—尼雅—和田—喀什—帕米尔高原—中亚；中路线路为西安—敦煌—哈密—乌鲁木齐—伊犁—俄罗斯—罗马；北路线路为西安—敦煌—哈密—吐鲁番—焉耆—库尔勒—库车—阿克苏—喀什—帕米尔高原—中亚。

1. 青海道

青海道是古丝绸之路东段南支线，与中西陆路交通主干道西段相衔接的主要路段，其沿线起自西安西行经湟水流域、青海湖、柴达木盆地，东连中原，西通西域，是丝绸之路不可或缺的有机组成部分②。

不同历史时期对丝绸之路青海道有不同的叫法，如两汉时期为“羌中道”。西汉在湟水流域建立政权之后，形成了自今甘肃至民和、乐都、西宁至青海湖，越柴达木到达新疆若羌的古青海羌中道；南北朝前期至盛唐前期曾被称为“河南道”或“吐谷浑道”。

① 崔永红，张得祖，杜常顺著：《青海通史》，青海人民出版社，2015年，第136页。

② 李姝睿：《丝绸之路青海道的多元文化发展研究》，《青海社会科学》2020年第1期，第48—54页。

"吐谷浑"是东晋初至唐前期活动在青海高原上的游牧王国。在东晋南北朝时期，加强中西交流，使丝绸之路青海道进入鼎盛期，一度取代河西走廊道成为中西陆路交通主干道东段的主道，史称"吐谷浑道"①。

两宋时期丝绸之路青海道曾被称为"黄头回鹘道"或"青唐道"。丝绸之路吐谷浑道曾经使丝绸之路青海道一度十分繁盛，发挥了丝绸之路主道的作用。

2. 河西走廊

河西走廊，在自然地理上一般指祁连山脉与走廊北山（龙首山、合黎山、马鬃山）之间的呈东南—西北走向的狭长地带②。河西，是南山山脉北侧倾斜面与扇状地、草原、绿洲、砂砾地相连的弓型的狭长带状地带③。因为地处黄河以西，狭长且直，形如走廊，因而被称为"河西走廊"。其全境长千余公里，东邻黄土高原（乌鞘岭，武威市），西抵塔里木盆地（东缘），南与青藏高原接壤，北与蒙古高原毗连。包括今敦煌、酒泉、嘉峪关、张掖、金昌、武威市全境，以及兰州、白银市、临夏回族自治州等。在古代，中西方贸易往来与文化交流，只有通过河西走廊才能完成，因而，它也被称为是丝绸之路的"咽喉"④。

---

① 崔永红：《丝绸之路：吐谷浑道的走向与使用》，《中国土族》2018年第4期，第17—23页。

② 并成著：《河西走廊历史地理》，甘肃人民出版社，1995年，第1页。

③ 前田正名著，陈俊谋译：《河西历史地理学研究》，中国藏学出版社，1993年，第8页。

④ 海波：《河西走廊佛教文化区位特征的形成——以丝绸之路为视阈》，《世界宗教文化》2019年第6期，第17—23页。

3. 宁夏段

宁夏段，自魏晋至隋唐时期，成为关中通往西北的要道，在商旅贸易、文化交流等方面发挥了重要作用。

其全境经过宁夏境内约 190 千米，启自长安临皋（今西安市西北），向西北行过陕西咸阳、经醴泉、新平（今彬县）、长武，甘肃泾川、平凉，进入宁夏，经弹筝峡（三关口）、瓦亭、开城，到达原州（固原），向北经三营、黑城、郑旗、贾塘到海原县城，再向西过西安州、干盐池到甘肃靖远、过黄

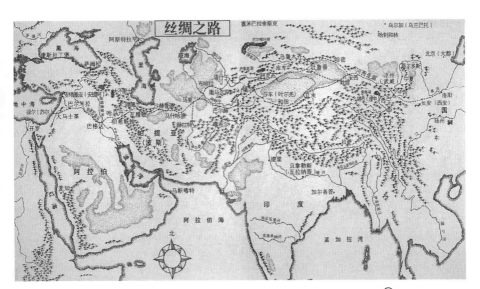

▲ 图 2　古丝绸之路路线图（引自《丝绸之路 2000 年》）①

---

① Frances Wood（吴芳思）著，赵学工译：《丝绸之路 2000 年（修订版）》，上海辞书出版社，2016 年，附录 1。

河、景泰抵凉州①。

（二）西南丝绸之路

南方丝绸之路也称蜀身毒道或茶马古道，总长有大约2000千米，是中国最古老的国际通道之一。早在距今两千三百多年的战国时期就已开发。连接缅甸和印度，通往东南亚、西亚以及欧洲各国的古老国际通道。也是中国最古老的通达国际的丝绸之路之一。古代中国在西南方向与国外的联系和交流是经由南方丝绸之路进行的，它是古代中国西南地区同东南亚、南亚、中亚、西亚乃至欧洲地中海地区文明交流互动的重要载体。以巴蜀为起点，经云南出缅、印、巴基斯坦至中亚、西亚的中西交通古道命名为“西南丝绸之路”或“南方丝绸之路”，后逐渐习惯称为“南方丝绸之路”②。

南方丝绸之路西线的“旄牛道”(汉代称“灵关道”、唐代称“清溪关道”)。此道从成都出发，至邛崃后转而向南，沿横断山脉经名山、雅安、越西、西昌、会理、攀枝花等地至云南永仁，然后从大理、保山、腾冲出境至缅甸、印度等地。

南方丝绸之路的中线，是从四川经云南到越南和中南半岛的交通线路，历史文献记载为“步头道”和“进桑道”。

南方丝绸之路的东线的“五尺道”(唐代称“石门道”)，自成都沿岷江经乐山、宜宾，然后沿五尺道经大关、威宁、昭

① 周文君：《丝绸之路宁夏段研究状况述略》，《图书馆理论与实践》2018年第12期，第119—123页。

② 李文增：《略论中西方丝路文化视野的差异性》，《世界文化》2019年第1期，第4—9页。

通至曲靖、昆明，复经楚雄至大理，西线与东线两道在大理汇为一途，复南下至保山—腾冲—缅甸密支那（或从保山南下瑞丽，进入缅甸八莫），再西行经印度东北阿萨姆至恒河平原，经巴基斯坦、阿富汗至中亚和西亚，此即历史上的“蜀身毒道”①。

1. 蜀身毒道的由来

台湾学者释东初认为“张骞在大夏得见四川竹杖，可知印度与大夏间，印度与中国四川间，必早有商业往来”②。云南全境西连缅甸、印度，北临四川，因此四川与印度的商贸往来，最近路线即“四川—大理—保山—缅甸—印度”。由于四川简称“蜀”，印度简称“身毒”，这条古道当时就被取名为“蜀身毒道”。当时，巴蜀商人都是多经这一路线渡过澜沧江到达印度，所以这条路线曾经对古代中国的商业发挥了巨大作用，有人称之为我国的“第二条丝绸之路”③。

天竺国，一名身毒，在月氏之东南数千里。俗与月氏同，而卑湿暑热。其国临大水。乘象而战。其人弱于月氏，修浮图道。不杀伐，遂以成俗。从月氏、高附国以西，南至西海，东至磐起国，皆身毒之地。身毒有别城数百，城置长。别国数十，国置王。虽各小异，而俱以身毒为名，其时皆属月氏。月氏杀其王而置将，令统其人。土出象、犀、瑇瑁、金、银、

① 屈小玲：《中国西南与境外古道：南方丝绸之路及其研究述略》，《西北民族研究》2011 年第 1 期，第 172—179 页。

② 释东初著：《中印佛教交通史》，东初出版社，1985 年，第 23 页。

③ 江能泳：《南方丝绸之路霁虹桥历史文化研究》，《大理大学学报》2020 年第 3 期，第 9—15 页。

铜、铁、铅、锡，西与大秦通，有大秦珍物。又有细布、好氍毹、诸香、石蜜、胡椒、姜、黑盐。①

2. 苗疆走廊

“苗疆走廊”(原称古苗疆走廊，现又称苗疆文化走廊)，是指元明清时期连接湖广与西南边陲云南省的一条重要的驿道，它起自今天湖南省的常德市，沿水陆两路溯沅江而上，经桃源、沅陵、怀化、芷江、新晃等地进入贵州省，然后至镇远改行陆路，东西横跨贵州中部的施秉、黄平、凯里、麻江、福泉、龙里、贵阳、清镇、平坝、安顺、关岭、晴隆、盘县等后进入云南省，经过富源、曲靖、马龙等地后至昆明②。

3. 思茅古道

近代时期，云南澜沧江流域作为英、法国属殖民地，所以这一以“澜沧江”辐射的周边区域成为西方殖民者探索贸易路线的主要地带。车辚等学者在研读 D. 拉格莱和 F. 安邺率领法国探险队考察金边贸易的记录中发现“从中国输往柬埔寨的商品主要是手工艺品，丝绸、瓷器、陶器、药材及铜锡器等，中国商品循‘与柬埔治交界之江谷’而来，毫无疑问

① 范晔著：《二十五史·后汉书·西域传》，上海古籍出版社，1995年，第297页。

② 杨志强，安芮：《南方丝绸之路与苗疆走廊——兼论中国西南的“线性文化空间”问题》，《社会科学战线》2018年第1期，第9—19页。杨志强，赵旭东，曹端波：《重返“古苗疆走廊”——西南地区、民族研究及文化产业发展新视阈》，《中国边疆史地研究》2012年第2期，第1—13页。

是澜沧江河谷"①。澜沧江中下游的"思茅"成为这一交通线的自然集中点②，分别由水路与陆路线路组成③。于光绪二十二年（1896年）11月，思茅设立了猛烈（江城）和易武（勐腊）两个主要的分关。因为条约规定的进出口路线只有两条：（1）缅甸到思茅，即仰光—瓦城—景栋—思茅；（2）越南到思茅，即河内—莱州—黑河—孙博江—易武或猛烈—思茅。

---

① 车辚，戚莹，王焱：《西南丝绸之路上的船影——近代澜沧江—湄公河航运考》，《楚雄师范学院学报》2020年第1期，第145—152页。

② 据1899年（清光绪二十五年）思茅关的报告称："60年前，所有安南、暹罗、缅甸各部分商人，皆来思茅贸易。外商所携来者为洋货、燕窝、鹿角与棉花，而所交换以去者则为生丝、铁器、草帽、食盐与黄金。当时贸易情形，雨季与干季同样繁荣……当时滇川两省各市镇洋货的来源完全依赖思茅供给。故其在商业上居于极重要地位。"见于李珪，梅丹撰写《云南近代对外贸易史略》（中国人民政治协商会议云南省委员会文史资料研究委员会．云南文史资料选辑（第42辑），云南人民出版社，1993年，第6页）。另据1895年法国强行要求开放湄公河上游的思茅时，其驻京外交官曾说："向法越商人开放思茅，大大有利于我们在印支的驻定。因为该城位于湄公河的上游流域，可以将它视为云南西部的一个门户以及那些似乎有一天把安南、老挝与华南中部连接起来的交通线的自然集中点。"见于黄铮，萧德浩编著的《中越边界历史资料选编》（社会科学文献出版社，1993年，第934页）。

③ "思茅为边境小通之市，并非百货汇聚之场，在昔本为迤南门户。……查海关进口出口税则，均系每年进口货多于出口货。出口者除茶叶外，有铁器、紫梗、樟脑、毛毡、铅等类，为数无多。进口者以棉花棉纱为大宗，其余鹿茸、虎豹犀象之类，又人工制成之各种货，名目繁多，不胜悉举。运货之道，由水道者自罗梭河、湄江运入，陆道由猛烈、孟连、倚邦等处运入。"见于车辚等学者摘录于民国二十年至民国二十三年抄本《云南通志馆辑·云南通志馆征集云南省各县商务资料》。

3. 茶马古道

茶马古道，是我国最为古老的贸易商路之一，连接着我国西南地区少数民族与汉族之间的经济、文化的纽带，是丝绸之路西南段的重要组成部分。茶马古道在唐宋时期正式形成，这受到了“茶叶盛行”的影响，饮茶习惯传入了藏区，进而为茶马古道的繁盛提供了基础，茶马贸易①无论是规模还是数量都得到了极大的增长。

茶马古道线路主要分布于四川、云南以及西藏三省，分别由三个中心地区（四川康定、云南丽江、西藏昌都）向外辐射，内陆到达广西、贵州、甘肃以及青海等地，东西横贯喜马拉雅山脉与横断山脉，外及缅甸、越南、印度、不丹、尼泊尔等国。涉及通路包括两大主要干线：（1）北道，又称为“川藏线路”，起自“雅安产茶带”，与康定相连后分为南、北两条支路。其中，北方支路经过道孚、甘孜、江达后抵达昌都；南方支路经过雅江、巴塘和左贡，前往卫藏地区，并向南扩散到印度、克什米尔以及尼泊尔等地。（2）南道，又称为“滇藏道”，起自云南普洱地区，南向直通德钦，西入拉萨与亚东，翻越喜马拉雅山到达加尔各答等地②。

① 茶马贸易，唐以来中国内地与周边少数民族的一种实物贸易，即以中原产茶换取草原民族突厥、回纥、吐蕃、蒙古人的羊、马畜产。最早始于唐。宋代以后，茶马贸易由专门机构主持管理，称“市易司”或“茶马司”，茶马贸易在各茶马司所在地进行。明代设在西北六茶马司，除上述三个外，还有甘州、庄浪、岷州茶马司，也进行大量的茶马贸易。见于周伟洲，王欣主编：《丝绸之路辞典》，陕西人民出版社，2018年，第198—199页。

② 聂甘霖，陈纪昌：《茶马古道与茶马贸易的现实意义和历史价值》，《福建茶叶》2018年第12期，第55页。

（三）草原丝绸之路

草原丝绸之路始于四千年前。这条路是因当时的游牧民族生产生活活动而形成的。

《穆天子传》里记载周穆王游历的线路已进入西域，这是中国与西域进行交流的最早史料[①]，其中提到了早期纵横草原的东西之路。在中国汉代时期张骞出使西域之前，游牧于欧亚草原上的西域民族，已经进行着欧亚大陆东、西物质与文化的交流。草原丝绸之路是欧亚草原游牧民族的“文化传播之路”，是推动文明融汇创生之路。而游牧于欧亚草原中部蒙古高原地带的匈奴部族，则成为连贯和畅通草原丝绸之路的主要推动力量[②]。如江上波夫先生在《丝绸之路与东亚文明》提到：

“草原路线（Steppe Route）”，指的是由骑马的游牧部落所控制的商业路线，这些游牧部落所居住的欧亚草原一直延伸到绿洲路线的北方[③]。

目前，学者认为历史上草原丝绸之路是中国境内东起大兴安岭，西逾喀尔巴阡山脉的横贯欧亚大陆的一条草原文化交流和商贸通道[④]。其主干线是由中原地区向北越过古阴山、燕山

---

① 李刚，崔峰主编：《丝绸之路与中西文化交流》，陕西人民出版社，2016 年，第 11 页。

② 武高明，包苏那嘎：《从出土文物探索汉匈和亲与草原丝绸之路关系》，《三峡大学学报（人文社会科学版）》2020 年第 2 期，第 37—43 页。

③ 江上波夫著，董耘译，王晓琨审校：《丝绸之路与东亚文明（丝绸之路考古（第 3 辑））》，科学出版社，2019 年，第 179—189 页。

④ 陈永志：《考古发掘见证古代草原丝绸之路》，《中国文物报》2015 年 6 月 12 日，第 22 页。

一带的长城沿线，西北经漠北蒙古草原，到鄂尔浑河、贝加尔湖等地之后向西，或穿过西伯利亚草原抵达东欧等地，或翻越杭爱山后沿阿尔泰山西行，再向南折入天山以北地区，再向西抵达咸海、里海和黑海沿岸，乃至更远的欧洲。其沿线横贯欧亚北方草原地带，地理景观面貌为以草原为主，兼有荒漠、戈壁和山地、河谷等地理特征①。因此，草原丝绸之路形成时间非常悠久，绵亘至今。

（四）沙漠丝绸之路

沙漠丝绸之路形成时间略晚于草原丝绸之路②，但是目前一般所言及的丝绸之路即指“沙漠丝绸之路”。1910年，德国历史学家阿尔巴特·赫尔曼（Albert Herrmann）在《汉代缯绢贸易路考》③（又称《中国和叙利亚之间的古代丝绸之路》）提到丝绸之路可延伸至叙利亚。

我们应该把这个名称——丝绸之路的含义进一步延长通向遥远的西方叙利亚……虽然叙利亚不是中国生丝的最大市场，

---

① 康建国：《关于“草原文化与草原丝绸之路研究”专题的几点思考》，《赤峰学院学报（汉文哲学社会科学版）》2020年第3期，第36—39页。

② 薛正昌：《耶律楚材〈西游录〉与草原丝绸之路》，《石河子大学学报（哲学社会科学版）》2020年第1期，第100—111页。

③ 赫尔曼在《中国和叙利亚之间的古代丝绸之路》中完善了李希霍芬的“丝绸之路”的观点，并把丝绸之路延伸到叙利亚，逐渐被学术界接受。赫尔曼根据新发现的文物考古资料，进一步把丝绸之路延伸到地中海西岸和小亚细亚，确定了丝绸之路的基本内涵，即它是中国古代经由中亚通往南亚、西亚以及欧洲、北非的陆上贸易交往的通道，因为大量的中国丝和丝织品经由此路西传，故此称作“丝绸之路”，简称“丝路”。

但是，却是较大的市场之一。叙利亚主要是通过陆路从遥远的丝国获得生丝①。

由于中国与中、西亚等地的这条交通路线必须途经一段沙漠地带，所以学术界将他称为“沙漠丝绸之路”(“绿洲丝绸之路”)。其路线大体是以张骞通西域为开端，自陕西西安经甘肃、新疆，出境后经中亚、西亚至南欧意大利威尼斯，东西直线距离7000千米，在中国境内长达4000千米②。江上波夫先生解释为：

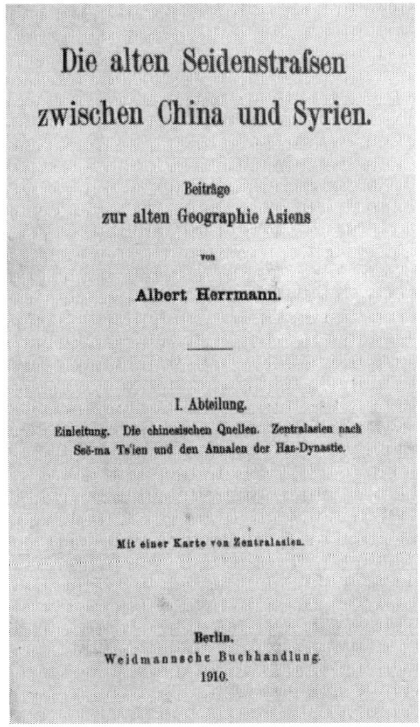
Die alten Seidenstrafsen
zwischen China und Syrien.

Beiträge
zur alten Geographie Asiens
von
Albert Herrmann.

I. Abteilung.
Einleitung. Die chinesischen Quellen. Zentralasien nach
Seë-ma Ts'ien und den Annalen der Han-Dynastie.

Mit einer Karte von Zentralasien.

Berlin.
Weidmannsche Buchhandlung.
1910.

▲ 图3 《Die alten Seidenstrafsen zwischen China und Syrien（中国和叙利亚间的古代丝绸之路）》

所谓的“绿洲路线（Oasis Route）”，绿洲路线连结了中亚沙漠与半沙漠地区中的商队城市……绿洲路线远比草原路线要危险得多，草原路线所经的环境相对温和。那么，为什么这么多人——国王、贵族、将领、官吏、商人、工匠、僧侣、传教士、学者、音乐家、舞者、艺术家、士兵、流亡者与难民—冒着生命危险选择绿洲路线呢？这可能是因为草原路线大部分地区都

① Albert Herrmann：《Die alten Seidenstrafsen zwischen China und Syrien》, Weidmannsche Buchhandlung, 1941 年，第 10 页。

② 刘庆柱：《“丝绸之路”的考古认知》，《经济社会史评论》2015 年第 2 期，第 44—53 页。

被骑马的游牧民族所占据，禁止了一切可行的通道，同时也是因为草原路线缺乏城镇、市集与住宿之处。草原路线没有可以供给商队或旅人的饮水补给、食物，或是其他旅行必需品，例如娱乐与医疗服务等。相较之下，绿洲路线沿线的商队城市持续供应着商旅规模各异的住宿、市集。很多商队城市都提供有普遍便利的日常生活所需，允许旅客长期停留，甚至还有设施与场所可供长途运输之用。因此，“沙漠丝绸之路”不仅扩展了西汉的外交范围，而且大大推动了亚洲多民族的商贸交流①。

（五）高原丝绸之路

高原丝绸之路，是通过青藏高原的国际通道和起点在中国内地、沿海的丝绸之路猪肝与分支线路连接形成的。其核心即为“青藏高原”。始于新石器时代，兴盛于唐朝，后随着吐蕃崛起和军事扩张使高原丝绸之路得以畅通与繁荣，也连通起了吐蕃与中原地区、新疆地区和南亚等周邻地区。霍巍教授认为，“高原丝绸之路”经历了三个重要的发展阶段②：

1. **前吐蕃时期（上古西藏时期）：**公元7世纪吐蕃王朝形成以前，西藏与外界产生的若干文化交流成为“高原丝绸之路”的初始生成期；

2. **吐蕃王朝（吐蕃帝国）时期：**随着吐蕃势力与其所控制的版图也不断扩大，其与外界的交流范围更为广泛，交通路线和网络得到了前所未有的发展。这一时期，“高原丝绸之

① 江上波夫著，董耘译，王晓琨审校：《丝绸之路与东亚文明（丝绸之路考古（第3辑））》，科学出版社，2019年，第179—189页。

② 霍巍：《“高原丝绸之路”的形成、发展及其历史意义》，《社会科学家》2017年第11期，第19—24页。

路”起自西藏高原，通往其西北的道路，包括了两条主要路径。一是向北去塔里木盆地，由此东到和田（于阗）、西去叶城，由此进出西域和中亚；一条是向西跨越帕米尔高原，经勃律（Palur）地区（巴基斯坦所占克什米尔地区）去往中亚①。这些通路将来自西域地区（中亚、西亚和南亚等地区）的繁盛的物质文明和宗教文化传入到了吐蕃本境，同时也沿着“高原丝绸之路”继续向东部区域传播，如波斯以及大食的医学也逐渐传入了藏地，都成为青藏高原上医学交流的重要内容②。

3. **后吐蕃时期**：公元 10 世纪吐蕃王朝灭亡之后，此前的部分交通路线已停止使用并逐步被融入 13 世纪新兴的元帝国横跨欧亚大陆的交通网络之中。

因此，高原丝绸之路文化交流既有连接中原地区的唐蕃古道，连接南亚的蕃尼古道、“麝香之路”、“食盐之路”，也有连接云贵川的茶马古道等多种途径③。

（六）海上丝绸之路

1967 年，日本学者三杉隆敏第一次提出了与汉代西域“丝绸之路”相对应的丝绸之路概念：“海上丝绸之路”④。这一

① 王小甫：《7 至 10 世纪西藏高原通其西北之路》，东方出版社，2016 年，第 55—86 页。

② 张云著：《上古西藏与波斯文明（修订版）》，中国藏学出版社，2017 年，第 258—261 页。

③ 罗帅呈，王兴怀：《高原丝绸之路吐蕃体育文化交流研究》，《西藏大学学报（社会科学版）》2019 年第 4 期，第 114—120 页。

④ 三杉隆敏著：《海のシルクロードを求めて：東西やきもの交渉史》（《探寻海上丝绸之路：东西陶瓷交流史》），岗村印刷工业株式会社，1989 年，第 54 页。

路线与“陆上丝绸之路”有别，是连接中国与世界其他地区的海上交通路线，是古代中国对外开放的海上桥梁，其连接了更多的国家与地区，是与沿线各国、各地区、各民族贸易往来和传播文化的重要海上通道。

1. 海上丝绸之路的发展历程

“海上丝绸之路”是古代中国与外国交通贸易和文化交往的海上通道，其兴起于秦汉时期，在三国至隋朝时期得到了一定的发展，繁盛于唐宋时期，在明清时期出现了变革。

（1）“海上丝绸之路”初始发展期

根据出土的古南越国文物，我们不难发现秦始皇统一中国后，已经可以建造大型楼船（吞吐量达 30 吨左右），可来往于南洋各地进行大宗的商贸活动，如中国的丝绸制品、陶瓷等器物，以及南洋各地的珍珠、玳瑁、热带农作物以及犀牛、大象等珍稀动物等等①。

在“海上丝绸之路”初生与发展过程中，先秦至隋代以前，与西亚、中亚地区往来频繁。汉代时期，与印度洋地区便已有了一定的海上交往，但这种“交往”时断时续，多是由于不稳定的国家与地区的政治形势以及落后的航海科技。然而阿拉伯商人进行技术交流、勇敢探索，通过各海域船舶分段承运、定点转运等海运主流模式，最终开辟了中国一印度洋航路，使下西洋的海上航程“云帆高张，昼夜星驰，涉彼狂澜，

① 徐晓红，白蓝，李端生，向伟：《中国西南民族文化“海上丝绸之路”传播刍论——以广西“海上丝绸之路”和区内民族文化关联性为要》，《文化与传播》2019 年第 6 期，第 35—40 页。

若履通衢”①。时至唐宋元时期这一航线才有了频繁的往来②。

汉代时期，中国境内的番禺、徐闻、合浦、交州等地是海上丝绸之路的早期港口。其中，较为著名的是“番禺”③。《汉

① 记录于《天妃灵应之记》碑。大明宣德六年（公元1431年），郑和、王景弘、李兴等人在第七次出使西洋前夕，于福建长乐修立《天妃灵应之记》碑于南山的天妃行宫宫殿之内。碑文记述了历次下西洋的部分国家访问情况。即“皇明混一海宇，超三代而轶汉唐，际天极地，罔不臣妾。其西域之西，迤北之北，固远矣，而程途可计。若海外诸番，实为遐壤，皆捧琛执贽，重译来朝。皇上嘉其忠诚，命和等统率官校、旗军数万人，乘巨舶百余艘，赍币往赉之，所以宣德化而柔远人也。自永乐三年奉使西洋，迨今七次，所历番国，由占城国、爪哇国、三佛齐国、暹罗国，直逾南天竺、锡兰山国、古里国、柯枝国，抵于西域忽鲁谟斯国、阿丹国、木骨都束国，大小凡三十余国，涉沧溟十万余里。观夫海洋，洪涛接天，巨浪如山，视诸夷域，迥隔于烟霞缥缈之间。而我之云帆高张，昼夜星驰，涉彼狂澜，若履通衢者，诚荷朝廷威福之致，尤赖天妃之神护佑之德也。”

② 刘庆柱：《“丝绸之路”的考古认知》，《经济社会史评论》2015年第2期，第44—53页。

③ 番禺始建于秦始皇三十三年（公元前214年），秦始皇派任嚣、赵佗率军南下，统一岭南。任嚣平定岭南后，出任南海郡尉并在南海郡番禺县内建城作为郡治，因处番山和禺山故起名为“番禺城”（史称“任嚣城”）。秦朝末，南海郡尉任嚣病危时召见龙川县令赵佗，谓番禺“负山险阻南海”，“可以立国”，并假托秦廷命令，委赵佗代理南海郡尉。汉高祖三年（公元前204年），赵佗自立为南越王，定都番禺，今广州市越秀山即为当年越王所名。《史记·货殖列传》云：“番禺亦其一都会也”，是当时全国九大都会之一。现地处广东省中南部，位于穗港澳的地理中心位置，北与广州市海珠区相接，东临狮子洋，与东莞市相望，西与佛山市南海区和顺德区、中山市相邻，南滨珠江口，与南沙区接壤。

书·地理志》记载，南海航线最远可达印度南部东海岸之唐契普拉姆（Conjevanam）。

自日南障塞、徐闻、合浦，船行可五日，有都元国；又船行可四月，有邑卢没国；又船行可二十余日，有湛离国；步行可十余日，有夫甘都卢国；自夫甘都卢国，船行可二月余，有黄支国。有译长，属黄门，与应募者俱人海，市明珠璧琉璃奇石异物，赍黄金杂缯而还。所至国皆禀食为耦，蛮夷贾船，转送致之。自黄支船行可八月到皮宗。船行可二月，到日南、象林界云。黄支之南，有已程不国，汉之译使自此还矣。①

春秋战国时期，海上丝绸之路主要是进行商贸活动，也有部分“朝贡”“外交”和“文化交流”。这条丝绸之路不仅贩运丝绸，从发现的沉船之内的“货物”来看，中古以后主要是外销中国的陶瓷。

东晋、南朝的宋、齐、梁、陈均相继在南京（古称建康）建立都城。在公元3—6世纪，六朝政权建立了与朝鲜半岛和日本列岛国家互通航道，形成了以建康为起点的东海航线，进而拓展了与东亚国家之间的经济、文化交流。因此，建康也成为各国文化交流方面的主要城市②。

（2）“海上丝绸之路”兴盛期

唐代时期，我国东南沿海有一条被称为“广州通海夷道”的海上航路③，由于这一时期丝绸仍然是海上航路商贸的重要

① 班固撰，颜师古注：《二十五史·汉书·地理志》，上海古籍出版社，1995年，第160页。

② 李文增：《略论中西方丝路文化视野的差异性》，《世界文化》2019年第1期，第4—9页。

③ 见于文献中对“海上丝绸之路”的最早称谓。

货物，所以这一海上航道被叫做“海上丝绸之路”。尤其在唐宋时期，这些海上航线辐射了大量的临海国家，因此承载了当时重要的东西方经济与文化交流。同时，海上丝绸之路商贸活动的遗存之一便是“陶瓷器”，在东南亚、中亚、南亚、西亚、北非等地多有发现，因此也称为“海上陶瓷之路”。另外，由于输出商品有很大一部分是“香料”，因此也称作“海上香料之路”。

北宋时期，由于北方少数民族政权势力日益壮大，大唐时期繁盛的“陆上丝绸之路”逐渐中断，“海上丝绸之路”则崛起于历史长河之中①。如两宋时期，北方的外贸港先后为辽、金所占，或受战事影响，国内的外贸大量转移到了宁波，宁波港的地位进一步上升②。

元代时期，国家版图得到空前的拓展，多民族融合的特性日益突出，又加之游牧民族对于“交换”的依赖性，因此必然需要加强交流，保障交通顺畅，同时也要积极地发展对外贸易。所以，元朝海洋贸易的发展更为蓬勃，其继承自南宋时代的海上丝绸之路，同时又有所创新③。

（3）“海上丝绸之路”变革期

明清时期，中国以闽、粤两省的主要城市为枢纽，从海路上发展了通往世界的“海上丝绸之路”。

---

① 宋元时期“海上丝绸之路”法律调控与浙东区因应管理。

② 李文增：《略论中西方丝路文化视野的差异性》，《世界文化》2019年第1期，第4—9页。

③ 元朝的“海上丝绸之路”贸易也是集中于东南，浙东地区的区位优势更加明显。见于：时磊：《水陆交通网络与蒙元时期的“丝绸之路”》，《中共南京市委党校学报》2018年第5期，第88—94页。

中国境内海上丝绸之路主要由广州、泉州、宁波、南京等主要地区、主要港口和其他支线港口组成。15 世纪，明朝郑和下西洋使南京成为郑和下西洋的策源地、造船基地和始发港及物资人员的汇集地，见证了中国海上丝路最后的辉煌①。有学者称："张骞开辟西域丝绸之路，郑和开辟海上丝绸之路。"永乐皇帝为表彰郑和出使西洋这一航海壮举，修建了天妃宫、静海寺、大型官办造船基地龙江宝船厂等。

郑和下西洋标志着海上丝路发展到了极盛时期，极盛之后，随着明清两代闭关锁国的海禁政策，海上丝路渐趋衰落。嘉靖初年，在广东、福建、浙江设立市舶司，掌管海路以东日本、琉球等国的贸易。

凡外夷贡者，我朝皆设市舶司领之，在广东者专为占城、暹罗诸番而设，在福建者专为琉球而设，在浙江者专为日本而设②。

清初时期，大量商船往来奔波于沿海各港口从事贸易。直到康熙二十四年（1685 年），面对无法阻遏的海上走私，朝廷不得已开放广州等四个海关，准许贸易。但由于清朝时期的海禁政策，泉州、宁波航线逐渐衰落，加之国际局势又发生了重要的变化，时至清代乾隆时期，仅限广州一口通商，垄断中国对外贸易的"广州十三行"由此诞生，一直持续到鸦片战争前夕③。这也预示着"海上丝绸之路"的贸易方式也要经历了重

① 李文增：《略论中西方丝路文化视野的差异性》，《世界文化》2019 年第 1 期，第 4—9 页。

② ［明］王圻撰：《续文献通考》（卷三十一《市船互市》），现代出版社，1986 年，第 549 页。

③ 朱丽霞：《海上丝绸之路与中华文明早期传播》，《人民论坛》2020 年第 11 期，第 142—144 页。

要的变革。

明末直至清代时期，“闭关锁国”政策的逐步实施，海上贸易多表现为以官方为代表的朝贡贸易。“海上丝路”的商贸往来除了“朝贡”形式外，尚有“民间贸易”形式，而后者则构成了明清时代世界海上贸易网络中的重要一环，也是对官方朝贡贸易的有益补充①。这种贸易行为的主要形式是“借贡兴贩”②，在国外使节入京的沿途以及驿馆均广泛存在，另有随行人员如僧侣、商人等夹带货物进行私下交易，其间大量的生丝、丝绵织品、药草、瓷器、漆器等物品被买卖。明朝政府也逐渐在“会同馆”建立了针对“借贡兴贩”监管机制。清代沿袭明朝政策，在乾隆十三年（1748 年）将“四译馆”并入“会同馆”，改为“会同四译馆”，负责监督贡使与官民的私下交易③。

2. 海上丝绸之路的主要航线

中国的海上丝路可以分为四大航线。一是由中国沿海海港

---

① 李立民：《明清时期的民间“海上丝路”》，《历史档案》2020 年第 1 期，第 53—57 页。

② 见于李立民撰写的文章《明清时期的民间“海上丝路”》。民间贸易，是在官方允许的朝贡贸易期间，外国贡使等人员在民间私下进行的贸易活动。如日本的朝贡贸易，由设立在宁波的浙江市舶司掌管。日本使节先到宁波歇脚，等待明廷的许可，方许进京。

③《明会典·给赐二·外夷上》卷 113 记载“正贡外，使臣自进并官收买附来货物，俱给价，不堪者令自贸易”。《大明会典·礼部·朝贡四》卷 108 记载“各处夷人朝贡领赏之后，许于会同馆开市三日或五日，惟朝鲜、琉球不拘期限。”《光绪会典·礼部·主客清吏司》卷 39 记载：“各国贡使附载方物，自出夫力，携至京城，颁赏后，在会同馆开市，或三日，或五日，惟朝鲜、琉球不拘限期。贡船往来所带货物，俱停其征税。”

至朝鲜、日本的东方航线，又称“东方海上丝路”；二是以广州和泉州为端点，至东南亚各国的南洋航线，又称“南海丝绸之路”；三是后来兴起的以我国沿海诸港为始发地，至南亚、阿拉伯、东非沿海诸国和美洲大陆为目的地的西方航线；四是当代穿越北极圈，连接北美、东亚和西欧三大经济中心的海运航道，又称“冰上丝绸之路”。

（1）北方海上丝绸之路

海上丝绸之路的开辟，可追溯至“龙山文化”①，起源于春秋时期②，并在秦末汉初形成。其形成远远早于汉代张骞开通的自新疆通往中亚和阿拉伯地区的陆上丝绸之路，可细分为南北两条。北方海上丝绸之路，又称“黄海渤海海上丝绸之路”，其沿线起自山东沿海，北上经辽东半岛，渡渤海、黄海，沿朝鲜半岛西海岸，南下横渡对马海峡抵达日本列岛、南千岛群岛与俄罗斯库页岛地区。如著名的“徐福东渡”，即是北方海上丝绸之路形成的标志性事件③。

① 见于逄振镐编著《东夷文化研究》：“从山东大汶口—龙山文化时期起，具有发达航海业的胶东半岛与辽东半岛、朝鲜半岛直至日本之间的‘循海岸水行’的海路就有可能开辟。”

② 见于刘焕阳，陈爱强宾主《胶东文化通论》，提出在春秋时期，齐国就开辟了从山东半岛海港起航通达朝鲜、日本的海上丝绸之路，比汉武帝时期的陆上丝绸之路早500年。参见：王政军：《春秋战国时期北方海上丝绸之路形成基础述论》，《青岛职业技术学院学报》2019年第6期，第9—14页。

③ 徐福率人自山东半岛沿海出发渡过渤海，经庙岛群岛—辽东旅顺口—鸭绿江口—朝鲜西海岸南下—对马岛—冲之岛—大岛—北九州。参见朱亚非：《论古代北方海上丝绸之路兴衰变化》，《山东师范大学学报（人文社会科学版）》2019年第6期，第66—76页。

（2）南海海上丝绸之路

南海丝绸之路兴盛与唐宋之际，由广州、泉州或明州等港口出发，渡南海、印度洋、阿拉伯海，最终抵达波斯湾沿岸①。在东汉初年，宁波地区已与日本有交往，到了唐朝，也成为中国的商贸大港之一。唐宋时期，广州成为中国第一外贸港口，并长时间处于“一口通商”局面。因此，广州成为中国乃至世界海上交通史上唯一的两千多年长盛不衰之大港。

宋末至元代时，泉州成为中国第一外贸大港，并与埃及的亚历山大港并称为“世界第一大港”。同时，泉州由于有雄厚的历史积淀，而成为唯一被联合国教科文组织承认的海上丝绸之路起点。

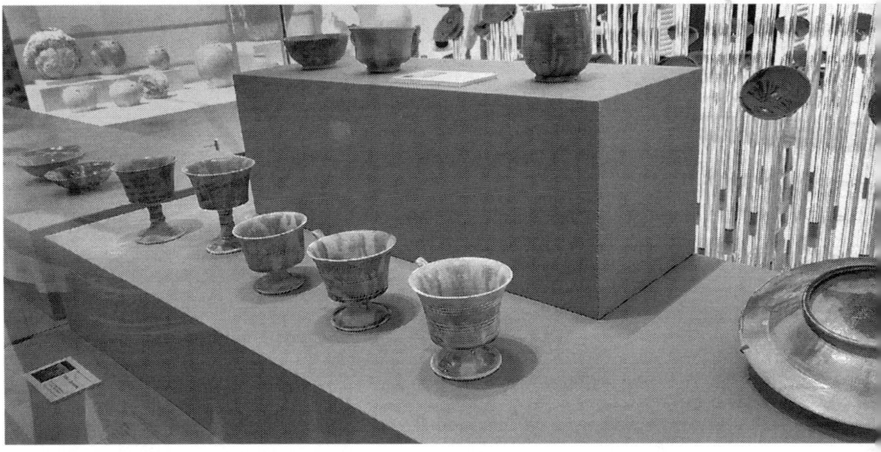

▲ 图 4　三彩杯、碟、盏等器物（2019 年，作者拍摄于亚洲文明博物馆）

① 秦玉才，周谷平，罗卫东著：《“一带一路”读本》，浙江大学出版社，2015 年，第 44 页。

（3）“海上丝绸之路”西方航线

从明朝中后期开始，我国部分沿海居民还搭乘“马尼拉大帆船”① 前往美洲。随着地理大发现，欧洲人开辟了美洲航线，在东南亚和美洲之间开展了“马尼拉大帆船贸易”。明清时期，中国东南沿海部分富有开拓精神的先驱者，从我国广东出发，沿海上丝绸之路南线到达菲律宾，再搭乘“马尼拉大帆船”远渡重洋前往墨西哥、秘鲁、智利等美洲各地。大量中国

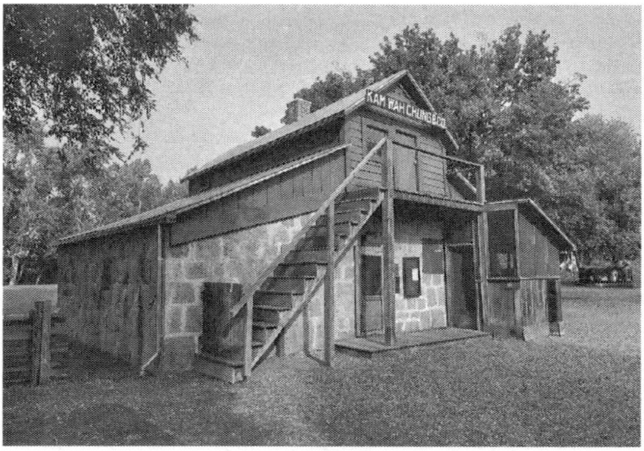

◀ 图5 金华昌诊所（Kam Wah Chung Museum，Oregon）②

① “马尼拉大帆船”，是16至17世纪西班牙人在马尼拉雇佣中国工匠建造的一种载重三百至一千吨的木制帆船。由于大帆船是中国工匠打造，所运载的货物又以中国货物为主，因此墨西哥人又称之为“中国船”。继上古先民开拓美洲之后，“马尼拉大帆船贸易”渐次掀开了近代华人与美洲经济文化交往的序幕。见于2019年，徐晓红等发表的《中国西南民族文化“海上丝绸之路”传播刍论——以广西“海上丝绸之路”和区内民族文化关联性为要》一文。

② Zhong-Zhen Zhao, Eric Brand: “Voyage of Ben Cao, Part I: Discovery of Kam Wah Chung, the Overlooked Chinese Medicine Museum in the United States”, *Chinese Medicine and Culture*, Vol.5, No.1, 2022, pp.65～71.

的丝绸、瓷器、棉布以及中华文化（中医学等），美洲的马铃薯、木薯、番薯、向日葵、辣椒、番茄、菠萝、腰果、可可、烟草等农作物进行了丝路间的贸易与交流[①]。近代中医学也传往了美国，如赵中振先生考察发现了位于美国西北部俄勒冈州约翰迪的金华昌诊所（伍于念大夫和梁安共同创造），这也是中医药文化远渡重洋，海外拓展的缩影。[②]

（4）现代冰上丝绸之路[③]

“冰上丝绸之路”概念的前身是“北极蓝色经济通道”，其地理特征是途经北冰洋，目标地区是欧洲（穿越北极圈，连接北美、东亚和西欧三大经济中心的海运航道）[④]。

“冰上丝绸之路”包括“东北航道”和“西北航道”。“东北航道”由中俄共建的北方海航道；“西北航道”是由中国东部港口经白令海峡进入北冰洋，最终抵达欧洲西部港口。“冰

① 徐晓红，白蓝，李端生，向伟：《中国西南民族文化“海上丝绸之路”传播刍论——以广西“海上丝绸之路”和区内民族文化关联性为要》，《文化与传播》2019年第6期，第35—40页。

② 赵中振：《沧海遗珠——被遗忘的中医药博物馆》，《中华医史杂志》2018年第1期，第47—53页。

③ 2017年6月，中国发布《“一带一路”建设海上合作设想》，其中首次提出“积极推动共建经北冰洋连接欧洲的蓝色经济通道”。2017年7月3日，中国国家主席习近平与俄罗斯总统普京提出要开展北极航道合作，共同打造“冰上丝绸之路”。2018年1月26日，我国政府发表首份北极政策文件—《中国的北极政策》白皮书，提出中国愿依托北极航道的开发利用，与各方共建“冰上丝绸之路”。参见：李大海，张荧楠：《冰上丝绸之路海洋科技创新战略研究》，《中国工程科学》2019年第6期，第64—70页。

④ 易鑫磊：《中俄共建“冰上丝绸之路”：概念、目标、原则与路径》，《欧亚经济》2019年第4期，第60—75页。

上丝绸之路”贯穿北冰洋，几乎覆盖全部北极海域和海岸带。相较于传统的马六甲—苏伊士航道，以北方海航道为主航段的“冰上丝绸之路”不仅在航程、时间和成本上有明显优势，航行安全优势也比较突出。“冰上丝绸之路”是中国“一带一路”倡议的最新发展，将成为其有机组成部分。

“冰上丝绸之路”沿线海域是人类长期以来少有涉足的区域。人类对北极认知还很有限，应对北极海洋恶劣自然条件的能力仍比较薄弱。依托“冰上丝绸之路”共建，积极开展北极海洋相关科学研究和技术开发合作，不仅是“冰上丝绸之路”共建的重要内容，也是我国积极参与北极认知、北极开发、北极保护和北极治理的重要手段。

从上述中国丝绸之路史料中我们可以看到，中国的陆上丝绸之路和海上丝绸之路历史悠久程度、涉及的世界地理空间，已远远超越了西方学者李希霍芬和斯文·赫定到中国旅行和考察提出丝绸之路概念所涉及的中国西北丝绸之路，其蕴含的丝绸之路交流与融合效应也远远超过了我们的想象，其深远的影响力已绵亘千年。

但是，对于近代中西方经济、科技、政治等方面的格局变化，使得古老的“丝绸之路”的交流情态，也发生了重要的变革，这些变革体现在物品贸易，文化融合等各个方面，其中也包括了本书要重点讨论的“近代时期丝绸之路相关的中医药交流”方面，不由得使我们要重新去审视这一时期大历史背景下，变革中的丝绸之路交流的中医药的嬗变，进而从不同的角度去还原这个时代的医疗社会现象。

第二节 丝绸之路中医药文化传播剪影

在丝绸之路的文本文献当中有很多有关于人类社会的宗教、文化、经济的资料，如佛教经典、儒家经典、贸易契约、日记手账等等。同时，其中还有关于中药材贸易、医学理论典籍以及医治疾病的文书。我们可以在这些日常生活中的点滴医学资料里去了解那不一样的中医学丝路文化。

一、医疗活动与丝绸之路

丝绸之路上的中医药已融入中国以及各个沿线国家人民的医疗社会之中，无论是陆上丝绸之路，还是海上丝绸之路的中医药文化传播轨迹，可以包含有“固定”与“流动”两个重要的节点。换言之，即所谓的固定路径和流动路径两种。

（一）固定路径：包括了中国以及沿线国家的医药行业的必要环节，即医疗理论、疾病防治方案等重要文献的传播路径，以及医学的实体，如医者、药堂、善堂等等，尤其是在各个地区所形成的中医药药堂。

由于中医药本身具有的临床实践属性，使得其在传播过程产生了区别于其他文化的民众高度认可特性与高度的文化融合性。与此同时，各民族医药与中医药学也一同在广阔的丝绸之路沿线得到了很好地传播与发展，逐渐形成了医药学的融汇。

（二）流动路径：包括了中药的贸易形式以及中医药文化传播形式所形成的传播路径。

第一类，中药贸易，即中药材作为商贸的主要物品进行传播，如在各国作为交换的明星商品—香料，尤其在一些西亚国家，香料曾作为宗教祭祀的重要物品，传至中国后，成为“香物”，用作文人熏香或女性熏香等，同时也进入了医士的视野，成为芳香避秽、醒神开窍的药物。

第二类，中医药文化传播，其作为具有浓厚的华夏文化根基的文化载体之一，也随着丝绸之路传播到各个地区与国家，融合当地的医学后生根发芽，因此中医药作为平行于宗教、礼乐等的文化形式对外进行传播。同时，中医药文化依靠着汉语言文字圈、医学文化圈等途径进行向外传播（第六、七、八章详细讨论）。

二、药材贸易与丝绸之路

药物在丝绸之路上的贸易往来，源远流长，在很多典籍中多有记载。卜正民提到：“在 13 世纪后期和 14 世纪，一个大陆的世界经济体带领着元朝西向发展，穿越中亚大草原，来到波斯和欧洲。在 16 和 17 世纪，一个以南中国海为中心海上世界经济体系，将明朝和吞吐印度洋，横跨太平洋贸易货流的系统连结在一起。”① 而伊朗籍学者阿里・玛扎海里（Aly Mazahéri，1914—1991 年）在《丝绸之路——中国—波斯文物交流史》提出了：“自古以来就有两种药：神秘的药和物理的药。任何一种药（它属于哪一类无关紧要）的出现和消失既取决于商业兴趣和方式的不断变化，又取决于科学的迫切需要。”②

---

① 卜正民著，廖彦博译：《挣扎的帝国：气候、经济、社会与探源南海的元明史》，麦田出版社，2016 年，第 424—425 页。

② 阿里・玛扎海里著，耿升译：《丝绸之路》，中华书局，1993 年，第 457 页。

（一）药材贸易与陆上丝绸之路

唐宋时期，大量的中西药材在古丝绸之路上进行了买卖，如北宋元丰年间就有麝香、水银、朱砂、牛黄、珍珠、犀、珊瑚、硇砂、阿魏、木香、安息香、黄连、羚羊角交易的明确记载[①]。时至清代，这类贸易到达了繁盛期。清代中国与世界之间的贸易商品仍以农业产品为主，因此大量的药材交易成为这一时期交易的中坚力量。如大黄、红花、虫草、贝母等山货药材[②]，以及燕窝、象牙、鹿茸、琥珀等动物类、矿物类药材[③]。晚清时期，活跃于丝绸之路的商人、商贩、商帮交易着外国来的洋货与国内的土货（生丝、丝织品、茶叶、药材、金、铜、银等贵金属），最为昌盛的是前文提到的茶马古道[④]。清代寸开泰编著的《腾越乡土志》记载了地处滇缅边境的腾越商人沿南方丝绸之路进行的贸易情况

以洋料、布疋、鹿角、燕窝、土药、玉器各种为大宗，运

① ［南宋］李焘著：《续资治通鉴长编》（卷二百九十九），中华书局，1979年，第7272页。

② ［清］左宗棠著：《左文襄公全集》（卷十八《书牍》），光绪十六年（1890年）刻本，第30页。

③ 游明谦：《中缅边易的历史、现状与未来》，《郑州大学学报（哲学社会科学版）》1995年第2期，第88页。

④ 聂甘霖提出“茶马古道虽然是易商路，但由于其所沟通的地区分属于不同的文化体系，于是在经济交往之中往往也伴随着文化和艺术的交流。汉族的茶叶、丝绸、布料、铁器等生活产品与马匹、皮革及黄金在相互交换的过程中实质上是文明的碰撞，无论是汉人到西南边境地区与少数民族人进行互易还是少数民族人前往朝廷进贡，他们必然要从原有的文化社会相脱离出来才能进入到另一个文化社会里。”参见：聂甘霖，陈纪昌：《茶马古道与茶马贸易的现实意义和历史价值》，《福建茶叶》2018年第12期，第55页。

省销售。所有本利，尽以买办绸缎、丝杂、衣服、小帽、笔墨纸张、药材、器皿等类①。

（二）药材贸易与海上丝绸之路

唐代时期，海上丝路中药贸易之频繁可见一斑。日本学者森安孝夫（Moriyasu Takao）、羽田正（Haneda Masashi）提到了中国的丝织品、纸张、茶叶，波斯和地中海东岸的金银器、玻璃制品、乳香、药品、绒毯，印度和东南亚的胡椒、香木、宝石、珊瑚、象牙、犀角、鳖甲，俄罗斯、西伯利亚和中国东北的兽皮、人参、鹿茸、鱼胶，中亚的玉石，瓦罕走廊的天青石，西藏的麝香和牦牛尾，以及许多地方均有出产的毛织物、珍珠、饰品、葡萄酒、蜂蜜、大黄等，作为交易对象频繁流动在这条庞大的网络之中②。

同时，云南地区通过海上丝绸之路航线与南亚、东南亚地区国家进行了密切的药材往来。尤其是南诏古国所开辟的银生城出海三道，极大地拓展了云南与东南亚沿海国家直接交往的范围。其涉及的国家与地区包括了南诏国③、弥诺国（今缅甸阿拉干）、弥臣国（今缅甸伊洛瓦底江口）、昆仑国（今缅甸南部沿海国家）、暹罗（今泰国）、真腊（今柬埔寨）等等。其

① ［清］寸开泰著：《腾越乡土志》，中国文联出版社，2005 年，第 145 页。

② 森安孝夫著，石晓军译：《丝绸之路与唐帝国》，北京日报出版社，2020 年，第 332—342 页。

③ 南诏国（Nanzhao Kingdom），隋末唐初洱海地区有六个实力较强的小国，分别被六个国王统领，被称为六诏，分别是：蒙嶲诏、越析诏、浪穹诏、邆赕诏、施浪诏、蒙舍诏。蒙舍诏在诸诏之南，史称为“南诏”。在唐王朝的支持下，南诏先后吞并西洱河地区诸部，灭了其他五诏，统一了洱海地区。

中，大量的青木香、檀香、紫檀香、槟榔等药材，有很多都是通过银生城至昆仑国的道路，从昆仑进口的[①]。最为著名的是以中药“青木香”命名陆海交通线的“青木香山路”[②]，来自南亚、东南亚的海盐、香料、海贝和珍贵木材通过“青木香山路”运销云南各地，说明宋元以后云南与印度陆上贸易交通已被贯通的陆海交通线所取代。

马可·波罗就来到过“青木香山路”，并在《马可波罗游记》中记载了元代时期班加剌古国海上贸易的繁荣景象。

（班加剌）商业亦很兴盛。土产中有甘松、良姜、生姜、糖以及各种药材。为了购买这些物品，商人们从印度各地来到这里[③]。

明朝时期，官方贸易是明朝政府扩大海外贸易的重要途径之一，尤以“郑和舰队”最为著名，其将中国所产之麝香、肉桂、大黄、樟脑等药材与沿途国家进行贸易。史料记载，郑和七下西洋所输入中国货物计 185 种，其中香料[④]、珍宝、药材、动物、颜料、木材、布帛等，为中国的动物学、植物学、

① 陆韧，余华：《南方陆上丝绸之路与海上丝绸之路互联互通的历史进程》，《云南大学学报（社会科学版）》2017 年第 2 期，第 71—81 页。

② 青木香山路，在元代已经成为云南与缅甸和南亚各地各国的贸易通道，来自云南的马牛被商人赶到班加剌海港后，与来自印度的商人进行海上贸易，云南的马牛被装船后由海上丝路运往天竺（今印度）。

③ 马可波罗著，陈开俊，等译：《马可波罗游记》，福建科学技术出版社，1982 年，第 65—66 页。

④ “［中］国宝船（至西洋），一二只亦往此处收买龙涎香、椰子等物”见于［明］马欢著，万明校注：《明本〈瀛涯胜览〉校注》（溜山国），广东人民出版社，2018 年，第 70 页。

医药学等提供了新的品种①。

清代时期，上海与南方海上丝绸之路，主要是南洋诸国间的贸易往来。其间多以上海从南洋输入糖，苏木、槟榔、樟脑、檀香、海参、燕窝、鱼翅、象牙、藤条，藤器等特产②。日本学者木宫泰彦考证了清代“南京省”③输往日本的货物包括书籍、丝缎、茶、瓷器等物外还有明矾、缘矾、何首乌，白术、石斛、甘草、海螵蛸等中药材④。

三、中医药文化与丝绸之路多元文化交融

（一）丝绸之路历史事件中的中医药文化

1. 徐福东渡

据赵鸣先生考证，徐福⑤东渡，是丝绸之路发展中的重要历史事件，据学者考证，其大致从江苏连云港或者山东登州起航，至浙江宁波象山地区，储备物资，先至朝鲜地区，遂远航

---

① 朱丽霞:《海上丝绸之路与中华文明早期传播》,《人民论坛》2020年第1期，第142—144页。

② 中国航海史研究会编撰:《上海港史（古、近代部分）》，人民交通出版社，第80页。唐振常主编:《上海史》，上海人民出版社，第96页。

③ 南京省，指两江总督辖区，包括上海地区，“南京省”主要的对外口岸是上海。

④ 张晓东:《明清时期的上海地区与海上丝绸之路贸易活动——兼论丝路贸易和殖民贸易的兴替》,《史林》2016年第2期，第106—113页。

⑤ 徐福，字君房，齐地琅琊郡（今江苏省连云港市赣榆区金山镇徐福村）人，秦代著名方士。据《史记·秦始皇本纪》载，秦始皇二十八年（公元前219年），徐福受秦始皇之令，率三千童男童女和五百工匠，东渡瀛洲，寻找长生之法与仙药。据《日本国史略》载:“孝灵天皇七十二年，秦人徐福来。”

至冲绳、琉球群岛横跨对马海峡，至日本九州地区登陆，再渡日本海岸线多个地区进而形成了早期成熟的海上丝绸之路。其间与沿途国家和地方的居民交换物资，交流文化与技术，被后世日本国尊称为“稻作之神”“医药之神”，并为我国后来渡海航行开辟了固定通道，留下了诸多宝贵的航海经验①。

亶洲在海中，长老传言：秦始皇帝遣方士徐福将童男童女数千人入海，求蓬莱神山及仙药，止此洲不还。世相承有数万家，其上人民。时有至会稽货布，会稽东县人海行，亦有遭风流移至亶洲者。所在绝远，卒不可得至，但得夷洲数千人还②。

2. 郑和下西洋

根据《郑和家谱》、《瀛涯胜览》记载，随郑和下西洋的人员多达27670人，其中的医官、医士则有180多人，平均每150名海员中就有一名随行“海医”。其中有记载的医家有太医院医官陈以诚（《嘉兴府志》）、常熟惠民药局医官匡愚（《常熟县志》）、彭正（《江南府志》）、吴仲德（《赤松丹房记》）、陈常（《松江府志》）、陈良绍（《陈良绍墓志铭》）等。他们多为医学世家出身，又秉承江南“儒医”之风③，随郑和

① 赵鸣：《海上丝绸之路与徐福东渡的意义》，《大陆桥视野》2019年第1期，第91—96页。

② 陈寿撰：《二十五史·三国志·吴志》，上海古籍出版社，1995年，第137页。

③ 陈以诚，“善诗画，尤精于医。”彭正，“良医”。陈常，“世业儒，（陈）常传外氏（外祖父）邵艾庵医，即有名。”匡愚，“世代医家，善医术。”吴仲德，“名医”。陈良绍，“性坦夷，不为外物累，世其家学。曹徒翰林典籍同轩梁先生游，攻于诗，平居所著有《清赏集》。”见于谭金土：《海医下西洋》，《郑和研究》2010年第4期，第21—26页。

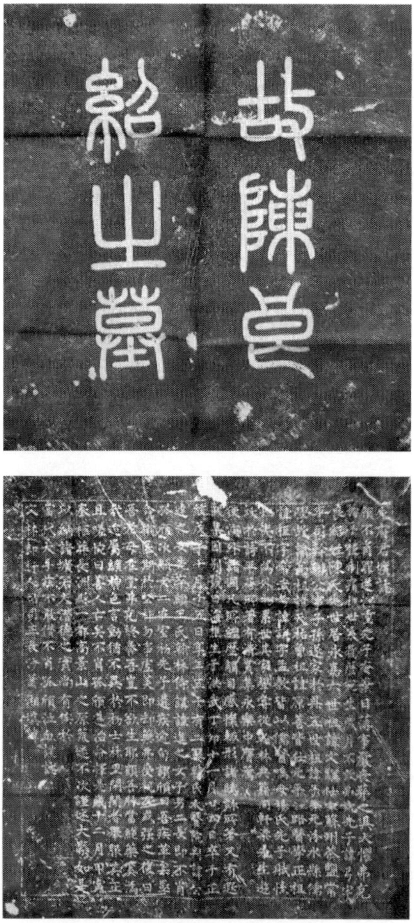

▲ 图 6　明正统戊午年（1438 年）陈良绍墓志铭②

横渡大洋、“遣使”西域。

如明代永乐年间随同郑和下西洋的“中膺荐使海外诸国”的苏州民间儒医“陈良绍”，其六世祖为苏州茶盐常平司官吏，五世祖由儒入仕，高祖已降，皆为儒医。陈良绍联姻太医院院判韩公达之女（第一位夫人）、翰林侍讲王进之女（第二位夫人），体现了江南儒医的风貌，又展现了中外交通中的儒医形象①。

航行期间医官、医士参与大量的中医活动。海上航行中诊治疾病，其病种多包含：与内陆居民共生的一般性疾病、战伤与海难事故引发的创伤类疾病、食物中毒及营养缺乏类疾病、热带传染性疾病等。同时，也采购了大量香料与药材，如醒脑提神、除秽避邪的龙涎

① 谭金土：《苏州儒医陈良绍墓志铭研究报告》，《传承文明走向世界和平发展——纪念郑和下西洋 600 周年国际学术论坛论文集》，社会科学文献出版社，2005 年，第 899—905 页。

② 朱建春主编：《满庭芳》，古吴轩出版社，2018 年，第 14—15 页。

香、沉香、乳香、木香、苏合香、丁香、降真香、豆蔻等等。以及采自西洋各国的大枫子、阿魏、没药、荜澄茄、血竭等植物类药材①。

（二）医药传播与佛教文化交融

宗教传播是丝绸之路交流中重要的信仰与文化传递的途径。然而，中医药学与佛教的联系在古丝绸之路中也更为紧密。如本书第三章提及的《备急单验药方》是很好的例证。

《备急单验药方》在流传的过程中目前发现分为敦煌写本（S.9987残卷）、石刻本（龙门药方洞）以及传至日本的《龙门八百方》与《龙门方》。

其中，S.9987残卷载《备急单验药方》是医学、敦煌学、书法学在古丝绸之路融合的缩影。其序文中提到了刊行着“悲天悯人、济世众生”的医家信条，这是“医释融合”的最好体现。

▨时人遇病枉死者多，良药目前，对之不识。葛氏之▨／▨鄙耻而不服说之深矣。且如猪零（苓）人粪能疗热病，急▨／▨止，取对目前，岂得轻其贱秽，弃而不服者哉？人之重▨／▨信古疑今，如幸黄帝、仓公、和、缓、扁鹊之能，依用自取▨／▨鸠集单验，始晤（悟）天地所生，还为天地所用，触目能疗而▨／▨救急易得得、服之立效者一百八方，以人有一百八十烦恼，合成此▨／▨劳市求刊之岩石，传以救病，庶往来君子录之备急用□▨验，代劳致远，深可

① 谭金土编撰：《海医下西洋》，《郑和研究》2010年第4期，第21—26页。

救之。①

宗教传播下的医药与佛学思想与形象汇融，形成的龙门石窟药方，是医学文化、佛教文化、慈善文化、石窟文化②在丝绸之路纸上交融的又一最好例证。温玉成先生在《龙门药方释疑》序言中提到“龙门石窟在北宋熙宁六年（1073年）也建有‘药寮’—‘珠渊堂’，就在今禹王池附近。这里的‘胜善寺’功德主是文彦博（公前1006年—1097年），其他投资提供金，免费为来往行人治病。而在金代，嵩山少林寺也设立‘药局’，备常用百余方所需之药，免费为人治病。……对于佛窟中刻药方，也就不会感到奇怪了。就是说，有一种可能是僧人中之知医药者刊刻药方，利益大众，作为一种功德。”③

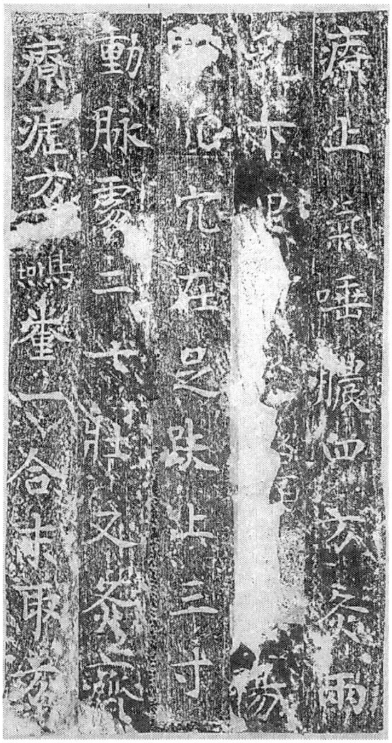

▲ 图7 龙门石窟药方碑（局部）（清代拓本，景和斋藏）

① 马继兴，王淑民，陶广正，樊飞伦辑校：《敦煌医药文献辑校》，江苏古籍出版社，1998年，第258页。

② 石窟艺术是佛教艺术，它反映了佛教思想及信徒的愿望，它所创造的佛像、菩萨、罗汉、护法，以及佛本行、佛本生的各种故事形象，都是通过具体人的生活形象而创造出来的。见于许敬生主编：《中医药文化寻源：中原中医药文化遗迹考察记》，河南科学技术出版社，2017年，第356—357页。

③ 张瑞贤著：《龙门药方释疑》，河南医科大学出版社，1999年，第3页。

同时，笔者发掘整理的与《龙门方》《备急方》内容与文化传播有同源性的《经幢式医方碑》，其全碑形制特征使用了特殊的“佛教经幢体制”，是医学、佛教、建筑文化汇融的体现。

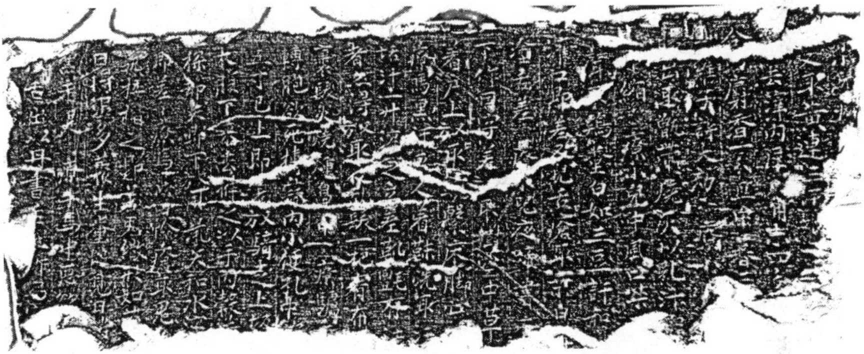

▲ 图 8　经幢式医方碑（现代拓本，景和斋藏）

医释融合的现象多体现在医疗与佛教济世救人的思想，然而本碑文以体（外在“经幢”形制）用（佛教祷祝、济世功用）形式与中医药（效验方剂）相结合，从而体现了唐代丝绸之路文化交融汇通的社会文化现象。

四、中医药学与丝绸之路上民族医学的交流

分散在世界各地的存世医药文献与出土文献，集中反映了传统中医药学、藏医学、维医学、回医学以及印度医学、波斯医学等其他民族医学在我国西域地区于古丝绸之路上的交流与融合盛景。

1. 汉藏医学交流与丝绸之路

吐蕃医学在与汉地医学交流中逐渐形成了具有浓郁高原特色的医疗保健方法。文成公主进藏联姻时带去了“治疗四百零八种病的药物、医疗法一百种、诊断法五种、医疗器械六件、配药法四部”①；吐蕃赞普的御医中有来自汉地的御医②；大历三年（768 年）宇妥·云丹贡布曾到中原地区学习汉地医学，并编著了藏医学名著《四部医典》，其中有大量与中原医学融通的内容，如“寸”“关”“尺”等脉学术语③，这些来自中原地区的汉族医学著作与汉地御医的经验，促进了吐蕃医学的发展④。

如《月王药诊》第 25 章《鬼脉》提到“肝脉属木，右肾脉属水，肝在东方属木。心在南方属火，肺为青色是西方。水为北方，呈现白色，脾属土在东北方”。《四部医典》第四部分《后续医典》重点介绍了脉诊，提出了七种奇脉学说，并详细论述了脉应五时、脉象与五行的关系、病脉脉象、死症脉象等。即男子左手三部应心（小肠）〈女子右手〉、脾（胃）、肾（三不休）；男子右手三部应肺（大肠）〈女子左手〉、肝（胆）、肾（膀胱）。这种双手脉诊脏腑配属关系自先秦中医经典《难

① 《法王松赞干布遗训》(bkav chems bkav khol ma)，藏文手抄本，第 149 页（上）。

② 张云林，冠群著：《西藏通史·吐蕃卷》，中国藏学出版社，2016 年，第 249 页。

③ 达仓宗巴，班觉桑布著，陈庆英译：《贤者喜乐瞻部洲明鉴》，西藏人民出版社，1986 年，第 116 页。

④ 罗帅呈，王兴怀：《高原丝绸之路吐蕃体育文化交流研究》，《西藏大学学报（社会科学版）》2019 年第 4 期，第 114—120 页。

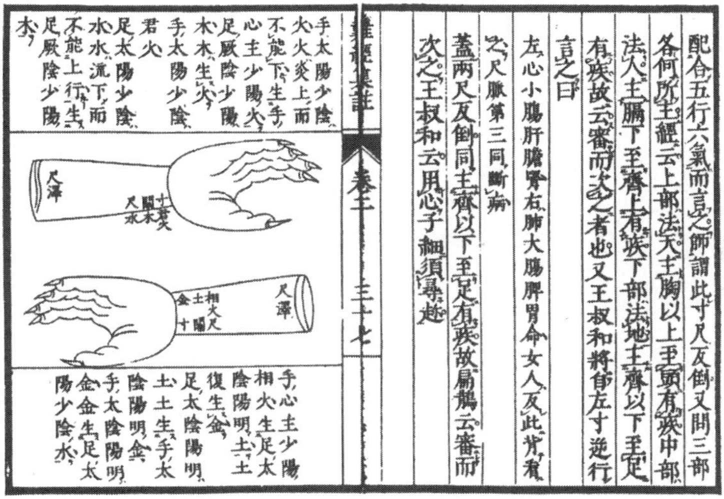
配合五行六氣而言之師謂此寸尺反倒又問三部各何所主經云上部法天主胸以上至頭有疾中部法人主膈下至齊上有疾下部法地主齊以下至足有疾故云審而刺之者也又王叔和將爲左寸逆行言之曰
左心小腸肝膽腎右肺大腸脾胃命女人反此背看之尺脈第三同斷病
蓋兩尺反倒同主齊以下至足有疾故扁鵲云審而次之王叔和云用心子細須尋趁
難經集註　卷二　三十七
手太陽少陰火火炎上而不能下生手心主少陽火足厥陰少陽木木生火手太陽少陰君火足太陽少陰水水流下而不能上行生足厥陰少陽木

手心主少陽相火生足太陰陽明土土復生金足太陰陽明土土生手太陰陽明金手太陰陽明金金生足太陽少陰水

▲ 图 9 《王翰林集注黄帝八十一难经》卷二（濯缨堂本）①

经》有了明确的记载“左心小肠肝胆肾、右肺大肠脾胃命”。虽然脏腑配属有所不同，但体现了汉、藏医学在脉诊学之间的联系。

2. 汉印医学交流与丝绸之路

在中印两千年的交往史中，医学交流是其中的重要方面，印度古典医学与传统中医学具有一定的相通性。尤其体现于佛

① 《难经》为中医先秦经典之一，内容涵盖脉学、解剖学、命门学说、元气学说、三焦学说、腧穴理论、刺法理论等七大类，历代医家均重视此书的学习。《王翰林集注黄帝八十一难经》为《难经》古本传承体系的重要典籍之一，其内容保存了吕广［吴］、杨玄操［唐］、虞庶［宋］、丁德用［宋］、杨康侯［宋］五位名家的注释。“濯缨堂重刻本”为丹波元简在日本文化元年（清嘉庆九年，1804 年）所著。见于日本内经学会影印本，1997 年，第 35 页。

教典籍之中。如孟亮先生从高僧义净著作《大唐西域求法高僧传》和《南海寄归内法传》中挖掘出大量的中印医学互通的例证。

就药物种类而言，义净在“寄归传”中记述“西方药味与东夏不同。互有互无事非一概”，表明中印药物具有一定的互补性。他又具体举了相关例证，例如人参、茯苓、当归等药为“神州上药”，印度“咸不见有”。印度较为普遍的药物是诃黎勒（中药中也作诃子）[①]。义净还提供了诃黎勒与干姜、砂糖制成三等丸治疗腹泻等病的药方。该味中药的药用效果在中药经典《本草经疏》《药品化义》中也有记载，体现了中印医学的相通性。

另外，北道的郁金香、西边的阿魏、南海的龙脑等也是义净认为中国所需的药物，其余药物则“不足收采”。可见在药物方面，义净认为中国较印度药物种类更加丰富，他在“除其弊药”章感慨道“长年之药唯东夏焉”，表明“神州上药”总体优于印度药物。

医疗理念方面，印度佛教医学的理念源于佛教教义，义净颇为认可并对此进行了详细的记述。“寄归传”中提到“然而食毒死生。盖是由其往业。现缘避就非不须为者哉”。这里他将一个人的生死与其遣使因果联系在一起，是佛教教义的集中体现。在其归国后翻译的佛经中也有一部分专门阐述印度的佛教医学观念。卷三“先体病源”条中，义净将印度的医学理念概述为“八医”，并将其明确包含在“西方五明论”中的“医

① ［唐］义净著，王邦维注解：《南海寄归内法传校注》，中华书局，1995年，第153页。

明”之中。

而治病方式方面，“除其弊药”章中，义净对印度的一些“鄙俗”方法进行了批驳，如“病发即服大便小便。疾起便用猪粪猫粪”，这一方法被义净嗤之以鼻。义净认为中医的针灸之法和号脉之术非他国所能及[①]。

3. 汉、回、波斯医学交流与丝绸之路

古波斯文明圈（伊朗地区[②]），通过数千年历史的丝绸之路，将亚洲、欧洲和非洲连接在一起。其文明交流的见证是一本传世医学文献《回回药方》[③]。

《回回药方》中大量方剂没有明确的方剂配伍现象，却体现出阿拉伯医学的渊源关系。不少药方原本来自波斯医学文明的遗存，体现了中古波斯人的医术特色。李伟等学者将其分

① 孟亮：《唐代初期中印文化交流图景——以义净代表作为中心考察》，《重庆交通大学学报（社会科学版）》2019年第1期，第45—51页。

② 伊朗位于亚洲西南部，北邻亚美尼亚、阿塞拜疆、土库曼斯坦，西与土耳其和伊拉克接壤，东面与巴基斯坦和阿富汗相连，南面濒临波斯湾和阿曼湾，素有“欧亚大陆桥”和“东西方空中走廊”之称，是“一带一路”的必经之地。在历史上，伊朗是亚洲最古老文明的中心之一，其曾创造了光辉灿烂的波斯文化，在哲学、历史、文学、艺术、医学、天文学、农业、建筑、手工业等方面都取得了巨大成就。见于李伟，马玉洁：《丝绸之路上中伊文明交流的历史叙事》，《国际汉学》2018年第4期，第32—36页。

③《回回药方》是中国回族医药学大型综合性典籍，未著撰人，红格明抄本，原书36卷，残存4卷，现藏于北京图书馆。《回回药方》以叙方为主，方论结合，回回药物与传统中药并用。其中常用药259种。其中，传统中药：146种（包括华化的海药）、海药：113种（海药并注明中文名称者有61种；沿用阿拉伯药名，目前尚不知何药者52种）。

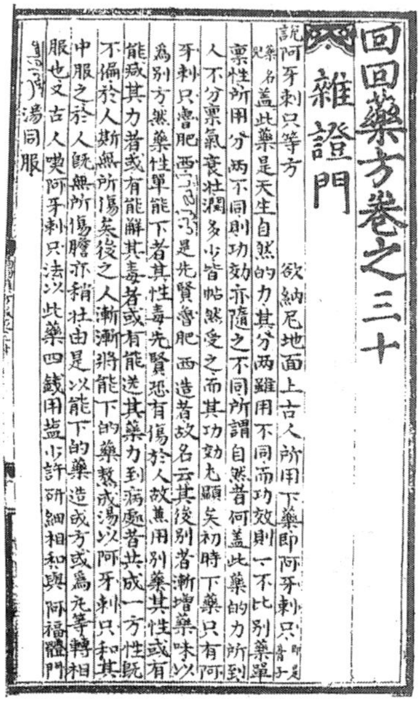
回回藥方卷之三十
雜證門
說阿牙剌只等方
欲納尼地面上古人所用下藥即阿牙剌只[illegible]藥兒名蓋此藥是天生自然的力其分兩雖用不同而功效則一不比別藥單稟性所用分兩不同則功效亦隨之不同所謂自然者何蓋此藥的力所到人不分稟氣衰壯潤多少皆帖然受之而其功效尤顯矣初時下藥只有阿牙剌只魯肥西[illegible]乃是先賢魯肥西造者故名云其後別者漸增藥味以為別方然藥性單能下者其性毒先賢恐有傷於人故兼用別藥其性或有能滅其力者或有能解其毒者或有能送其藥力到病處者共成一方性既不偏於人斯無所傷矣後之人漸漸將能下的藥熬成湯以阿牙剌只和其中服之於人既無所傷膽亦稍壯由是以能下的藥造成方或為丸等轉相服也又古人喫阿牙剌只法以此藥四錢用鹽少許研細相和與阿福體門[illegible]湯同服

▲ 图 10 《回回药方》卷三十①

为三类“一类是从波斯萨珊王朝直接流传下来的。比如，《回回药方》卷三十的‘马竹尼虎八都里马里其方’‘古把的马准方’等，它们的原型方剂乃是《医典》（*The Canon of Medicine*）卷五里的‘古把的国王的舔剂’；一类是波斯医生自己制备的方剂。比如《回回药方》卷二十九目录上的‘大答而牙吉方’，此方即《医典》卷五的‘大的解毒剂方’，是伊本·西那（Ibn Sina，980—1037）自己配制的；还有一类是原本由拜占庭罗马人、印度人创制的方剂，于伊斯兰时期之前即已传入波斯，并被波斯人加以利用、改变，后又流传到了黑衣大食王朝。比如，《回回药方》卷三十的‘马竹尼阿雠失答芦方，此方是忻都人造的马肫’，它就是《医典》卷五里的印度人的方子——‘救命丹’。”②

同时，在药物剂型的使用上，既有阿拉伯式的芳香挥发药、露酒剂、滴鼻剂等，又保留有中国式的丸、散、膏、汤等传统剂型。这些医学文明融合的现象无不体现在《回回药方》所记载的一首首药方中。

① 宋砚著：《回回药方考释》，中华书局，2000 年，第 157 页。

② 李伟，马玉洁：《丝绸之路上中伊文明交流的历史叙事》，《国际汉学》2018 年第 4 期，第 32—36 页。

第二章

Chapter 2

钩沉稽古：丝绸之路相关“中医药文告”初探

随着中医药文化研究的升温，中医这一中国乃至全世界的医学与文化宝库，已成为中国的文化符号，并吸引着众多的中医医家与其他领域的学者不断地在研究中医学文化的内涵与外延。

自汉代始，大量的药物以及承载中医药学知识的纸本刻印或手书文献通过这条通路传递到了沿线的诸多国家。王孝先先生在《丝绸之路医药学交流研究》提到了这一点。

魏晋南北朝时期，西域各民族的先进治疗方法和西域的地产药材，通过各种渠道流传到中原，丰富了中国医药学的内容；同时中原的先进的医学知识、药物学知识、针灸学知识以及各种医药学书籍也源源不断地通过丝绸之路流传到西域，促进了西域各族人民的医药卫生保健事业的发展。①

因此，中医药不仅是丝绸之路顺利通畅的“防护剂”，亦

① 王孝先著：《丝绸之路医药学交流研究》，新疆人民出版社，1994年，第89页。

是丝绸之路文化互融的“润滑剂”。

这些记载政府与地方机构的防治措施以及向国内区、县、府、镇乃至丝绸之路沿线地域传播的中医文献史料中，还包含了中医典籍中一类特殊的文献形式——“中医药文告”。其不仅是丝绸之路中医药传播的重要形式之一，也证明了中医药在陆路、海上丝绸之路的传播与应用绵亘万里，延续千年。因此，其自身具有了独特的医学、史料与文化价值。

第一节 古代时期丝绸之路相关中医药文告研究缘起

一、丝绸之路之文明流动

丝绸之路是文明流动的载体。“流动”，这一运动形式应该具备两个基本要素：一者为“动力”，一者为“趋向”。“动力”即是文明交汇的目的，这一驱动力的外在形式有多种，如货物交易、医药传播、书籍流动等等，然而这些外在形式下的隐含动力，亦可称为核心动力，大体可归结为三种：一是最为重要的经济动力，二是宗教动力，三是政治动力，这三种也是社会发展的原动力。因而丝绸之路传播的动力，不仅是以上三种动力的外在形式，又成为医药传播为有效载体。

“趋向”性则基本可以分为外传、内传两类，即西学东渐、东学西渐。在秦汉至唐宋，丝绸之路发展蓬勃，西域文化随着商旅贸易传入了华夏大地。外来事物、理念传入与西域接壤的华夏地区，而伴随着驼铃之声，中原地区也将自身的文化符号与实物载体传到了西域，“融合”成为这一时期丝绸之路形象的表达，并延续至清代。随着政治、经济、科技等外在因素变化，清代、民国时期，丝绸之路的外来文化似乎在融合的外表下，显露出“吞噬”的一面，表现出一种更强势的“冲击”效应。因为此时，华夏大地的核心区域地位已不再稳固，随着西方现代科技的发展，冲击着中国的传统技术与社会环境。但是在这种冲击下，却不断地撞击出“火花”，这不仅是战争的硝烟，而还孕育着中国传统技术的自我革新与发展。换言之，中国的本土科技并没有停滞不前，而是在冲击下前进。同时，并不断地将自身优秀文化源源不断地输入西方，延续着丝绸之路的“文化互通”。

二、丝绸之路之中医药文告传播

中医药作为我国的健康保障，一直以来被政府作为防治疾病的有效方法，尤其在各历史时期突发的重大公共卫生事件（如疫病、传染性疾病、初生儿疾病、妇科急性病、喉科疾病以及鸦片成瘾等）的防控中发挥了重要的作用。然而，记载政府与地方机构的防治措施以及向国内区、县、府、镇乃至丝绸之路沿线地域传播的史料中，其主要载体包含了中医典籍中一类特殊的文献形式——“中医药文告”。其内容包括了疾病名称、效方名称、主要症状、适应人群、方药（药名、剂量）、随症加减法、服用方法、调护方法、记载时间、流传地点、敬献者［州县府衙、庙宇道观、药堂、善堂、个人中医从业人员（名医、游医、祖传医生）］等，传播形式为“单页印刷成文”，并具有“易于携带、传播迅捷、受众广泛、语言浅白、应用简便、效验明显”等特点。因此，“中医药文告”不仅是中国急性病中医药防控的重要形式之一，也体现了中医药在全国及丝绸之路沿线国家地区重大突发公共卫生事件中的突出作用与“简、便、廉、验”的应用特点。因此，其成为丝绸之路中医药传播的重要形式之一，并具有了独特的医学、史料、文化价值与现代医疗的借鉴价值。但是由于其版式的独特性（多为单页），且流动性大等特点，所以难以保存，存世量极少。

丝路相关中医药文告的整理与发掘，将是对医学史、丝绸之路文化史的重要补充，也将推动中医药在国内外的传播。

第二节 “中医药文告”概述

一、“中医药文告”的涵义

（一）文告的渊源

文告，是公告和通告的统称，是周知性公文。公告是“适用于向国内外宣布重要事项或者法定事项”的公文。通告是“适用于公布社会有关方面应当遵守或者周知的事项”的公文①。

古语出自《史记·吕太后本纪》：“刘氏所立九王，吕氏所立三王，皆大臣之议，事已布告诸侯，诸侯皆以为宜。”②其是指国家机关在向人民群众公布政策法令和重大事件，以及宣布其他需要人民群众了解、遵守和执行的事项时使用的一种公

① 张德实主编：《应用写作》，高等教育出版社，2003年，第39页。

② 司马迁著：《史记（中华再造善本）》，国家图书馆出版社，2000年，第323页。

文，一般以书面或印刷的形式通告公众。

因此，纵观历代文献，文告多存留于档案、地方志、“会要”等政府机构的存档文件。是反映当时政府颁布诏令的具体文字形式。研究发现时逢战乱、社会动荡、灾荒大疫时文告发出较多。其涉及内容繁多，如政府颁布条例、地区重要事件记录、疫病防控方法等等。版式一般以纸本刻印或手写者居多，如《伐蛟事宜》等。

同时，还有石刻类告示，用于

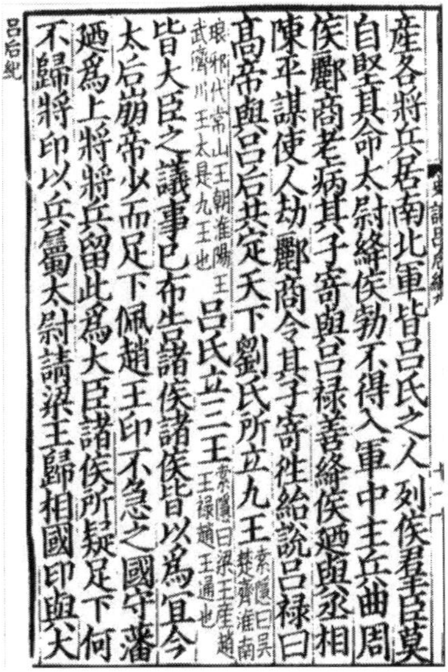
產各將兵居南北軍皆呂氏之人列侯羣臣莫
自堅其命太尉絳侯勃不得入軍中主兵曲周
侯酈商老病其子寄與呂祿善絳侯廼與丞相
陳平謀使人劫酈商令其子寄往紿說呂祿曰
高帝與呂后共定天下劉氏所立九王 索隱曰吳楚齊淮南琅邪代常山王朝淮陽王武濟川王太是九王也 呂氏立三王 索隱曰梁王產趙王祿燕王通也
皆大臣之議事已布告諸侯諸侯皆以為宜今
太后崩帝少而足下佩趙王印不急之國守藩
廼為上將將兵留此為大臣諸侯所疑足下何
不歸將印以兵屬太尉請梁王歸相國印與大
呂后紀

▲ 图 1 《史记·吕太后本纪》
（《四部丛刊本》）

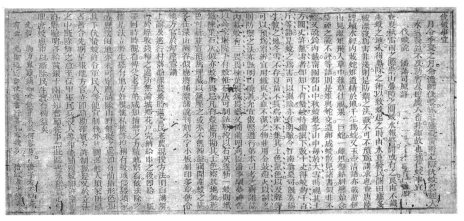
伐蛟事宜
月令季夏之月命漁師伐蛟然蛟當雷雨之際伏蛟忽起大
水汎發迅不及防害及田廬人畜非細故也爰述伐蛟事宜
伐蛟說 滸灣司原詳
查夏秋雷雨之際崇山疊嶂之間蛟水報驚間或有之良由不識
產蛟之地未得勦除之術以致蛟起之時山水並發民間田廬多
被漂沒爲害非淺則是防禦之法亟不可不預爲講求也查唐陸
璣續水經內載蛇雉遺精於地千年爲蛟又玉壺清話亦載游伊
山見雌雉飛入草中雉草往視果一巨蛇一雌雉盤結糾纏始僉
陸禋之說不誣等語則是雉與蛇交遺卵成蛟散見諸書似非不
經又說鈴內載甯國郡山中秋蛟最多山中每於大雪時視其土
方圓丈許無雪者即知下有蟄蛟特鋤掘下數十丈得蛟約千百
斤等語是蛟之爲害可以掘除亦有明驗今江南翁臬司既奏稱
生蛟之地冬雪不存夏苗不長鳥雀不集其土色氣色以及聲響
可以預爲察辨宜用鐵與犬血不潔之物並用金鼓燈火以制之
則防禦之法亦既明白曉著允宜做照遵行第本司考之齊諧誌
內載蛟有三畏畏棟葉畏鐵畏蜈又聞前明河臣潘季馴夢神告
以高家堰隄下有蛟惟石灰可制詰朝投以石灰遂斬一蛟則識
鐵棟葉石灰似亦蛟所畏忌凡有蛟處所勘其土色察其地氣形
色可疑並宜預爲埋藏以鎮壓之或亦不無裨益竊聞產蛟之處
多在深山幽谷似應將捕禦諸說刊刻小字小板刷印多章飭合
地方官於每逢宣講
上諭及巡行村落勸課農桑時進耆民老農親授方法明白講解
再於經收錢糧之處所無論城鄉花戶完納給串之後即給一紙
帶回時時觀看俾父老子弟咸知捕禦之方隨地察看依法除之
惟是法立弊生恐有地方奸棍懷私挾詐指稱有蛟或侵毀墳冢
或掘壞田地亦未可定應請除山野無礙之處如有前指形色俱
其下伏蟄蛟許令軍民人等便宜制伐外其關涉他人墳冢田畝
者著令先期呈報地方官立即前勘確實方許制掘是又於立法
之中預除弊之意至保甲軍民兵役人等如能捕獲蛟卵許稟[illegible]
府縣驗明各給賞銀十兩俾知奮勵從事如此區畫[illegible]
理庶蛟患市以漸除民生實有裨益矣
先哲 物力艱難須知一米一絲何容易 惜字者不拘多
有云 [illegible]

▲ 图 2 布告《伐蛟事宜》
（竹纸，木板刻印，24.5 cm × 16.2 cm，藏于“景和斋”）

公告一些重要的政府政事公告、大型建筑建造经过、重要诉讼事件、历史人物事迹等等[①]。以上这些版式风格在中医药文告中也有所体现。

峄山封界告示碑[②]

兖州府邹县为乞恩陈言、敬神庇民事：承奉本府帖文，奉山东等处承宣布政使司，付礼房准勘，合科付承准礼部格字一千三百七十二号勘令，前事备仰本县着落当该官吏，照依勘合札帖内事理，将□□所奏事情即便查勘明白。如果所奏是实，即便出给告示，严加禁约。其封树株，不许被人砍伐，神庙不许人畜作践。备由回报，以凭查究施行，等因，奉此。除委本县县丞张亲诣峄山，查勘明白。自山根为始，埋立封界。取讫地方各社十年里长、地邻人等，供给到县回报外，拟合通行禁约，为此除外，合行出给告示，前去张挂晓谕，一应军民人等知会：今后不许似前樵采山柴、斫伐树株、纵放牛畜作践，亦不许封内官山土地开耕种田。如有违犯之人，仰巡山火甲捉拿送县，照例治以重罪，不恕。须至告示者。

弘治五年四月十五日立。

（二）文告的种类[③]

文告根据其适用范围，可分为如下类别：

1. 公告的种类：①行政公告，适用于国家机关向国内外宣布重要事项。例如《中华人民共和国全国人民代表大会公告》。②法规性公告，适用于政府的有关职能部门依据有关法

① 师昌璞编著：《京华通览·斋堂》，北京出版社，2018年，第45页。
② 王川著：《峄山碑刻集》，齐鲁书社，2016年，第100页。
③ 张德实主编：《应用写作》，高等教育出版社，2003年，第39页。

令、法规，按照法定程序发布有关规定。例如《中国人民银行关于国家货币出入境限额的公告》。

2. 通告的种类：①禁止型通告，是法规性文件有关规定的具体化，带有强制性，多由地方政府发布。例如《北京市人民政府通告》[1981]，用于“禁止在天安门广场进行任何形式的有损国家声誉、扰乱公共秩序、妨害公共安全、有碍市容观瞻的一切活动”。②知照型通告，不具有强制性，用途广泛，具有通知的性质。常见于报纸的有建设征地通告、更换证件通告、修路通告等。

（三）文告的体例

1. 标题：公告和通告的标题有的不写事由，仅写制发机关和文种，例如《中华人民共和国全国人民代表大会公告》《北京市人民政府通告》；有的省略“关于”和“的”，例如《北京市海淀区人民政府建设用地通告》；也有的是制发机关、事由、文种都齐全的，例如《国务院办公厅关于夏时制的公告》。

2. 主送机关：文告为周知性文体，无主送机关。

3. 正文：正文一般由两部分组成，即事由——写公告或通告的原因及依据，事项——写具体知照内容。正文结尾常用“此布”“特此公告”“特此通告”等词语。

4. 落款：在正文右下方写明发布机关名称，如果发布机关在标题中出现，此处可省略。

5. 成文日期：文告成文日期可写在标题之下用括号括上，也可以写在落款之下。

二、“中医药文告”

（一）“中医药文告”的定义

《唐会要》卷八十二所载唐玄宗诏令天下：“宜令郡县长官，就《广济方》中逐要者，于大板上件录，当村坊要路榜示。”因此，古代中医史料文献除典籍外，尚有不为人熟知的特殊史料存世。这就是散落民间的中医药特殊医疗文献——“中医药文告”。

“中医药文告”（下文简称“文告”）是国家医疗机构拟定或地方医疗机构以及个人向政府或民众捐赠的疾病诊疗方法、效验方剂以及预防措施的文书布告，符合“文告”的属性①。因此，将此类中医药文献统称为“中医药文告”。

（二）“中医药文告”的文献特征

“文告”内容一般包括：疾病名称、效方名称、主要症状、适应人群、方药（药名、剂量）、随症加减法、服用方法、禁忌征（部分文告缺少）、记载时间、流传地点、敬献单位（府州县村、庙宇道观、药堂等）或敬献者（私人）、流传体系（效方捐赠人、年代、流传地域等）。

（三）典型文告解读

下面以《英神普济丸》文告为例，介绍“中医药文告”的传播状态。

《英神普济丸》具有文告的基本特征，是很好的典型案例。

① 马捷，李峰，李小林，等：《“中医药类文告”研究初探》，《中医文献杂志》2017年第6期，第9—11页。

其版面尺幅为：外框：28 cm×30.5 cm，内框：23.7 cm×27.2 cm，类似方形。纸张采用的是竹纸，整版木刻。盖有“上海怡盛庄敬送板存怡盛庄”朱印。全文包括了方名、药物组成与剂量、制备方法、方论、适应征、加减法、文告传递过程、敬送

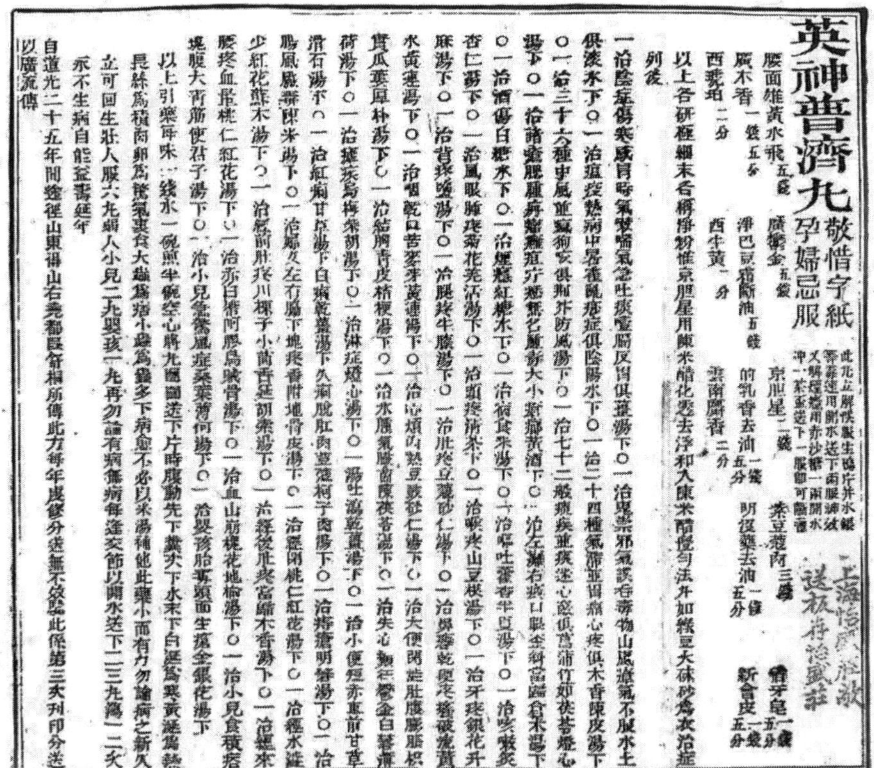
英神普濟丸 敬惜字紙 孕婦忌服

腰面雄黃水飛五錢 廣鬱金五錢 京胆星二錢 杀豆蔻肉三錢 倩牙皂一錢五分

廣木香一錢五分 淨巴豆霜斷油五錢 的乳香去油一錢五分 明沒藥去油一錢五分 新會皮一錢五分

西琥珀二分 西牛黃一分 雲南麝香二分

以上各研極細末合稱淨粉惟京胆星用陳米醋化開去渣和入陳米醋攪勻法丹加綠豆大硃砂為衣治症列後

以上引藥每味二錢水一碗煎半碗空心將丸研細送下片時腹動先下糞次下水末下白涎為要

亦不生病自能益壽延年

自道光二十五年間遂從山東得山右堯都段所傳此方每年虔修分送無不效驗此係第三次刊印分送以廣流傳

▲ 图 3 道光版《英神普济丸》图版（藏于“景和斋”）

作者：尧都段　　清 道光二十八年（1848 年）

怡盛庄木板刻印。　　1 页全。竹纸。木版刻印

纸张：28 cm×30.5 cm　　版框：23.7 cm×27.2 cm

者、地点、时间、刊刻者等资料信息。此文告为“道光二十五年间，途经山东得山右尧都陧舒桐所传此方。每年虔修分送无不效验，此系第三次刊印，分送以广流传”。可见《英神普济丸》母版应为道光年间所做，因其效验明显，进行了跨地区多时段的刊印传播。

释文：

英神普济丸　敬惜字纸　孕妇忌服　此丸立解悮服生鸦片并水银等毒素用开水送下两服神效又解烟瘾用赤砂糖一两开水冲一下菜盃送下一服即可断瘾　　　上海怡盛庄敬送　板存怡盛庄

腰面雄黄水飞 五钱　广郁金 五钱　京胆星 二钱　紫豆蔻肉 三钱

猪牙皂 一钱五分　广木香 一钱五分　净巴豆霜断油 五钱

的乳香去油 一钱五分　明没药去油 一钱五分　新会皮 一钱五分

西琥珀 二分　西牛黄 一分　云南麝香 二分①

以上各研极细末各称净粉惟京胆星用陈米醋化透和入陈米醋搅匀法丸如绿豆大朱砂为衣治症列后

一治阴症伤寒感冒时气咳喘气急吐痰噎嗝反胃俱姜汤下〇一治鬼祟邪气误吞毒物山岚瘴气不服水土俱滚水下〇一治瘟疫

---

① 在《太医院秘藏膏丹散方剂》有所变化。即“明雄黄五钱，郁金五钱，巴霜八钱去油，乳香一钱五分去油，没药一钱五分去油，陈皮一钱五分，木香一钱五分，牙皂一钱五分，胆星二钱，紫蔻二钱，牛黄二分，麝香二分，琥珀二分。共为细末，陈醋打糊为丸，如绿豆大，朱砂为衣。”参见［清］太医院编：《太医院秘藏膏丹丸散方剂（第3版）》，中国中医药出版社，2008年，第145页；陆拯主编：《近代中医珍本集：验方分册》，浙江科学技术出版社，1992年，第85页。

热病中暑霍乱痧症俱阴汤水下〇一治二十四种气滞并胃痛心疼俱木香陈皮汤下〇一治三十六种中风病疯狗咬俱荆芥防风汤下〇一治七十二般痰疾并痰迷心窍俱菖蒲竹茹茯苓灯芯汤下〇一治诸疮腮肿痔①瘤痈疽疔疬无名肿毒大小疮疖黄酒下〇一治左瘫右痪口眼歪斜当归仓术汤下〇一治酒伤白糖水下〇一治烟瘾红糖水下〇一治宿食米汤下〇一治呕吐藿香半夏汤下〇一治咳嗽炙杏仁汤下〇一治风眼肿疼菊花羌活汤下〇一治头疼清茶下〇一治喉疼山豆根汤下〇一治牙疼银花升麻汤下〇一治背疼盐汤下〇一治腿疼牛膝汤下〇一治肚疼豆蔻砂仁汤下〇一治鼻痈干硬疼痒破流黄水黄连汤下〇一治咽干口苦麦芽黄连汤下〇一治心烦内热豆蔻砂仁汤下〇一治便闭涩肚腹鼓胀枳实瓜蒌厚朴汤下〇一治结胸青皮桔梗汤下〇一治水肿气臌茵陈茯苓汤下〇一治心癫狂郁金白矾薄荷汤下〇一治疟疾乌梅柴胡汤下〇一治淋症灯芯汤下〇一汤吐泻干姜汤下〇一治小便短赤车前甘草滑石汤下〇一治红痢甘草汤下白痢干姜汤下久痢脱肛肉豆蔻柯子肉汤下〇一治痔疮明矾汤下〇一治肠风脏毒陈米汤下〇一治妇女左右胁下块疼香附地骨皮汤下〇一治经闭桃仁红花汤下〇一治经水涩少红花苏木汤下〇一治经前肚疼川楝子小茴香延胡索汤下〇一治经后肚疼当归木香汤下〇一治经来腰疼血晕桃仁红花汤下〇一治赤白带阿胶乌贼骨汤下〇一治血山崩槐花地榆汤下〇一治小儿食积痞块腹大青筋使君子汤下〇一治小儿急惊风症桑叶薄荷汤下〇一治婴孩胎毒头面生疮金银花汤下。

以上引药每味一钱水一碗煎半碗空心将丸囫囵送下片时付

① 痔，皮剥也。剥、裂也。三个版本皆不相同，痔、痈、痏。

腹动先下粪次下水末下白涎为寒黄涎为热长丝为积肉卵为惊气裹食大虫为痞小虫为虫多下病愈不必以米汤补他此药小而有力勿论病之新久立可回生壮人服六丸弱人小儿二丸婴孩一丸再勿论有病无病每逢交节以开水送下二三丸泻一二次永不生病自能益寿延年。

自道光二十五年间途经山东得山右尧都段舒桐所传此方每年度修分送无不效验此系第三次刊印分送以广流传。

在研究过程中发现了相关的《英神普济丸》文告，一一列出，可以看出文告传播的延续性与多样性。“延续性”体现在

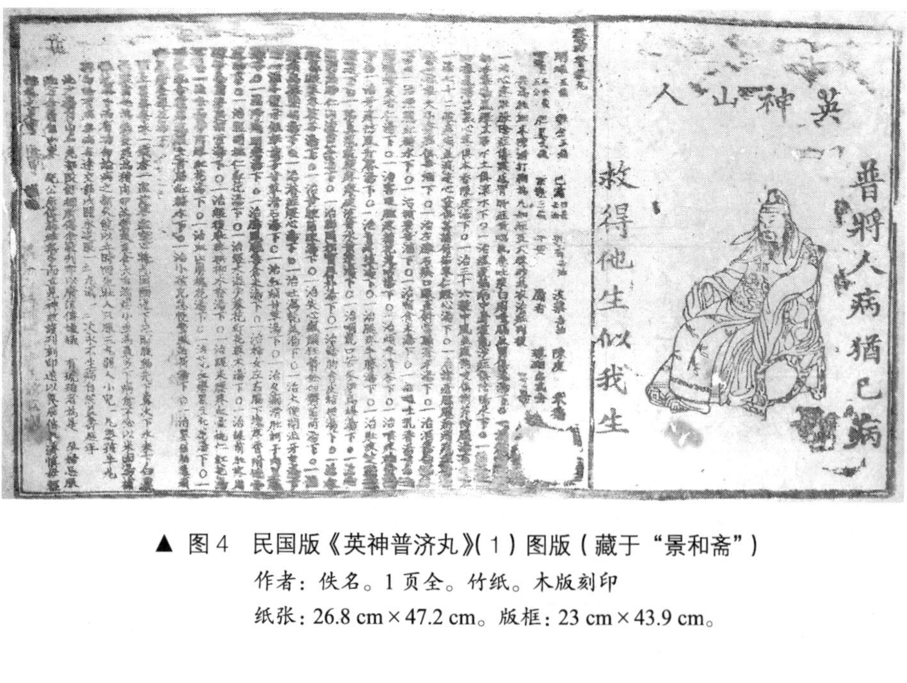

▲ 图 4　民国版《英神普济丸》(1) 图版 (藏于“景和斋”)

作者：佚名。1 页全。竹纸。木版刻印

纸张：26.8 cm × 47.2 cm。版框：23 cm × 43.9 cm。

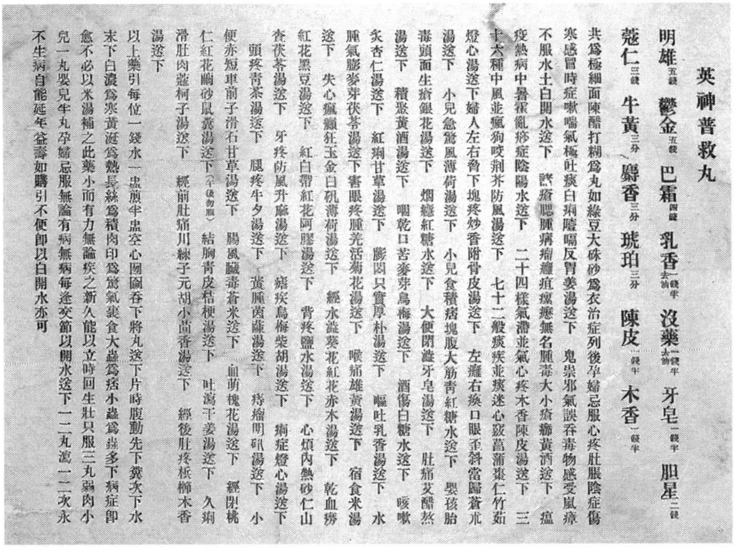

英神普救丸
明雄五錢 鬱金五錢 巴霜四錢 乳香一錢半去油 沒藥一錢半去油 牙皂一錢半 胆星二錢
蔻仁三錢 牛黃三分 、麝香三分 琥珀三分 陳皮一錢半 木香一錢半
共爲極細面陳醋打糊爲丸如綠豆大硃砂爲衣治症列後孕婦忌服心疼肚脹陰症傷
寒感冒時症嗽喘氣梅吐痰白痢噎嗝反胃姜湯送下　鬼祟邪氣誤吞毒物感受嵐瘴
不服水土白開水送下　諸瘡腮腫病瘤癰疽瘰癧無名腫毒大小瘡癤黃酒送下　瘟
疫熱病中暑霍亂痧症陰陽水送下　二十四樣氣滯並氣心疼木香陳皮湯送下　三
十六種中風並瘋狗咬荊芥防風湯送下　七十二般痰疾並痰迷心竅菖蒲棗仁竹茹
燈心湯送下婦人左右脅下塊疼炒香附骨皮湯送下　左癱右瘓口眼歪斜當歸蒼朮
湯送下　小兒急驚風薄荷湯送下　小兒食積痞塊腹大筋青紅糖水送下　嬰孩胎
毒頭面生瘡銀花湯送下　烟癮紅糖水送下　大便閉澁牙皂湯送下　肚痛艾醋熬
湯送下　積聚黃酒湯送下　咽乾口苦麥芽烏梅湯送下　酒傷白糖水送下　咳嗽
炙杏仁湯送下　紅痢甘草湯送下　膨悶只實厚朴湯送下　嘔吐乳香湯送下　水
腫氣膨麥芽茯苓湯送下　害眼疼腫羌活菊花湯送下　喉痛雄黃湯送下　宿食米湯
送下　失心瘋癲狂玉金白矾薄荷湯送下　經水澁葵花紅花赤木湯送下　乾血癆
紅花黑豆湯送下　紅白帶紅花阿膠湯送下　背疼鹽水湯送下　心煩內熱砂仁山
查茯苓湯送下　牙疼防風升麻湯送下　瘧疾烏梅柴胡湯送下　痢症燈心湯送下
　頭疼青茶湯送下　腿疼牛夕湯送下　黃腫茵蔯湯送下　痔瘡明矾湯送下　小
便赤短車前子滑石甘草湯送下　腸風臟毒蒼米送下　血崩槐花湯送下　經閉桃
仁紅花硇砂鼠糞湯送下(午後勿服)　結胸青皮桔梗湯送下　吐瀉干姜湯送下　久痢
滑肚肉蔻柯子湯送下　經前肚痛川楝子元胡小茴香湯送下　經後肚疼檳榔木香
湯送下
以上藥引每位一錢水一盅煎半盅空心囫圇吞下將丸送下片時腹動先下糞次下水
末下白濃爲寒黃涎爲熱長絲爲積肉印爲驚氣裹食大蟲爲痞小蟲爲蟲多下病症即
愈不必以米湯補之此藥小而有力無論疾之新久能以立時回生壯只服三丸弱肉小
兒一丸嬰兒半丸孕婦忌服無論有病無病每逢交節以開水送下一二丸瀉一二次永
不生病自能延年益壽如嫌引不便即以白開水亦可

▲ 图5　民国版《英神普救丸》（2）图版①（藏于“景和斋”）

作者：佚名。1页全。白宣纸。铅印

纸张：24.6 cm × 31.5 cm。

① “英神普济丸”在传播过程中，形成了单行本《英神普救丸（附神效济坤丸产神效方）》，参见河南中医学院图书馆编：《河南中医学院图书馆馆藏目录（中医药线装部分）》，河南中医学院图书馆，1986年，第84页。同时，也被转录于《济世良方》（首列“英神普救丸”）、《丸散真方汇录》、《太医院秘藏膏丹丸散方剂》等等。参见张树玓著：《丸散真方汇录（上）》，天津摩登印务公司，1933年，第45页；[清] 太医院编：《太医院秘藏膏丹丸散方剂（第3版）》，中国中医药出版社，2008年，第145页。

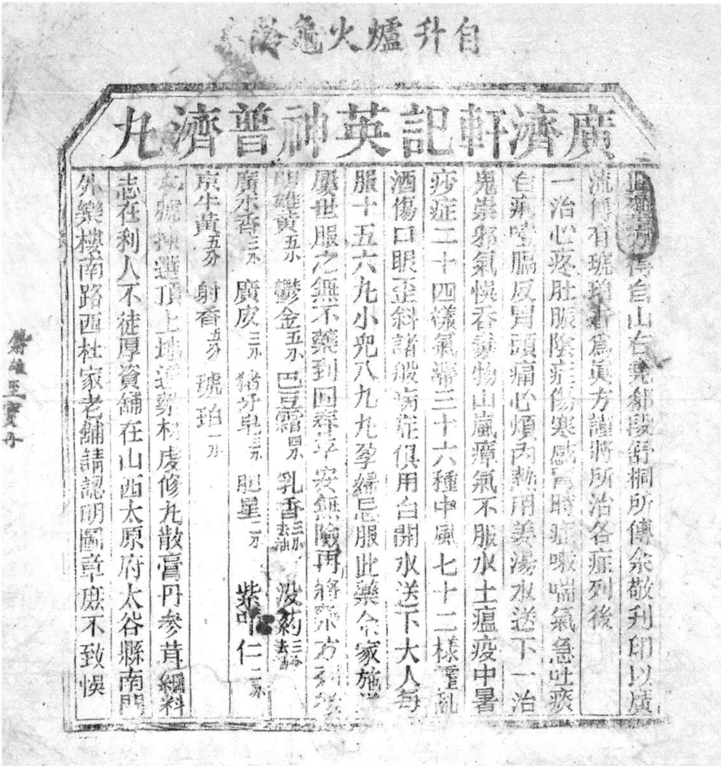
自升爐火龜齡
廣濟軒記英神普濟丸
[illegible]傳自山右[illegible]都[illegible]街桐所傳余敬刊印以廣
流傳有琥珀[illegible]爲真方謹將所治各症列後
一治心疼肚脹陰症傷寒感冒時症咳喘氣急吐痰
白痢噎膈反胃頭痛心煩內熱用姜湯水送下一治
鬼祟邪氣誤吞毒物山嵐瘴氣不服水土瘟疫中暑
痧症二十四樣氣滯三十六種中風七十二樣霍亂
酒傷口眼歪斜諸般病症俱用白開水送下大人每
服十五六丸小兒八九丸孕婦忌服此藥令家施
屢世服之無不藥到回春平安無險再將藥方[illegible]
明雄黃五錢　鬱金五錢　巴豆霜四錢　乳香去油三錢　沒藥去油三錢
廣木香三錢　廣皮三錢　豬牙皂三錢　胆星二錢　紫[illegible]仁二錢
京牛黃五分　射香五分　琥珀一錢
[illegible]號揀選頂上地道藥材虔修丸散膏丹參茸細料
志在利人不徒厚資鋪在山西太原府太谷縣南門
外樂樓南路西杜家老鋪請認明圖章庶不致悞

▲ 图 6　仿单版《广济轩记英神普济丸》图版①（藏于“景和斋”）
作者：广济轩。广济轩刻印。1 页全。竹纸。木版刻印
纸张：24.6 cm × 25 cm。版框：23 cm × 24 cm。

---

① 近代诸多药堂按照原方或经修改进行了“英神普济丸”的配制。如泰安“永安堂”、“永春堂”（“英神普救丸”治黑热病疗效甚佳，方圆百里的患者，慕名来购。）、成都东大街“壶中春”、西顺城街“信泰祥”等等。参见山东省泰安市地方史志编纂委员会编：《泰安地区志》，齐鲁书社，1997 年，第 261 页；傅崇矩编：《成都通览》，巴蜀书社，1987 年，第 353 页。

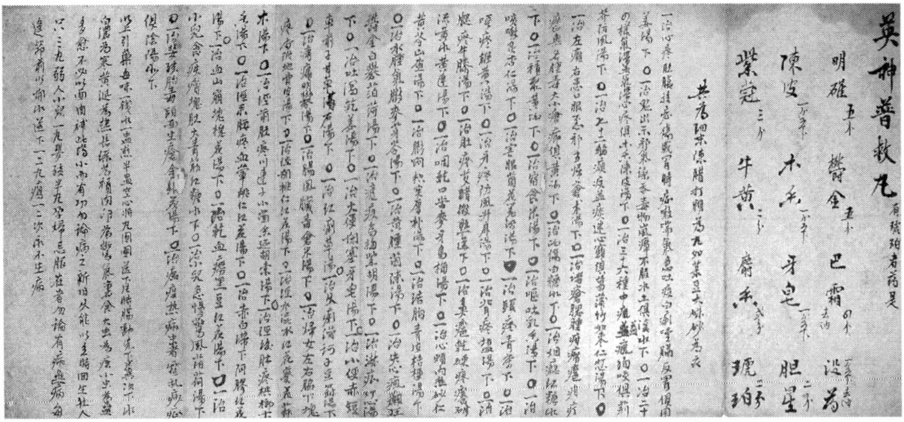
英神普救丸

▲ 图 7　钞写版《英神普救丸》图版（藏于“景和斋”）

作者：佚名。1 页全。竹纸。钞写本

纸张：253.8 cm × 23.8 cm。

文告流传的效方内容并未改变，仅部分文字依据不同的时代特点稍作改动。“多样性”则体现在版刻方式的改变，传播方式的变化（民间抄写本的出现），大众传播走向了药堂规范性成药的制作，以及对验方的时效性的神话过程。

文告具备详尽的医学内容与史地资料。然而，现在大量存世的药肆流传的“仿单”[仅包括药名、功效、药堂号、服用方法（部分仿单缺少）、售价]，虽然具有一定的史料特征，但是其医学价值有限。所以，二者有着本质的区别，不可同类视之。

表 1 中医药文告 / 中医药仿单 / 中医类布告比较

文献信息		中医药文告	中药仿单	中医类布告（告示）
文字信息	主体文字	疾病名称、效方名称、主要症状、适应人群、方药（药名、剂量）、随症加减法、服用方法、调护方法。	成方或单味药物名称及功用。	古代政事涉医类文字（医类官衔任职内容文字、疫情事件告示文字）
	附加文字	1. 敬献单位：政府机构（州县府衙）、医疗机构（善堂、药堂）、宗教机构（庙宇、道观）、私人敬献（名医、祖传医生）。 2. 敬献时间。 3. 敬献地区。 4. 附录文字：疾病防控状态、中药成方形成过程、中药成方流传过程等历史背景。	1. 成方或单味药物价格。 2. 售卖者名称（药堂、个人等）。 3. 制药宗旨。	**医类官衔任职** 1. 授予官衔品级。 2. 宣布时间。 3. 任职地区。 **疫情事件告示** 1. 疫情发生时间 2. 疫情发生地点 3. 刊发单位：政府（州县府衙）、政府医疗机构等。
制版形式		单页 木刻、石印、活字、铅印	单页或宣传册木刻、石印、铅印	单页 木刻、石印、活字、拓印本
现实用途		1. 地区公共卫生事件防控。 2. 政府机构、药堂、善堂公告。	1. 成方或单味药物介绍。 2. 药堂、个人售卖宣传。	1. 地区公文公布 2. 地区重要医疗事件公布
文献特点		易于携带、传播迅捷、受众广泛、语言浅白、应用简便、效验明显。	易于携带、传播迅捷、受众广泛、语言浅白。	便于传播、实时记录、语言规范。

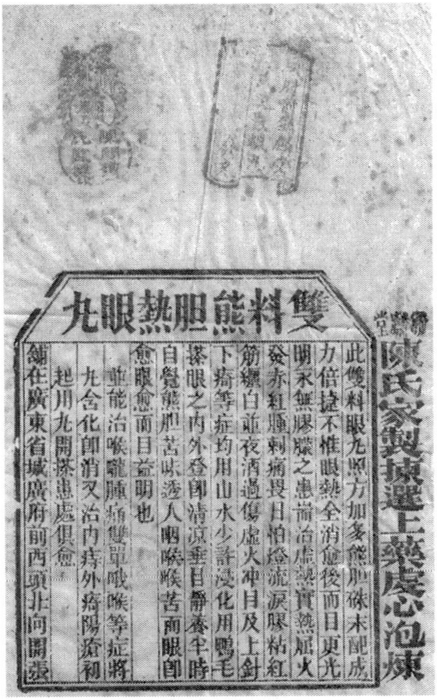
雙料熊胆熱眼丸
陳氏家製揀選上藥虔心泡煉
此雙料眼丸照方加多熊胆硃末配成
力倍捷不惟眼熱全消愈後而目更光
明永無膠矇之患尚治虛熱實熱風火
發赤紅腫刺痛畏日怕燈流淚眼枯紅
筋纏白蓋夜酒過傷虛火沖目及上針
下瘤等症均用山水少許浸化用鴨毛
搽眼之內外登即清涼垂目靜養半時
自覺熊胆苦味透入咽喉喉苦而眼即
愈眼愈而目益明也
並能治喉瓏腫痛雙單喉蛾等症將
丸含化即消又治內痔外痔陽痿初
起用丸開搽患處俱愈
鋪在廣東省城廣府前西頭北向開張

▲ 图 8 仿单《双料熊胆热眼丸》图版
（太史连纸，木板刻印，16 cm × 27 cm，藏于“景和斋”）

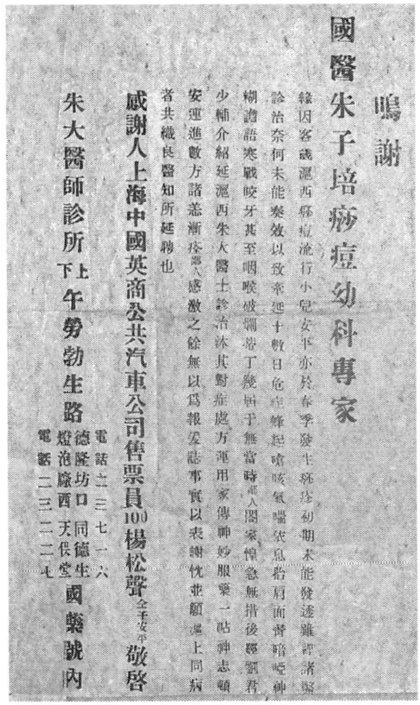

▲ 图 9 布告《国医朱子培痧痘幼科专家》
（机器纸，铅印，15.2 cm × 16.2 cm，藏于“景和斋”）

因此，中医药类文告具有较大的功能服务作用，其应用与传播为民众以及流动性较强的商旅提供了地区性疾病和传染性疾病的防治方法，进而为古代丝绸之路的稳定发展提供了中医药的保障，并促使了中医药在欧亚大陆上有效迅速地传播。

第三节 “中医药文告”分类与特色

一、“中医药文告”的分类

中药文告具有诸多医药、历史、地理等文献特色。但在分类的过程当中，仍要以文告本身的属性为依据，因此主要根据文告发布单位进行分类，大致可以分为以下四大类：即政府性中医药文告、医疗机构中医药文告、私人中医药文告以及宗教机构中医药文告等等。

第一，政府性中医药文告：包括了府、州、县、村等各级区域发布的关于预防、治疗疾病（症状、药物、药量、服用方法、加减法等）的公文布告。

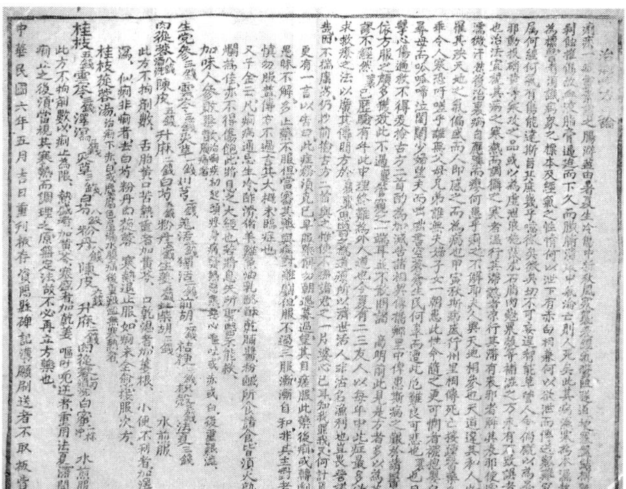
中華民國六年五月吉日重刊板存資陽縣碑記灣顧刷送者不取板資

▲ 图 10 1917 年，资阳县《治痢疾方□论》
（竹纸，木板刻印，32.2 cm × 26.1 cm，藏于“景和斋”）

第二，医疗机构中医药文告：包括了药堂、善堂等医疗机构敬献的治疗某一种疾病的效方、验方的文书布告。

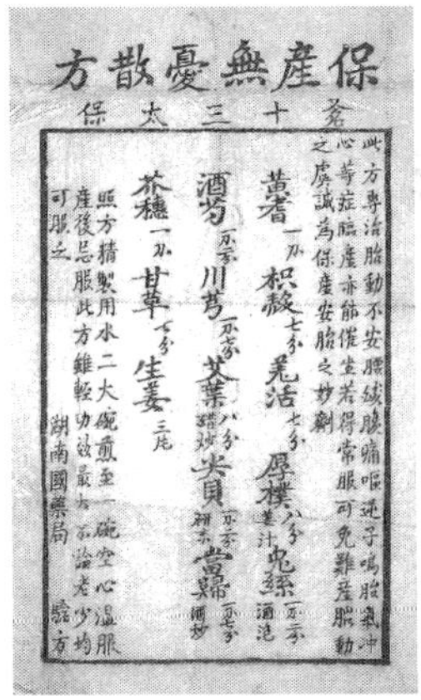
保產無憂散方
齋十三太保
此方專治胎動不安腰痠腹痛噁逆子嗎胎氣沖
心等症臨產亦能催生若得常服可免難產胎動
之虞誠為保產安胎之妙劑
黃耆 枳殼 羌活 厚樸 兔絲
酒芍 川芎 艾葉 川貝 當歸
芥穗 甘草 生薑 三片
照方精製用水二大碗煎至一碗空心溫服
產後忌服此方雖輕功效最大不論老少均
可服之
湖南國藥局驗方

图 11　湖南国药局《保产无忧散》 ▶
（白宣纸，木板刻印，15.6 cm × 27 cm，藏于“景和斋”）

第三，私人中医药文告：包括了中医从业人员（名医、祖传医师等）敬献的治疗疾病的效方、验方的文书布告。

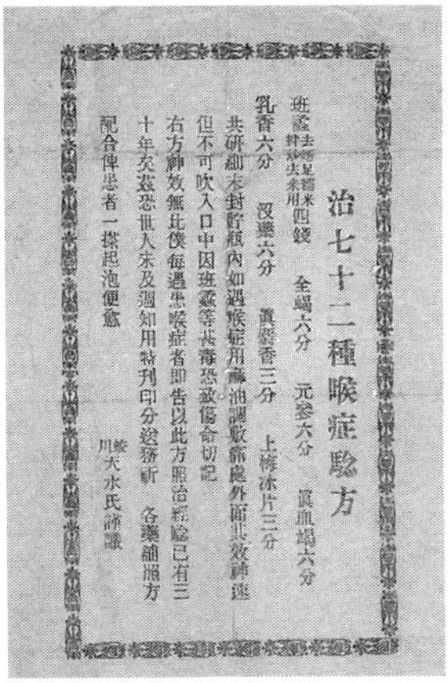
治七十二種喉症驗方
班蝥去頭足糯米拌炒去米用四錢　全蝎六分　元參六分　真血竭六分
乳香六分　沒藥六分　真麝香三分　上梅冰片三分
共研細末封貯瓶內如遇喉症用麻油調敷痛處外面其效神速
但不可吹入口中因班蝥等甚毒恐致傷命切記
右方神效無比僕每遇患喉症者即告以此方照治經驗已有三
十年矣茲恐世人未及週知用特刊印分送務祈　各藥舖照方
配合俾患者一揭起泡便愈
川大水氏謹識

◀ 图 12 《七十二种喉症验方》（机器纸，铅印，13.5 cm × 19 cm，藏于“景和斋”）

第四，宗教机构中医药文告：包括了庙宇、道观等宗教机构敬献的相关（佛医学、道教医学）治疗疾病的效方、验方的文书布告。

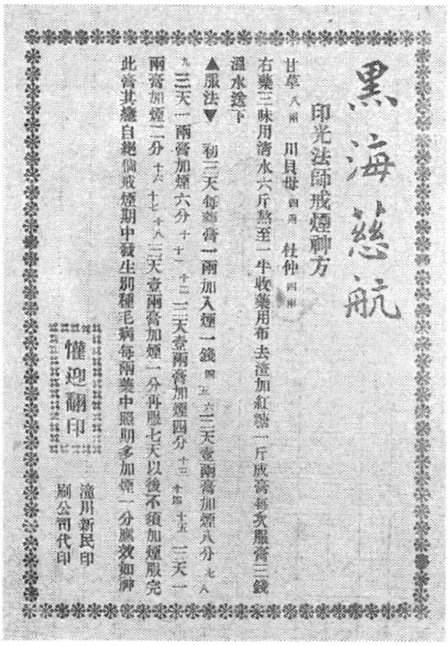
黑海慈航

印光法師戒煙神方

甘草八兩 川貝母四兩 杜仲四兩

右藥三味用滷水六斤熬至一半收藥用布去渣加紅糖一斤成膏每次服膏三錢溫水送下

▲服法▼ 初三天每斤膏一兩加入煙一錢 四 五 六三天壹兩膏加煙八分 七 八 九三天一兩膏加煙六分 十 十一 十二三天壹兩膏加煙四分 十三 十四 十五三天一兩膏加煙二分 十六 十七 十八三天壹兩膏加煙一分再服七天以後不須加煙服完此膏其癮自絕倘戒煙期中發生別種毛病每兩藥中照期多加煙一分應效如神

懽迎翻印

潼川新民印刷公司代印

◀ 图 13 《印光法师戒烟神方》(竹纸，铅印，24.8 cm×18 cm，藏于“景和斋”)

二、“中医药文告”的文献特色

（一）版式形式上的“单页成文”

古代中医药的校方多以典籍的形式进行流传，其是将诸多效方按照所治疗疾病的门类进行总结、成书、刻板、印刷。所以，其印刷的数量较小（一般印刷数量在 200—300 套）以及传播的速度较为缓慢。同时，这些效方的集合体的最终受众多为具有一定医学知识背景的群体，包括中医医生、具有中医药知识的知识分子群体、药堂从业人员、庙堂僧侣、道观道士等等。因此，这类书籍的传播速度与范围受到了一定的制约。

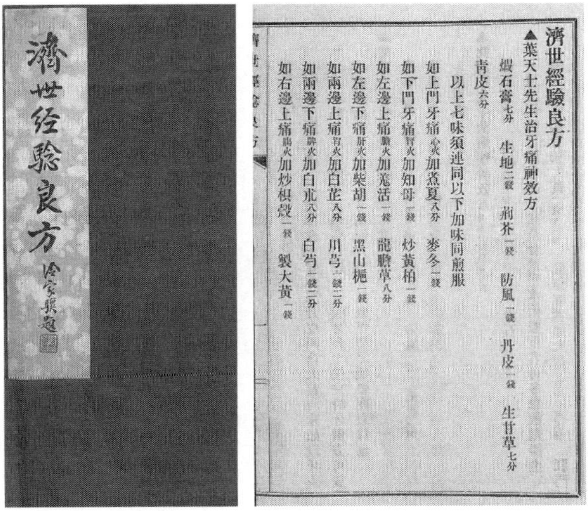

▲ 图 14　1933 年《济世经验良方》
（白绵纸，15.2 cm × 25.3 cm，藏于“景和斋”）

本书所介绍的“中医药文告”在明清时期则是以“单页成文”的形式进行传播，即将所需要传递的医疗与辅助文字以单页纸的形式进行刻板、印刷。其特点是医疗问题聚焦、传播速度快捷、传播方向更加精准，这也成为中医药文告可在社会各阶层传播与发挥重要社会功用的根源所在。

（二）制版印刷上的“灵活多变”

明清时期，中医药文告形式在制版上已脱离唐宋之际的碑刻形式，逐渐发展为以刻板印刷为主的传播形态。

其制版方式以木刻、石印、铅印为主要表现形式。在木刻制版中包含了活字印刷、制版木刻、套印等等，其形式灵活多变。

印刷用墨上有墨印本、朱印本、蓝印本等等。套印本中多以朱、墨套印为主。

在用纸上更加的丰富多彩，如白棉纸、竹纸、太史连纸、螺纹纸、宣纸以及近代的机器纸等等。

（三）内容文字上的“丰富多彩”

中医药文告的内容主体是以医疗文字，包括了疾病名称、症状、效方名称、组成（药物、剂量、单味药炮制方法）、煎煮方法、药物加减法以及调试方法等等可以使社会各阶层民众按方使用达到治疗疾病的目的。

同时，中医药文告还包含了对于效方源流的考证、民众的应用状态、效方使用过程中的改良方法以及呈献机构、时间等等信息，加强了内容上的可读性。并对方源及疗法的可信性加以描述，使得中医药文告不仅具有医疗属性，还具有了历史属性、地理属性等等各个方面的文献内容。

第四节　丝绸之路相关“中医药文告”解读

中医药文告的传播过程中体现了诸多文化信息，如汉字文化信息、印刷文化信息、中医药文化信息以及史地理文化信息等等，并包含了中医药在丝绸之路传播中衍生的文化信息。

一、丝绸之路相关“中医药文告”内涵解析

目前，国内外学者均针对不同丝绸之路相关史料进行了大量的研究，以修正与补充史学内容①。

① 李敏，梁永宣：《日本〈和韩医话〉所载笔谈医学史料之所见》，《中华中医药杂志》2016年第5期，第51—53页。

两千多年来丝绸之路兴盛，使得沿途地区与国家之间的医药交流与应用逐渐拓展，中医药也得到了发展和传播①，最终形成了中医药文化在丝绸之路沿线国家的交融汇通。研究团队发现，在清代以后“西学东渐”之风盛行，大量的西医学和民族医学通过丝绸之路进入了华夏大地②，但仍有大量的中医药文化传播至西域③。

然而，丝绸之路上的中医药向西域传播除了广泛的中药材流通外，也有大量的关于中医方药的文献的流传，其中之一即为“中医药文告”。由于中医药文告本身具有便于誊抄与携带的特点，所以其受众人群除了具有普适性的社会民众外，还包含了特殊人群，如军人、商旅、海员等。在丝绸之路分布地区出现的“中医药文告”，其版刻风格多为木板刻印，也有部分为石碑的拓本④。其内容方面多是针对时疫、痧症、金刃跌打损伤、骨断筋折等急性病防控设立的效验方剂。而地域方面涉及了丝绸之路途径的中国西北多个省市（包括陕西、甘肃、敦煌、云南等），甚至包括海上丝绸之路途径的泉州、福州、上

① 王棣：《宋代“海上丝绸之路”上的中药外传》，《中国中药杂志》1993 年第 10 期，第 634—637 页。常学辉，位磊：《丝绸之路与中医药学》，《中医药管理杂志》2015 年第 23 期，第 165—167 页。

② 孟昭勋，丁彬著：《丝路华夏医学辨析》，陕西人民出版社，2004 年，第 22 页。潘伯荣，刘文江，束成杰，张丹：《古丝绸之路对我国民族医药学的影响》，《中国野生植物资源》2016 年第 5 期，第 1—4 页。

③ 赵旭国，杨发鹏：《略论清代西北陆路丝绸之路兴盛中的民族文化交流》，《大理学院学报》2015 年第 11 期，第 14—18 页。

④ 王孝先著：《丝绸之路医药学交流研究》，新疆人民出版社，1994 年，第 12 页。

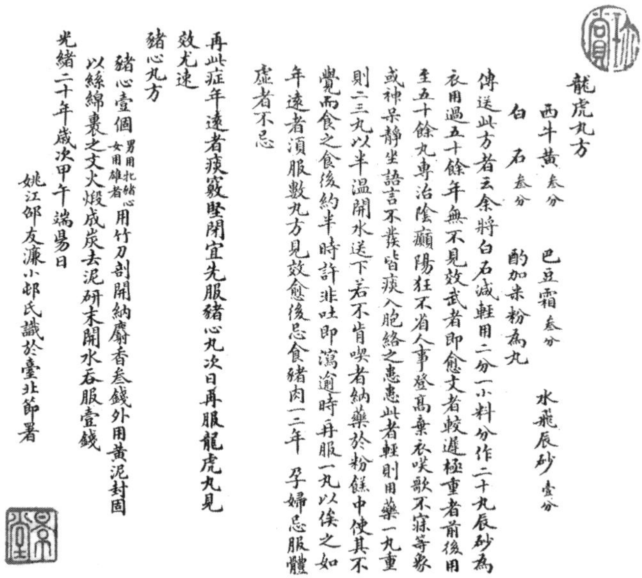

龍虎丸方

西牛黄叁分　巴豆霜叁分　水飛辰砂壹分

白石叁分　酌加米粉爲丸

傳送此方者云余將白石減輕用二分一小料分作二十丸辰砂爲

衣用過五十餘年無不見效武者即愈丈者較遲極重者前後用

至五十餘丸專治陰癲陽狂不省人事登高棄衣哭歌不寐等象

或神呆靜坐語言不裝皆痰入胞絡之患患此者輕則用藥一丸重

則二三丸以半温開水送下若不肯喫者納藥於粉餻中使其不

覺而食之食後約半時許非吐即瀉逾時再服一丸以俟之如

年遠者須服數丸方見效愈後忌食豬肉一二年　孕婦忌服體

虛者不忌

再此症年遠者痰竅堅閉宜先服豬心丸次日再服龍虎丸見

效尤速

豬心丸方

豬心壹個男用牝豬心女用雄者用竹刀剖開納麝香叁錢外用黃泥封固

以絲綿裹之文火煅成炭去泥研末開水吞服壹錢

光緒二十年歲次甲午端昜日

姚江邵友濂小邨氏識於臺北節署

▲ 图 15 《龙虎丸方、金匮侯氏黑散方、猪心丸方》图版（局部）
（太史连纸，石印，原图版：61 cm × 25 cm，藏于“景和斋”）

海、香港、台湾（如图 15）等地。

因此，中医药文告具有较大的功能服务作用，其应用与传播为民众以及流动性较强的商旅提供了地区性疾病和传染性疾病的防治方法，进而为古代丝绸之路的稳定发展提供了中医药的保障，并促使了中医药在欧亚大陆上有效迅速地传播。其不仅是丝绸之路中医药传播的重要形式之一，也见证了中医药在陆路、海上丝绸之路的传播与应用。然而，文告相关的历史背景还未被深入地解析，所以其相关的外延内容有待于进一步的挖掘与整理。

二、丝绸之路相关“中医药文告”研究思考

（一）中医药文告的社会角色

中医药是丝绸之路顺利进行的有力保障，但中医药在丝绸之路沿线传播的具体实物文献史料较少。然而，“中医药文告”是民间（大众实践经验）与医疗知识（医用经典文本）的互动关系的最活跃的联合体，也是考察丝绸之路中医药文化与技术传播最为鲜活的历史史料。同时，中医药疾病防控与规范化研究一直被认为是近现代“西学东渐”的产物，而中医药文告也成为清代已降特殊疾病（疫病、地区性疾病、急性病等）规范化防控方案的雏形。

（二）中医药文告的研究方法

目前，对于“中医药文告”的研究仍囿于文字考据、史料解读等方法，难以窥探其文化内涵之全部。因此，笔者将利用史实考证，历史比较分析、历史结构分析、历史环境分析等方法，通过本书对丝绸之路相关中医药文告进行还原与剖析，力求全面的展示丝绸之路相关中医药史实的原貌，并深入探究其历史学、医学、文献学的内涵。进而推动丝绸之路中医药文化建设，促进中医药文化在沿线国家传播与推广，促进沿线民众对中医药理论和医疗保健服务的了解与认同，“将中医药打造成中国在国际舞台的一张亮丽名片”，进而为国家、地区乃至丝路相关国家的疾病预防提供有效的中医药支持。

第三章

Chapter 3

大唐遗音：丝绸之路中医药传播的见证："经幢式医方碑"

印刷工艺并未在华夏大地形成极大传播趋势的时候，文字留存多以简帛形式展现于世人面前，对于一些重要的典籍或实用文书，则以刻石的形式加以传播。

历代刻写的各种经典中，以佛教经典的数量最多，刻写工程最为宏大。其他的文献形式也常常被刻成碑版，诸如医方、书目、字书、诗词、地图、天文图、礼仪图等等。早期文献碑的广泛传拓对印刷术的发明起到了一定的先导作用①。

晋唐时期医药典籍留存至今，见诸效验者多以碑刻形式流传广布，如《龙门药方碑》《千金宝要碑》《海上方碑》等医药名碑②，这些药方碑作为一种特殊而古老的"中医药文告"传播形式，以供当地居民或过往的商旅、军队传拓，并为地区性与常见性的突发公共卫生疾病提供和保留了完善的中医药防控

① 仲威著：《碑帖艺术》，湖南美术出版社，2008年，第11页。

② 陈红彦著：《金石碑拓善本掌故》，上海远东出版社，2017年，第64页。

措施[①]。目前，全国诸多省区（陕西省、河南省为多）发现的医方、医药相关碑刻，均已著录，但仍有散在的出土医方碑有待整理发掘。新近河南省三门峡市郊新发现的一通"经幢式医方碑"（拓本藏于"景和斋"），经过对碑文初步文字释读与源流考证，发现此碑碑文在丝绸之路上流传之端倪。

第一节 "经幢式医方碑"与古代丝绸之路

两千多年来丝绸之路兴盛，使得沿途地区与国家之间的医药交流与应用逐渐拓展，中医药也得到了发展和传播[②]。然而，丝绸之路上的中医药向西域传播除了广泛的中药材流通外，也有大量的关于中医方药文献的流传，其中之一即为"中医药文告"。由于中医药文告本身具有便于誊抄与携带的特点，所以其受众人群中除了具有普适性的社会民众外，还包含了特殊人群，如军民、商旅等。在丝绸之路分布地区出现的"中医药文告"，其版刻风格多为木板刻印，也有部分为石碑的拓本[③]，其内容方面多是针对时疫、痧症、金刃跌打损伤、骨断筋折等急性病防控设立的效验方剂。

---

① 马捷，李小林：《从一则"丝绸之路"中医药文告看中越医药文化交流》，《中医药文化》2018 年第 3 期，第 35—41 页。

② 王棣：《宋代"海上丝绸之路"上的中药外传》，《中国中药杂志》1993 年第 10 期，第 634—637 页。常学辉，位磊：《丝绸之路与中医药学》，《中医药管理杂志》2015 年第 10 期，第 165—167 页。

③ 王孝先著：《丝绸之路医药学交流研究》，新疆人民出版社，1994 年，第 12 页。

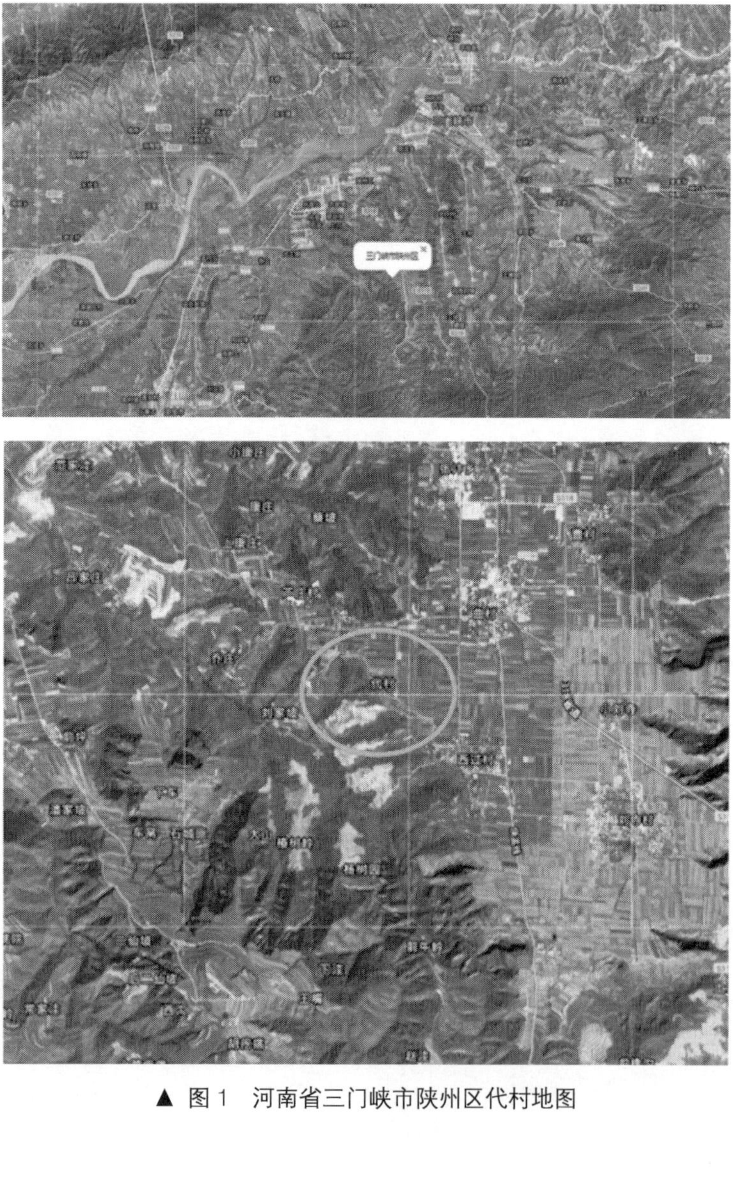

▲ 图 1 河南省三门峡市陕州区代村地图

《经幢式医方碑》出土的地点为河南省三门峡市陕州区代村。

三门峡自古为丝绸之路之要冲，地处古丝绸之路东端，联通长安与洛阳两京，在汉、唐时期成为军事、文化的"京畿大道"。

崤函称地险，襟带壮两京①。

同时，三门峡地区一直是唐代东西漕运的枢纽，"崤函古道"穿越其间，自古以来就是"水陆"之途②。因此，此处成为古代军民、商旅的流动之地，进而衍生出的多元素文化形态也深入到各个文化载体之中，"经幢式医方碑"的产生也切合了这一特殊的医疗人文社会现象，并成为丝绸之路地域文化交融的实证。

第二节 "经幢式医方碑"拓片形制考

一、《经幢式医方碑》拓片

历代涉医碑石多以独立碑体为主，以单面、双面或四面成文。多分为：碑额（或无③）、碑身、碑座三部分。其中，碑额多题以"碑文名称"④，碑身多记录相关医方及医药内容。

① 唐太宗李世民《入潼关》的诗句。崤函：即崤山又称崤谷，居函谷之东端。襟带：衣襟和腰带，比喻地形位置的环绕衔接。

② 李久昌：《崤函古道历史地理与文化内涵》，《三门峡职业技术学院学报》2008 年第 1 期，第 48—53 页。

③ 部分医方碑仅有碑身，以从右向左顺序依次行文，如《养气汤方》《换骨丹》《治小儿疲疾方》等。

④ 如《中国石刻医方精要》所收录的"孙真人进上唐太宗风药论""灵佑记""药王庙孙真人碑记"等。

此医方碑制作方式采用了罕见的经幢形式，碑体分为：碑顶、碑身、底座（已失）三部分。其中，碑顶分为四面，碑身分为八面。通体刻有文字（部分文字释读不清），均由竖行界栏隔开。

（一）碑顶（A碑）由四面单幅碑文组成，依据文字缀合顺序，排列序号：A碑-1、-2、-3、-4。碑顶墨拓部分最大高度为21.2 cm，最低高度为18.5 cm，每面宽46.5—52.3 cm（见图2，顺序展开面示意图）。每面碑顶由21—25列文字组成，全碑顶共计92列文字（见图3、4、5、6，碑顶拓本图版）。经顺序拼合后，碑顶文字形成完整语义，镌刻有祷祝文、兽医药方、医药方（可释读文字部分）。

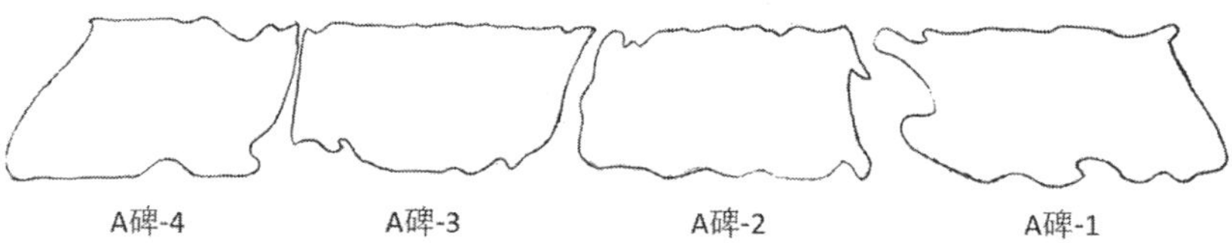

▲ 图2 《经幢式医方碑》碑顶拓本顺序展开示意图

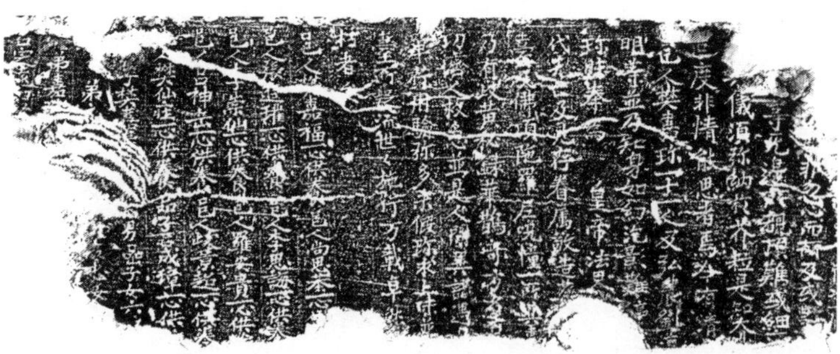

▲ 图3 《经幢式医方碑》图版（碑顶拓本A-1面）
（原件：51.6 cm × 20.2 cm，藏于“景和斋”）

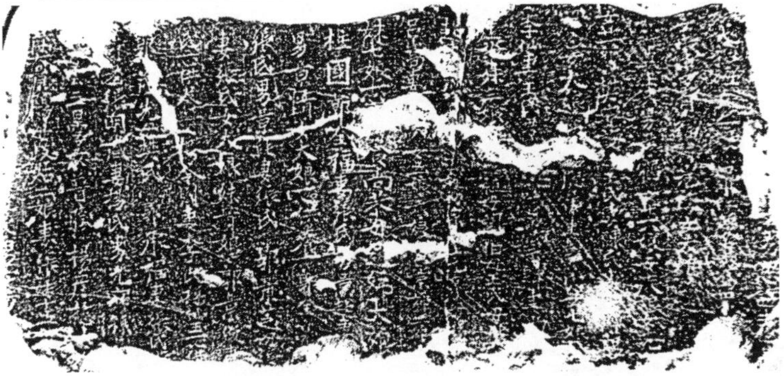

▲图 4 《经幢式医方碑》图版（碑顶拓本 A-2 面）
（原件：44.9 cm×21.0 cm，藏于"景和斋"）

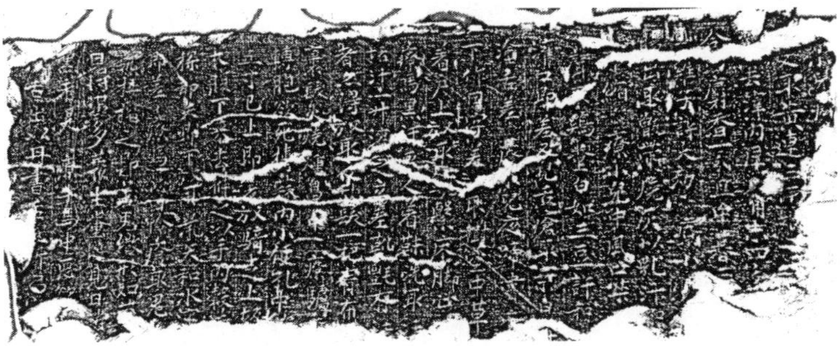

▲ 图 5 《经幢式医方碑》图版（碑顶拓本 A-3 面）
（原件：52.3 cm×21.1 cm，藏于"景和斋"）

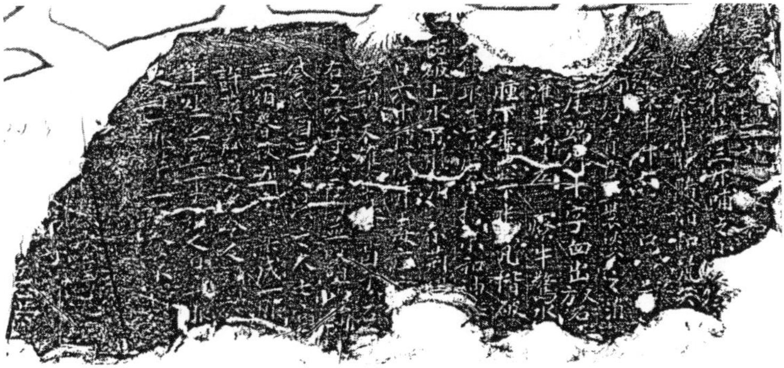

▲ 图 6 《经幢式医方碑》图版（碑顶拓本 A-4 面）
（原件：46.5 cm×21.2 cm，藏于"景和斋"）

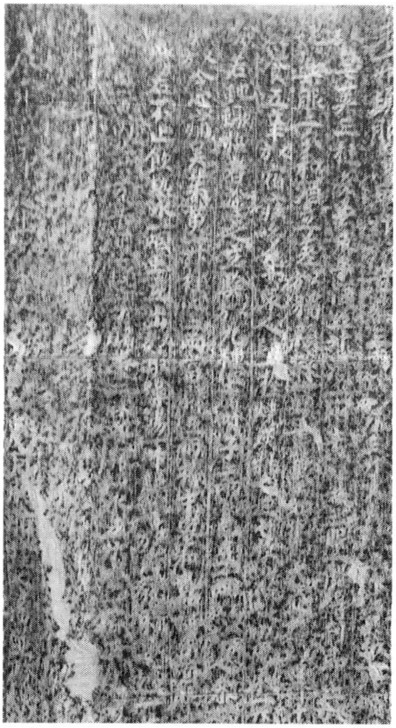

◀ 图 7 《经幢式医方碑》图版（碑身拓本局部）（原件：135 cm×156 cm，藏于“景和斋”）

（二）碑身（B 碑）为八面单幅碑文（序号：B 碑-1，-2，-3，-4，-5，-6，-7，-8）组成，完整碑身墨拓部分高 135 cm，每面宽 19.5 cm，展幅全长 156 cm。每面碑体由 10 列文字组成，全碑共计 80 列文字（见图 7，碑身拓本图版示例）。碑身镌刻有医药方及相关医学文字（可释读文字部分）。

二、谈《医方碑》与“经幢”体

经幢，源于古代的“旌幡”。经幢一般由幢顶、幢身和基座三部分组成，主体是幢身，刻有佛教密宗的咒文或经文、佛像等，多呈六角或八角形。中国刻制经幢始见于唐代永淳年间。所以，在佛教盛行的唐代，造幢之举，遍于朝野①。此建造经幢之风尚，于宋、辽时代更见盛行，但其后即渐衰退。

经幢镌刻经文之前一般有"序言"，并刻有撰"序"人、书人姓名、镌刻人姓名及镌刻时间等"题记"。同时，经幢正文主体一般为《尊胜陀罗尼经》经文。然而，本医方碑分为碑顶（四面）、碑身（八面）、底座（已失）三部分，与经幢形制相同。同时，留存的主体文字内容与经幢行文格式颇为相似（除佛教经文外），如碑顶文字包含了：

一、碑文"序言"②

代先亡及见存眷属敬造药⍁／

台及佛顶陁罗尼呪幢一所其□⍁／③

乃有岐黄秘录华鹊奇方□□⍁／

切济人救急并是人间异识遇□⍁／

二、碑文镌刻人姓名

邑人樊嘉福一心供养邑人尚思恭一心□⍁／

邑人张遊璀一心供养邑人李思诲一心供养／

三、碑文镌刻时间：

⍁岁次辛巳正／

① 杜伟生：《北图所藏经幢拓本》，《文献》1988年第3期，第210—216页。

② "序言"对此碑内容进行简介，文中并已明确写出"佛顶陀罗尼呪幢"一文。因此，可以佐证本碑形制为"经幢式"。

③ 可推测设立本碑的目的原为同族人依照身亡亲属遗愿，遂将《陁罗尼呪》与"急救效方"合刻成经幢形式，加以祭奠。

四、碑文主体，即医药方、兽医药方

疗马黑汗取人着鞣洗取活⧄／

括汁一升灌之立差靴毡有汗⧄／

者亦得又方取人□发一把青布⧄／

裹发火烧熏鼻中　疗驴⧄／

同时，从碑身残存的可释读文字分析，应均为医药方，与目前已发掘的医方碑主体文字排布形式相同。因此，通过对碑体镌刻的形制、文字内容推断，此“经幢式医方碑”应是“佛医交融”医疗人文现象的一种衍生形式。

第三节　“经幢式医方碑”文字释读

一、《经幢式医方碑》碑顶拓本释文

本碑因碑身部分长期浸入河流中，损蚀较为严重，文字磨灭。因此，本文将碑顶文字作为研究主体。录释文如下。

《经幢式医方碑》碑顶（A碑）录文

一面（A碑-1）：

1 ⧄□□斋（下缺）／

2 ⧄非忽心而□及或□⧄／

3 ⧄等旡边□覩顶难或细□⧄／

4 ⧄仪须弥纳于芥粒是知大□⧄／

5 □度非情能思者焉今有清⧄／

6 邑人樊嘉琢一十一人及弘农刘□／

7 明等并乃知身如幻泡影难□⧄／

8 琢财奉为　皇帝法界⧄／

9 代先亡及见存眷属敬造[药]▨／

10 台及佛顶陁罗尼呪幢一所[其]□▨／

11 乃有岐黄秘录华鹊奇方□□▨／

12 切济人救急并是人间异识遇□▨／

13 单行用验弥多未假珎求上[味]并／

14 台所□流世世施行万载卓然▨／

15 朽者[矣]/

16 邑人[樊]嘉福一心供养邑人尚思恭一心□▨／

17 邑人张遊[璀]一心供养邑人李思诲一心供[养]／

18 邑人李崇仙一心供养邑人罗安贵一心供▨／

19 邑人吕神岳一心供养邑人□景超一心供养／

20 [邑]人樊仙痓一心供养[品]子吕成璋一心供▨／

21 ▨子樊嘉/男缶子女六□▨／

22 ▨弟▨□[忠]女▨／

23 ▨弟嘉▨／

24 ▨□定[远]□▨／

一面：A碑-2

1 ▨思监□▨／

2 □□□海女□娘罗□庆妻□□／

3 ▨女大娘▨／

4 ▨王□男□福女十六娘女十八娘女十九／

5 女廿一□樊守诲□王氏□陈氏▨／

6 □□女大娘□□□□郭氏女七娘□／

7 李仙妻王氏男□□□弟崇辉妻尚□／

8 □□妹三娘□□祖母阎伯母王氏母□／

9 超□□□□□初宗□元亨母□／

10 吕嵩妻□女五娘六娘□景姊二娘／

11 妹七娘一心□养　尚恭母赵姊大娘／

12 柱国郭全福妻张氏[男]景超妻□／

13 男景情女大娘一心供养　郭全亮□／

14 张氏男景□妻张氏　郭景芝母[张]／

15 妻张氏女大娘妹贵娘郭景[俊]妻／

16 氏一心供养　杨令则妻李氏[孙]仙王一心供[养]／

17 郭茂先母樊氏郭承福妻张氏□／

18 □□张明藏妻杨氏男□□□□／

19 □云三昙女普□杨彦□□／

20 樊景阳母岐姑二娘妻张妹十五□／

21 ⧄氏男□方／

一面：A 碑 -3

1 ⧄小儿⧄／

2 ⧄又取黄连三[両]⧄／

3 ⧄去滓内犀[牛]角末四[分]⧄／

4 合□麝香一[分]且中[暮][三]／

5 □鸡方许大効　疗小⧄／

6 [肠]出取甑带烧灰以乳汁[和]⧄／

7 □□缩　疗小儿中风口噤⧄／

8 声[取]鸡[粪]白如三豆许和⧄／

9 灌口即差[又]儿舌疮取[桑]白□⧄／

10 涂舌差　疗小儿夜啼昼□⧄／

11 下作田[字]差□取树空中草⧄／

12 着户上又方① 取[镜]繫床脚□⧄／

13 疗马黑汗取人着鞯洗取[活]⧄／

14 [括]汁一升[灌]之立差靴毡[有][汗]⧄／

15 者亦得又方取人□[发]一把青布⧄／

16 裹[发]火烧[熏]鼻中　疗驴⧄／

17 转胞欲死捣蒜内小便孔中□⧄／

18 五寸已上即□又方骑走上坂⧄／

19 木腹下来去[推]之以手内谷□／⧄／

20 探却[矢]即下又方用鼠矢和水□⧄／

21 即差　疗马患□怜疮取鬼□⧄／

22 [热]挼揩之即差鬼伞形如□⧄／

23 [日]得[湿]多□生[粪]□见日□⧄／

24 [黑]者是　疗牛马中恶欲⧄／

25 ⧄舌出以丹书[舌]□□[作]□⧄／

一面：A 碑 -4

1 ⧄差又方□□盐一升□水和⧄／

2 ⧄[即]差又方捣蒜三升哺之小⧄／

3 ⧄恶　疗牛胀□□和鼠矢／⧄／

4 ⧄又方□半升□□口⧄／

5 ⧄□好青□裹啖之消⧄／

6 ⧄□尾端[作]十字[血]出又方石⧄／

7 ⧄灌半升差　疗牛惊水⧄／

8 ⧄肿下垂□下□□凡揩破⧄／

---

① 此处"又方"为双行小字，A 碑 -3 第 15 条、18 条、20 条，A 碑 -4 第 1 条、第 2 条、第 4 条、第 6 条"又方"同。

9 ⧄□取葶苈子[搗]末和油□⧄／

10 ⧄□破上水下肿□　小荆□⧄／

11 ⧄[百]六十种风并毒□⧄／

12 ⧄乌头天雄□茴子石⧄／

13 右五味等分□□并㕮咀[以]□⧄／

14 袋盛[酒]三升□之人□□⧄／

15 三宿春秋五□药成一服⧄／

16 许药若[过][多]令人[头]□⧄／

17 上坐[之]无事□人日[再]服⧄／

18 人日一服□三□[食]不[得]□□⧄／

19 无文字／

20 无文字／

21 ⧄岁次辛巳[正]／

22 ⧄邓、郭⧄／

23 ⧄一心供[养]⧄／

注：1. 无法辨认缺字数量，标明“⧄”。
2. 可辨认缺字数量，标明“□”。
3. 字体模糊，上下文推测字，标明“[疑字]”。
4. 每列以“／”结尾。

二、《经幢式医方碑》文字字形初考

《经幢式医方碑》拓本文字，可见大量俗体字与避讳字，据此可以初步推测此碑镌刻时代。

（一）碑文“俗体字”考

碑身主体文字中存在着大量具有时代特征的俗体字。此现象也多在《龙门洞药方碑》等碑刻中出现。如本碑中所刻之“灰”（碑顶）、“粪”（碑顶）、“盐”（碑身）、“热”（碑身）等字，字形与《干禄字书》①相似，应为唐人惯用之俗字字体。但书写笔法非颜体字方正茂密，雄强圆厚的特点，而有魏碑“朴拙险峻，舒畅流丽”风貌。同时，此碑碑文字体錾刻形式与《龙门洞药方碑》相近。因此，推测本碑的镌刻时间可圈定在唐代初期范围之内。

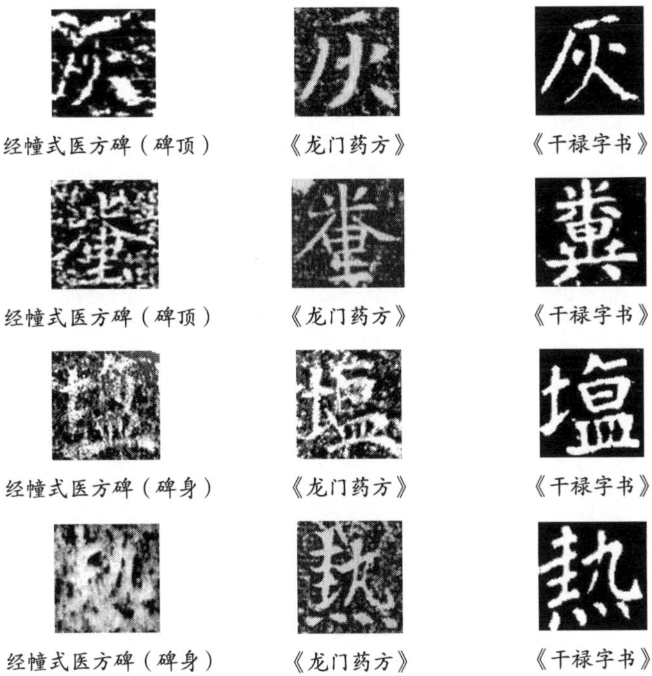

▲ 图 8 《经幢式医方碑》拓本文字字体对比图

① 颜元孙著，施安昌编辑：《颜真卿书·干禄字书》，紫禁城出版社，1990 年，第 37 页。

（二）碑文“避讳字”考

在碑文字形的研究过程中，笔者也发现了本碑避讳文字的应用。同时，还存在着碑身与碑顶文字镌刻字形的差异，如“叶”字的写法差异。

在碑顶处，“叶”字书写为“”，而在碑身处则写为“”。从字形考察，碑顶“世”字疑为“缺笔”避讳，陈垣先生考证唐碑与史料时发现唐太宗贞观时期有未讳或讳而缺字者较多，并提出：

避讳缺笔之例始于唐……仪凤二年李绩碑，本名世绩，因避讳但名绩。而王世充世字特缺中一笔，未去世字……避讳缺笔，当起于唐高宗之世①。

同时，《旧唐书·太宗纪》载虽有“世民”不连续，可不避讳的诏令，但举世仍单字避讳，更佐证了贞观时期避讳的复杂现象。

己巳令曰：依礼，二名不偏讳。近代以来，两字兼避，废阙已多。率意而行，有违经典。其官号人名及公私文籍，有世民两字不连续者，并不须讳②。

碑顶文字记载“岁次辛巳”，“辛巳”年在唐高祖时期武德四年（公元621年）、唐高宗时期永隆二年（公元681年）。故笔者初步推断碑顶为唐高宗初期开雕至681年镌刻完成。

① 陈垣著：《史讳举例》，上海书店出版社，1997年，第107页。

② ［后晋］刘昫编撰：《二十五史·旧唐书·太宗纪》，上海古籍出版社，1986年，第3488页。

然而，碑身"世"字则明确避讳为"云"，即"叶"字的"世"避讳为"云"字，这种写法见于宋代张世南之说。

"世"字因唐太宗讳世民，故近"牒"、"叶"、"弃"，皆去"世"而从"云"①。

另据王家葵先生②研究所得，《旧唐书·高宗纪》始载明确避讳：

十二月乙卯，还洛阳宫。庚午，改昏、叶宫③。

因此，碑身可能为唐高宗显庆二年（657 年）之后所刻。然而中国刻制经幢目前史料始见于唐代永淳年间（公元 682—683 年），与碑顶镌刻完成时间基本吻合。所以，推测碑身镌刻应始于初唐时期（公元 681 年之后），但完成时间的下限需依据更加翔实的数据才可确定时间。

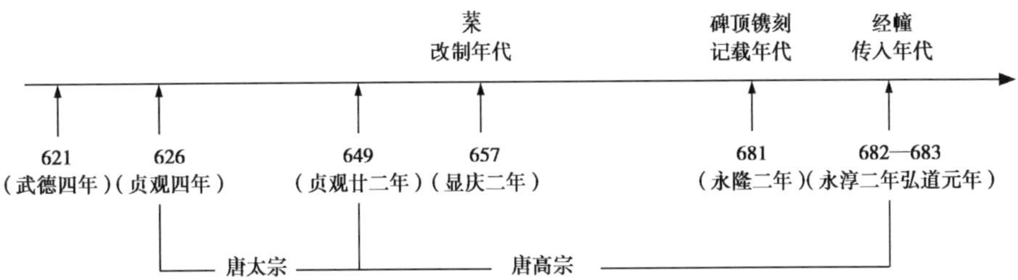

▲ 图 9 《经幢式医方碑》镌刻年代推断图

① 张世南著：《游宦纪闻》，中华书局，1982 年，第 77 页。

② 王家葵著：《玉吅读碑》，四川文艺出版社，2016 年，第 340 页。

③ ［后晋］刘昫编撰：《二十五史·旧唐书·高宗纪》，上海古籍出版社，1986 年，第 3493 页。

第四节　“经幢式医方碑”与丝绸之路药方遗存

一、碑顶文字引著书目考

目前，经比对碑顶碑文与多部晋唐方书（《肘后方》《小品方》《集验方》《龙门方》《千金方》《千金翼方》《千金宝要》《外台秘要方》《医心方》《覆载万安方》）存在着一致或相似条文。研究发现，其条文多出现在《肘后备急方》《外台秘要方》《医心方》所引用方书的药方。其中，引用最多者为《备急方》①《肘后方》《龙门方》②三书，其次为《小品方》《集验方》以及《救急方》三书。（见表1）

纵观碑顶碑文引用之条文，多出自晋、唐方书，符合初唐时期集成效方的书写形式，但又有别于《外台秘要方》《医心方》等方书。初步推断：**1. 碑顶文字非抄录于《医心方》**。《日本访书志》著录《医心方》并转载安政本《医心方》序③，此为中国目前所见关于《医心方》的最早记载。故此碑文非清代所刻录，因而《医心方》非本碑底本。**2. 碑顶文字非抄录于《外台秘要方》**。方目五：“疗小儿夜啼昼□▨／下作

① 高文铸先生在《外台秘要方》校注中考辨《备急方》一书非《旧唐志》载陶弘景《补肘后救卒备急方》与《新唐志》载张文仲《随身备急方》，而为《太平御览》中所提到的王方庆所撰《随身左右百发百中备急方》。

② 高文铸先生在《医心方》校注一书中提出，《医心方》引用《龙门方》65处，通过避讳字、方源等方向判断此《龙门方》并非“龙门洞石刻药方”。

③ 谢承仁编著：《杨守敬集》，湖北人民出版社，1988年，第243页。

表 1 《经幢式医方碑》与唐代时期医方著作文字内容对照表

《经幢式医方碑》碑顶碑文	《肘后备急方》	《外台秘要方》	《医心方》
▨小儿▨/▨又取黄连三两▨/▨去滓内犀牛角末四分▨/合□麝香一分且中暮 三/□鸡方许大效（**A 碑 -3，第 1、2、3、4、5 条**）	现存版本无。	现存版本无。	现存版本无。
疗小▨/[肠]出取甑带烧灰以乳汁[和]▨/□□缩（**A 碑 -3，第 5、6、7 条**）	现存版本无。	**救急** 疗小儿大便讫，血出方。……又方：烧甑带灰，涂乳上与饮之瘥。（**千金同**）（**外台秘要方 · 小儿大便有血方三首**）	现存版本无。
疗小儿中风口噤▨/声[取]鸡[粪]白如三豆许和▨/（**A 碑 -3，第 7、8 条**）	口噤……**肘后** 鸡屎白如大豆三枚末水饮之（**幼幼新书 卷十三 胎风中风凡十门 中风口噤第 5**）	现存版本无。	现存版本无。
[又]儿舌疮取[桑]白□▨/涂舌差（**A 碑 -3，第 9、10 条**）	现存版本无。	**小品** 疗小儿唇肿及口赤生白疮烂方。清旦研桑白皮取汁以涂儿唇口即差。（**外台秘要方 · 小儿舌上疮唇肿方五首**）	**小品方** 又方 清旦起，研桑木令白汁出，涂乳以饮儿。高文铸先生按：《龙门方》涂舌。（**医心方 · 治小儿舌上疮方第 52**）
疗小儿夜啼昼□▨/下作田[字]差（**A 碑 -3，第 10、11 条**）	现存版本无。	现存版本无。	**龙门方** 又方 书脐上作田字，瘥。（**医心方 · 治小儿夜啼方第 92**）

（续表）

《经幢式医方碑》碑顶碑文	《肘后备急方》	《外台秘要方》	《医心方》
□取树空中草⧄/着户上（**A 碑-3，第 11、12 条**）	现存版本无。	现存版本无。	**集验**　治小儿夜啼方，取空井中草悬户上，勿令母知。（**医心方·治小儿夜啼方第 92**）
又方取镜繫床脚□⧄/（**A 碑-3，第 12 条**）	现存版本无。	现存版本无。	**龙门方**　取镜系床脚即止。（**医心方·治小儿夜啼方第 92**）
疗马黑汗取人着鞯洗取活⧄/括汁一升灌之立差（**A 碑-3，第 13、14 条**）	现存版本无。	现存版本无。	治马黑汗方，或卧起汗流如珠肉急者是黑汗，淡死咸生，以人脚下汗鞯袜以水二升煎灌之差。（**武备志卷一百四十六军资乘马**）
又方取人□发一把青布⧄/裹发火烧熏鼻中（**A 碑-3，第 15、16 条**）	现存版本无。	现存版本无。	现存版本无。
疗驴⧄/转胞欲死捣蒜内小便孔中□⧄/五寸已上即□（**A 碑-3，第 16、17、18 条**）	驴马胞转欲死，捣蒜，内小便孔中，深五寸，立瘥。（**治牛马六畜水谷疫疠诸病方第 73**）	**备急**　又疗马驴胞转欲死方，捣蒜，内小便孔中，深五寸，立瘥。（**外台秘要方·卷四十　虫兽伤触人及六畜疾三十二门**）	现存版本无。
又方骑走上坂⧄/木腹下来去推之以手内穀□⧄/探却矢即下（**A 碑-3，第 18、19、20 条**）	又方，骑马走上阪。用木腹下来去擦，以手纳大孔，探却粪，大效。（**治牛马六畜水谷疫疠诸病方第 73**）	**备急**　又方，骑走上坡，用木腹下来去捺，以手内大孔中，探却粪，大效。（**外台秘要方·卷四十　虫兽伤触人及六畜疾三十二门**）	现存版本无。

（续表）

《经幢式医方碑》碑顶碑文	《肘后备急方》	《外台秘要方》	《医心方》
又方用鼠矢和水□⧄/即差（A碑-3，第20、21条）	现存版本无。	现存版本无。	现存版本无。
疗马患□怜疮取鬼□⧄/热捼揩之即差鬼伞形如□⧄/日得湿多□生粪□见日□⧄/黑者是（A碑-3，第21、22、23、24条）	现存版本无。	**备急** 又疗马患月怜方，取鬼微热捼揩之，立瘥，鬼微如地菌，夏月得湿，多聚生粪中，见日消黑者是。**（外台秘要方·卷四十　虫兽伤触人及六畜疾三十二门）**	现存版本无。
疗牛马中恶欲⧄/⧄舌出以丹书舌□□作□⧄/⧄差又方□□盐一升□水和⧄/⧄即差……/⧄恶（A碑-3，第24、25条；A碑-4，第1、2、3条）	现存版本无。	现存版本无。	现存版本无。
又方捣蒜三升哺之小⧄/（A碑-4，第2条）	现存版本无。	**备急** 又方，捣蒜三升哺之，小马分半。**（卷四十　虫兽伤触人及六畜疾三十二门）**	现存版本无。
3疗牛胀□□和鼠矢⧄/4⧄又方□半升□□□⧄/5⧄□好青□裹啖之消⧄/6⧄□尾端作十字四出又方石⧄/7⧄灌半升差（A碑-4，第3、4、5、6、7条）	现存版本无。	现存版本无。	现存版本无。

（续表）

《经幢式医方碑》碑顶碑文	《肘后备急方》	《外台秘要方》	《医心方》
7 疗牛惊水▨／8▨肿下垂□下□□凡楷破▨／9▨□取葶苈子[擣]末和油□▨／10▨ □破上水下肿□　小荆□▨／（A 碑-4，第 7、8、9、10 条）	现存版本无。	现存版本无。	现存版本无。
▨ [百]六十种风并毒□▨／▨乌头天雄□茴子石▨／右五味等分□□并㕮咀[以] □▨／袋盛[酒]三升□之人□□▨／三宿春秋五□药成一服▨／许药若[过] [多]令人[头]□▨／上坐[之]无事□人日[再]服▨／人日一服□三□[食]不[得]□□▨／（A 碑-4，第 11、12、13、14、15、16、17、18 条）①	现存版本无。	现存版本无。	现存版本无。

注：1.《肘后备急方·治牛马六畜水谷疫疠诸病方第 73》文字内容非“杨用道附方”。
　　2. 被引书目以“字体加深”“字体底线”以示区别。

① 碑文文字与《千金要方·卷第八·诸风第二》所载“常山太守马灌酒　除风气……悉主之方”相似，不记入表格。原文为：“天雄（二两，生用）商陆根　踯躅　蜀椒（各一两）乌头（一枚大者）附子（五枚）桂心　白蔹　茴芋　干姜（各一两）上十味㕮咀，以绢袋盛，酒三斗渍，春夏五日，秋冬七日，去滓。初服半合，稍加至两三合。擣滓为散，酒服方寸匕，日三，以知为度。夏日恐酒酸，以油单覆之下井中近水，令不酸也。”

曰字差□取树空中草▨／着户上又方取镜繋床脚□▨／"（A碑-3，第10、11、12条）所引三方分别出自不同方书，非与《医心方》中引用位置相同。从碑文顺序发现，碑文书写的意图是从第一方的"直接疗法"（人）逐渐进入第二、三方的"间接疗法"（物）之规律，所以绝非集成抄录而为的书籍，与引文最多之《外台秘要方》书写形制有别。因此，可以推断此碑文刻版前必有一完整底本或为一本完整医药方书。

二、碑顶文字内容考

《经幢式医方碑》碑顶碑文有12种病目药方组。按病类分为：小儿（5条）与牛马（7条）治疗方药。碑顶碑文引用书目依次为《龙门方》《备急方》《肘后方》以及《小品方》《集验方》《救急方》（见表2）。同时，《小品方》《集验方》《肘后方》《备急方》关系密切，可能存在相互征引的关系①。

按病种分类：小儿病多引用《肘后方》《龙门方》。六畜病类多引用《肘后方》《备急方》以及《千金方》等（见图9）。因此，碑顶文字内容与以上三书关系极为关切。同时，本碑抄录方药来源集中于公元600年至680年间，与上文推断刻碑时间相吻合。

① 李洪雷：《〈外台秘要方〉文献研究与数字化探讨》，硕士学位论文，山东中医药大学，2004年，第16—20页。

表 2 《经幢式医方碑》碑顶 12 种疾病药方与唐代时期医方著作引用关系对照表

<table>
<tr><th>方药门类</th><th>碑顶疾病方药方目</th><th>引用著作</th><th>辑录著作</th></tr>
<tr><td rowspan="9">小儿病科</td><td>疾病一</td><td>现存方书无</td><td>现存方书无</td></tr>
<tr><td>疾病二</td><td>救急方</td><td>千金要方、
外台秘要方</td></tr>
<tr><td>疾病三</td><td>肘后备急方</td><td>幼幼新书</td></tr>
<tr><td rowspan="2">疾病四</td><td>小品方</td><td>外台秘要方、
医心方</td></tr>
<tr><td>龙门方</td><td>医心方</td></tr>
<tr><td>疾病五（方一）</td><td>龙门方</td><td rowspan="3">医心方</td></tr>
<tr><td>疾病五（方二）</td><td>集验方</td></tr>
<tr><td>疾病五（方三）</td><td>龙门方</td></tr>
<tr><td rowspan="10">六畜病科</td><td>六</td><td>现存方书无</td><td>武备志</td></tr>
<tr><td rowspan="2">疾病七（方一、二）</td><td>肘后备急方</td><td rowspan="2">外台秘要方</td></tr>
<tr><td>备急方</td></tr>
<tr><td>疾病七（方三）</td><td>现存方书无</td><td>现存方书无</td></tr>
<tr><td>疾病八</td><td>备急方</td><td>外台秘要方</td></tr>
<tr><td>疾病九（方一、二）</td><td>现存方书无</td><td>现存方书无</td></tr>
<tr><td>疾病九（方三）</td><td>备急方</td><td>外台秘要方</td></tr>
<tr><td>疾病十</td><td>现存方书无</td><td>现存方书无</td></tr>
<tr><td>疾病十一</td><td>现存方书无</td><td>现存方书无</td></tr>
<tr><td>疾病十二</td><td>千金要方、
千金翼方（类似）</td><td>现存方书无</td></tr>
</table>

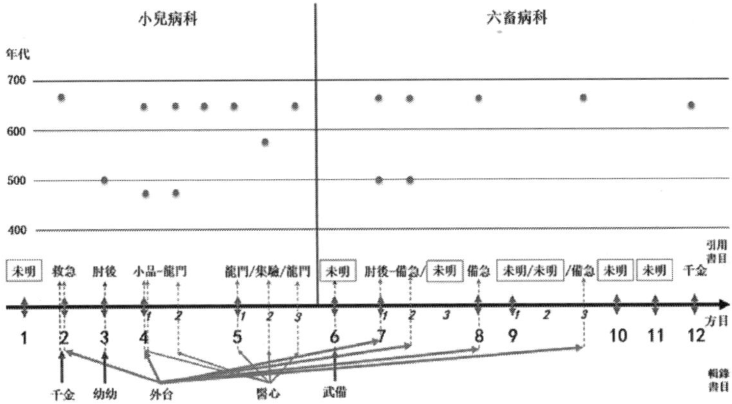

注：引用著作重合者，同一条下双标时间。

▲ 图 10 《经幢式医方碑》碑顶 12 种疾病药方引着分析图

三、碑顶文字与三部方书关系考

（一）碑顶文字与《肘后备急方》关系考

笔者释读《经幢式医方碑》A 碑 -3 文字发现"甑带"二字。甑，甗也。从瓦曾声。鬵，籀文甑从𩰲，子孕切（《说文》）。甑，一孔者，按甑之言蒸也，蒸饭之器也（《释名》）。清代钱绎《方言笺疏》言："甑，自关而东谓之甗，或谓之鬵，或谓之酢馏。"① "甑"自商周时期开始，成为重要的礼器（如见"周妇甗"），同时也成为一种常用的生活工具。

最早使用"甑"作为医疗功用，始见于《肘后备急方》，其功用有四：（1）"瓦甑"（外用敷面，遮盖器）；（2）"甑"进行（药物加热，蒸煮器）；（3）"甑目"（药物熏蒸器）；（4）"甑带"（索缚固定器）。

① 钱绎著：《方言笺疏》，上海古籍出版社，2017 年，第 276 页。

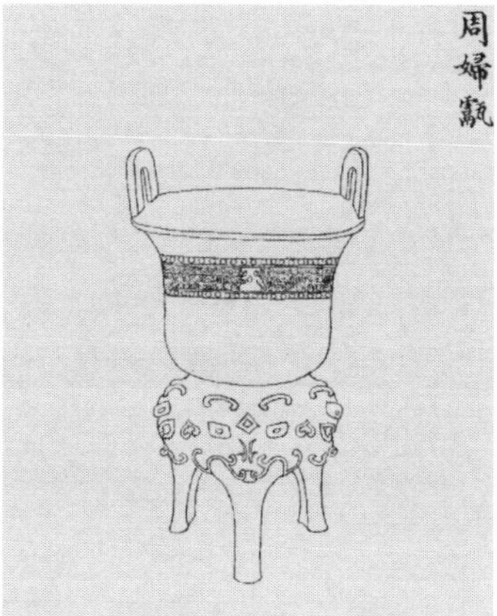

◀ 图 11 “周妇甗”临摹图 ①

本碑文中有“甑带”的记载。“甑带”，束甑的带。三国时期吴国陆玑在《毛诗草木鸟兽虫鱼疏》记载：“荻，今椰榆也。其叶如榆，其皮坚韧，剥之长数尺，可为絙索，又可为甑带。”“甑带”在医籍中出现，如《肘后备急方·治卒魇寐不寤方第五》：“……又方：以甑带左索缚其肘后，男左女右，用余稍急绞之，又以麻缚脚，乃诘问其故，约敕解之。”《肘后备急方·治卒发癫狂病方第十七》：“……又方：以甑带急合缚两手，火灸左右胁，握肘头文俱起，七壮，须臾，鬼语自道姓名，乞去，徐徐诘问，乃解手耳。”尚有描述皮损形态的记载，如《诸病源候论·疮病诸候》：“甑带疮者，绕腰生。此亦风湿搏血气所生，状如甑带，因以为名。又云：此疮绕腰匝。”但在本碑文可释读文字中，出现为“甑带烧灰”，其作为药物使用。据考证，“甑带”作为药物出现，始见于《备急千

① ［清］王杰等奉敕编：《西清续鉴甲编》卷十三，民国二年上海涵芬楼影印宁寿宫写本，第 30 页。

金要方》，用于治疗脐疮、便血、女子带下等疾患（见表3）。

表3 《千金要方》"甑带"药用一览表

著作名称	卷　目	原　文
千金要方	妇人方·赤白带下崩中漏下第二十	治五色带下方，……又方煮甑带汁服一杯良。
千金要方	小婴孺方·小儿杂病第九	治小儿脐中生疮方，烧甑带灰和膏敷之。
千金要方	小婴孺方·小儿杂病第九	治大便竟出血方，……又方烧甑带末傅乳头上令儿饮之。
千金要方	脾脏方·秘涩第六	治大小便不通方：……又方甑带煮取汁，和蒲黄方寸匕，日二服。
千金要方	消渴淋闭方·淋闭第二	治小便不通方："……又方水四升洗甑带取汁，煮葵子，取二升半，分二服。

但在《外台秘要·卷二十一·眯目方八首》记载"广济疗眯目甑带灰方　取少许甑带烧作灰，水服方寸匕，立出。（肘后同）。"① 此文所提及"肘后"应为晋代葛洪所著《肘后方》，实为其遗文②，尚志钧先生也将此条目补辑入《肘后备

① 王焘著，小曽户洋编辑：《东洋医学善本丛书·外台秘要方》，オリエソト出版社，1981年，第407页。

② 据范行准先生《全汉三国六朝唐宋方书辑稿·广济方》（李隆基撰，范行准辑佚，梁俊整理，中国中医药出版社，2019年，第184页）载"广济疗眯目甑带灰方"中"广济"为《广济方》（唐玄宗李隆基撰，开元十一年成书），此条为《广济方》遗文。但此条末端，注明"肘后同"，可推断"疗眯目甑带灰方"应为《广济方》摘录《肘后备急方》的条文，后被《外台秘要》引用，并注明"肘后同"。所以，"疗眯目甑带灰方"实为《肘后备急方》《广济方》两书遗文，最早出现于《肘后备急方》。

急方·治耳卒为百虫及目为杂物所入方第七十一》中[1]。所以“甑带烧灰”入药的记载将始于《肘后备急方》。因此，《肘后备急方》中所载“甑”的医疗功用尚有第五种，即“甑带烧灰”（药用）。

同时，笔者将碑顶碑文与《肘后备急方》（明万历二年剑江李栻刻本）[2]、《外台秘要方》（日本静嘉堂文库藏宋本）原文进行比对，研究发现：三者均有治疗牛马方的记载，《经幢式医方碑》记载于A碑-3、A碑-4。《肘后备急方》记载于“下卷·治牛马六畜水谷疫疠诸病方第七十三”，《外台秘要方》记载于“卷四十虫兽伤触人及六畜疾三十二门”。其中，“疗驴马转胞欲死方”两条碑文，与两书文字相似；“疗马患月怜疮方”与“又方捣蒜三升哺之”碑文与《外台秘要方》文字相似（见表1）。然而，通过碑文中“甑带烧灰”用法，以及相关条文可初步推断，碑顶碑文内容源于《肘后备急方》的唐朝传写本。原因有五：

1. 从“疗驴马转胞欲死方”发现，碑文与《肘后备急方》均按“疗驴马”顺序行文，而《外台秘要方》的顺序倒置为“马驴”。虽然，三者在文字内容几乎相似，但是仍有文字顺序差异，碑文与《肘后方》更为接近。

2. “阪”：碑文与《肘后备急方》同，《外台秘要方》改为“坡”。阪，府远切，上阮非（《广韵》）。坡阪也（《玉篇·土

① 葛洪著，陶弘景增补，尚志钧辑校：《补辑肘后方》，安徽科学技术出版社，1983年，第273页。

② 葛洪著，小曾户洋编辑：《东洋医学善本丛书·肘后备急方》，オリエソト出版社，1981年，第614页。

部》)。坡，阪也。从土，皮声(《说文·土部》)。在唐释慧琳撰《一切经音义》中载"峻坡为阪"，"坡，阪也"，可见二者在唐代之前文字意义相近。因而出现了《外台秘要方》的改变。但从传抄解读分析，碑文传抄母本应为《肘后方》。

3. 碑文为"木腹下来去推之"，《外台秘要方》为"木腹下来去捺"。《肘后备急方》为"木腹下来去擦"，据碑文"推之"含义推敲，此动作确与"擦"类似，而《外台秘要方》中"捺"字意为"手按"(《广韵·曷部》)或"捏也"(《一切经音义》)。因而与碑文、《肘后方》有一定的差异，疑为传抄衍文。而"擦"字出现较晚，应为杨用道据《肘后方》传写本改之。沈澍农先生也提出了《肘后备急方》这两条"阪""擦"与《外台秘要方》文字的差异①。

4.《外台秘要方》载"又疗马患月怜方"，单以"月怜"难解语意，而碑文"疗马患□怜疮"则文意明确。

5.《外台秘要方》载"又方，捣蒜三升哺之，小马分半。"为"马驴胞转欲死方"的附方，而碑文中"又方捣蒜三升哺之小□／"是为"疗牛马中恶欲□／"的附方，两条文字虽相似，但出处不同。因而，据上述论点推断，碑文非抄录于《外台秘要方》，表2中第3、4条文字，碑文虽与《外台秘要方》相似，《肘后方》未见此文，但这两条从文字语意与文辞顺序分析，疑为《外台秘要方》引用《肘后备急方》的原文，而《外台秘要方》未明确出处所致。

① 葛洪著，陶弘景补阙，杨用道附广，沈澍农校注：《肘后备急方校注》，人民卫生出版社，2020年，第306页。

（二）碑顶文字与《龙门方》《备急方》关系考

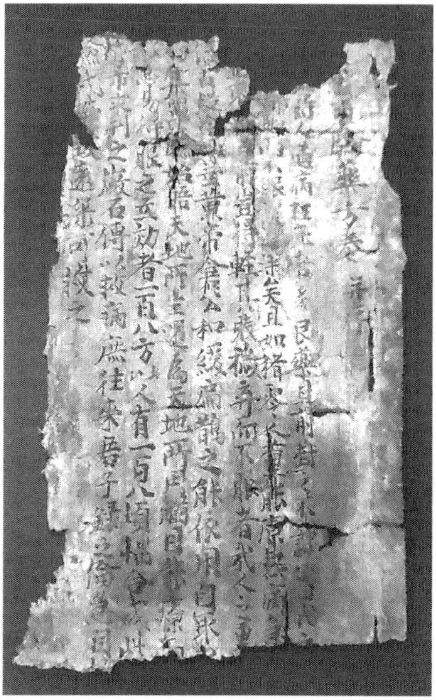

▲ 图 12 《备急单验药方》残卷（S.9987）图③

首先，碑顶碑文第一部分“小儿方”，多引自《医心方》转引的《龙门方》。经张瑞贤先生考证《医心方》中的《龙门方》应为英藏敦煌残卷 S.9987 所记载的《备急单验药方》①的传抄本，《备急单验药方》在流传的过程中目前发现分为敦煌写本、石刻本（龙门药方洞）以及传至日本的《龙门八百方》与《龙门方》。由此，尚可推断本碑碑顶文字可能为《备急单验药方》祖本的石刻传本之一，因 S.9987 残卷载该书的序文中提到“求刊之岩石，传以救病，庶往来君子录之备急用□▨验，代劳致远，深可救之。”②本碑形制与序言相符。

其次，碑顶碑文第二部分“六畜方”，多引自《外台秘要

① 张瑞贤，王滨生，李国坤，李禾，先静：《关于〈医心方〉所引〈龙门方〉的考证》，《天津中医学院学报》1999 年第 2 期，第 43—44 页。

② 马继兴，王淑民，陶广正，樊飞伦辑校：《敦煌医药文献辑校》，江苏古籍出版社，1998 年，第 258 页。

③ 马继兴：《中国出土古医书考释与研究》（中卷），上海科学技术出版社，2015 年，第 109 页。

方》转引的《备急方》，前文引述高文铸先生的论断《备急方》非张文仲之书，而为《随身左右百发百中备急方》。依据对《外台秘要方》《医心方》文本研究发现，《外台秘要方》引用方书中未见《龙门方》，而《医心方》仅引《备急方》一处（卷六，第三："《备急方》治心痛方"）。因此，二书均未同时引用《龙门方》与《备急方》，初可推论二者同为一书。同时，A碑-3，第21、22、23、24条碑文记录的"疗马患□怜疮取鬼□▨／热挼揩之即差鬼伞形如□▨／日得湿多□生粪□见日□▨／黑者是"，与《外台秘要方·卷四十　虫兽伤触人及六畜疾三十二门》"备急又疗马患月怜方，取鬼微热挼揩之，立瘥，鬼微如地菌，夏月得湿，多聚生粪中，见日消黑者是。"相近，而且此方在《龙门药方》"C造像记下方"中也有相似条文。《龙门药方》与《龙门方》均源自《备急单验药方》，故推断《外台秘要方》所引《备急方》可能为《龙门方》之祖本《备急单验药方》。

疗疔疮方……又方鬼伞形如地菌，多／丛生粪堆，见日消黑着取出，大良／①

同时，碑顶文字首先提出了刻载药方的目的是将"效验""简单""实用"的救急验方普惠于世。

乃有岐黄秘录华鹊奇方□□▨／切济人救急并是人间异识遇□▨／单行用验弥多未假珎求上味并／台所□流世世施行万载卓然▨／朽者矣／

此与《备急单验药方》刊行的初衷相类。S.9987残卷载

① 张瑞贤著：《龙门药方释疑》，河南医科大学出版社，1999年，第4页。

療馬患□憐瘡取鬼□／／熱挼揩之即差鬼繖形如□／／日得濕多□生糞□見日□／／黑者是

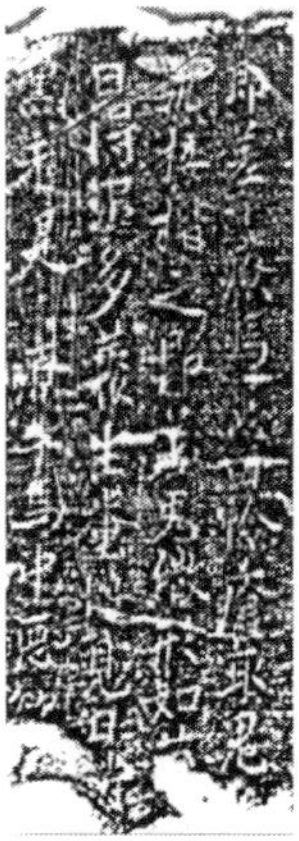

医方 A 碑-3
第 21、22、23、24 条

（備急）又療馬患月憐方，取鬼微熱挼揩之，立瘥，鬼微如地菌，夏月得濕，多聚生糞中，見日消黑者是。

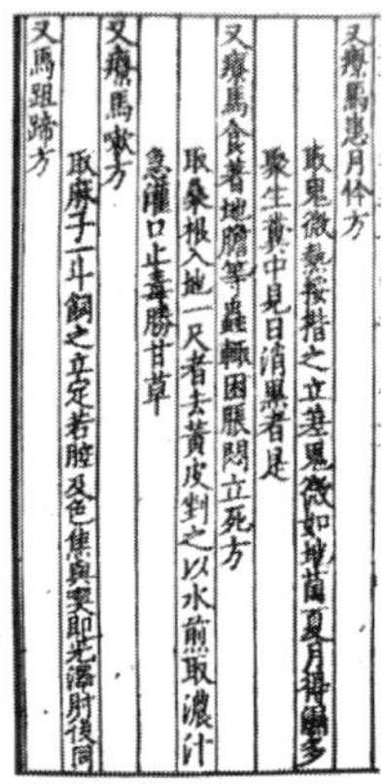

又療馬患月伶方
取鬼微熱挼揩之立差鬼微如地菌夏月得濕多
聚生糞中見日消黑者是
又療馬食著地膽等蟲輒困脹悶立死方
取桑根入地一尺者去黃皮剉之以水煎取濃汁
急灌口止毒勝甘草
又療馬嗽方
取麻子一斗飼之立定若膜及色焦與粟即光澤肘後同
又馬蛆蹄方

《外台秘要方》
卷四十虫兽伤人触人及六畜疾三十二门

療疔瘡方……又方鬼傘形如地菌，多／叢生糞堆，見日消黑者取燒作灰……

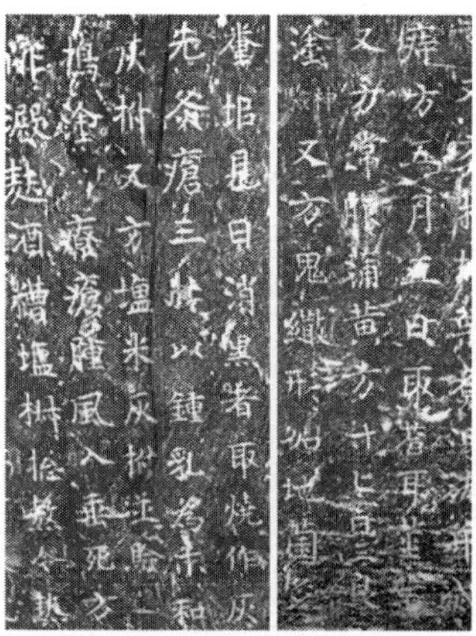

《龙门药方》“C 造像记下方”

▲ 图 13 《医方碑》《龙门药方碑》《外台秘要方》文献对照图

《备急单验药方》的序文中提到了刊行着名医家简单、效验方剂的初衷。虽然二者文辞不同，但是在行文中却体现统一的主旨。故而，二者可能源为同一传本。

▨时人遇病枉死者多，良药目前，对之不识。葛氏之▨／▨鄙耻而不服说之深矣。且如猪零（苓）人粪能疗热病，急▨／▨止，取对目前，岂得轻其贱秽，弃而不服者哉？人之重▨／▨信古疑今，如幸黄帝、仓公、和、缓、扁鹊之能，依用自取▨／▨鸠集单验，始晤（悟）天地所生，还为天地所用，触目能疗而▨／▨救急易得得、服之立效者一百八方。①

因此，根据上述文字引用状况以及刊行方药的目的，进而推断本碑碑顶部分文字，可能为《备急单验药方》石刻传本之一。

第五节 古丝绸之路"中医药文告"之发端

碑刻医方是中医效验方剂的一种特殊流传形式，由于将医学文字镌刻于石碑之上，历经年代变迁，石碑风化后文字较难辨识。但探寻只字词组留存的时代印迹，也为后人判读其刻录年代与流传谱系提供了线索。

笔者依据碑刻形制、出土地域、文字特征与内容四个方面进行考察，初步推断：

一、本碑初步推断为唐代医方碑。碑顶镌刻时间始于初唐

① 马继兴，王淑民，陶广正，樊飞伦辑校：《敦煌医药文献辑校》，江苏古籍出版社，1998 年，第 258 页。

时期（公元681年之后），碑身镌刻年代晚于碑顶，疑为永淳年间始雕。同时，碑顶、碑身非一人所刻。

二、《经幢式医方碑》碑顶文字与《肘后备急方》内容有同源性，可推断其为《肘后备急方》唐朝传写本之一。然而碑文内容为《肘后备急方》葛洪原本内容，碑文传承于《肘后备急方》葛洪原本、《肘后备急方》陶弘景整理本，需要进一步判断与分析。同时，《经幢式医方碑》碑文仍存“疗牛病药方”。因此，可以为补充《肘后备急方》药方内容提供参考。

三、《经幢式医方碑》碑顶文字与《龙门方》《备急方》内容有同源性，并根据小儿方、六畜方的引用特点，以及《龙门方》与《备急单验药方》流传关系，推断碑顶文字可能为《备急单验方》石刻传本之一，进而为《备急单验药方》的传递关系与文字辑校提供线索。

四、全碑形制特征与文字内容体现了唐代多元文化交汇与“佛医交融”的医疗人文现象。医释融合的现象多体现在医疗与佛教济世救人的思想，然而本碑文以体（外在“经幢”形制）用（佛教祷祝、济世功用）形式与中医药（效验方剂）相结合，从而体现了唐代丝绸之路文化交融汇通的社会文化现象。

原发表于《中医典籍与文化》2022年第一辑第4期，

第325—350页

此次收录的是修订版本

第四章

Chapter 4

岐黄示告：古代丝绸之路医疗社会中互动的“方”与“药”

丝绸之路源远流长，在沿线的国家中各民族医药也发会着重要的作用，尤其是有着悠久历史与理论根基的中医学，其在丝绸之路上亦驼铃相伴，亦踏浪前航。因此，中医药在传播过程中福泽民众，深刻影响着人们的生活。

本章将通过古代丝绸之路医疗社会中互动的“方”与“药”，介绍中医药文告传播中带给丝绸之路医学的点滴启示。

在丝绸之路医药交流中，外来药物也渐渐丰富了我们的“药材库”，这样的物种“大迁徙”带来了很多文化与医学的变化。文告《回天再造丸》中西域药物“两头尖”“牛黄”等药物为例，探究外来药物进入中国的衍变历程。并阐释在不同的社会背景下，西域药物打破了地域限制，进行“本土化”的“试探—互通—涌入”的多层次进程，因而带来了与医疗社会的变革现象。

文告《急救立止吐血灵方》见证了中医药在中、越海上丝绸之路上的医药文化交汇与融合。从药物交流的“物物交换”、医技交流的“科技互通”、医文交流的“文化汇融”三个方面阐释了丝绸之路“方药交流”的螺旋发展现象。

晚清时期台湾涉医文告《龙虎丸方、金匮侯氏黑散方、猪心丸方》为治疗“阴癫阳狂”的治疗方案，经多次传抄改良，使医事活动从政要阶级的馈赠形式逐步进入了普通民众的医疗视野，并完成了沿海地区的中医药互传与革新，充分体现了清代末期丰富的“医儒互动”形式以及通商口岸的“兼收并蓄、革新开放”的医疗文化现象。

第一节　多民族医药的融合与变革

——以文告《回天再造丸》中的西域药物研究为例

“再造丸”作为中医界的经典名方，又体现了多民族医药与传统中药融合的现象。“再造丸”曾在中国各地名噪一时，为救治危证之要药。在日常生活的点滴中，也显露一二。如清代李慈铭的信札，就有索求“再造丸”的文字。

久病不聊，幽郁正甚。仆人王福忽发风狂，五六日来，时时觅死。念其相从贫贱十有余年，远道饥寒，致此心疾，为之医祷并举，迄用不灵。昨据皮户部言，惟再造丸尚堪一试，慈遍觅不得，未知

尊处有此否？如可赐一二粒，感激之至。途穷命舛，拂乱百端，举足荆榛，言之怅结。敬上

郑盦侍郎仁大人坐下。慈顿首。

廿七日

——《李慈铭致潘祖荫信札》①

---

① 谷卿，冯松整理：《李慈铭致潘祖荫信札》，中国书店，2020年，第233页。

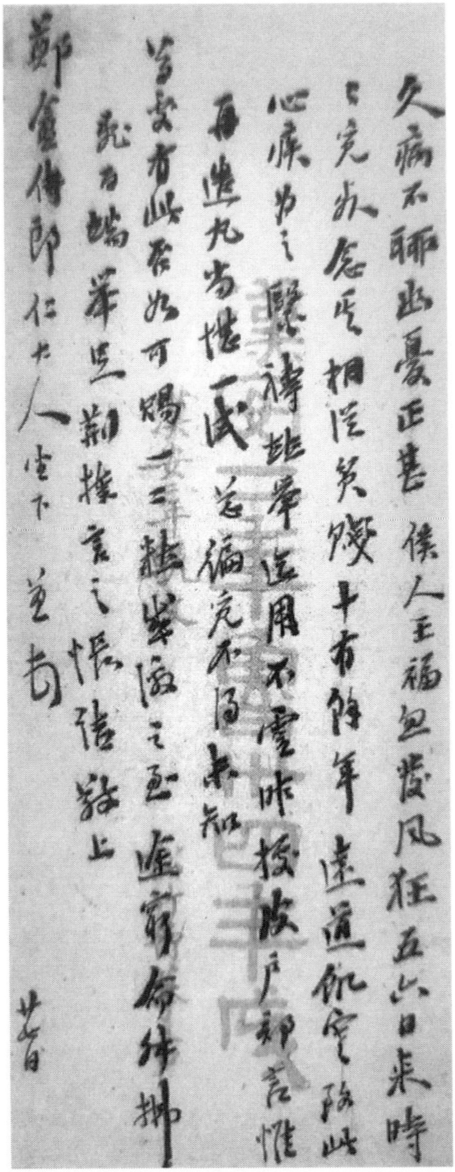

▲ 图 1 李慈铭索求“再造丸”信札

一、再造丸的前世今生

（一）“回天再造丸”的前世今生

“再造丸”底方据传世文献记载最早出自《威信医方集》的“回天再造丸方”加减而成，后被清朝宫廷收载于《丸散膏丹名药配本》。相传慈禧太后患中风病，太医李德昌为她开了一张处方，由同仁堂配成丸药，服后病愈。后来宫中其他人患中风，服此药亦有类似效果①。张仲忱先生曾回忆到：“曾在紫禁城内太医院里当差的太监王华甫，是祖父的徒弟，他从宫内带出一大本宫廷秘方《验方汇集》的药书，祖父命我用毛头笔，以小楷字抄写成册。各种中药丸散膏丹的配方一千余种，其中有民间常用药，如乌鸡白凤丸、八宝救坤丸、王府舒肝丸、延年益寿比天膏等；还有比较贵重的药，如回天再造丸、紫金锭丸、万金锭、卧龙丹等。配制这类药时必须加拌名贵的药料如麝香、当门子、犀角、羚羊、乌鸡等。祖父息影津门后便研读这些药方，制作药物时都是祖父亲自上秤称，斤两准确，并亲手兑料，一丝不苟。”②

“回天再造丸”后经太医院同意，同仁堂将此药方配制售予患有中风之民众，效果明显，因此将此方正式收入《同仁堂丸药目录》，取名“再造丸”。同时也成为与安宫牛黄丸、乌鸡白凤丸、局方至宝丹齐名的同仁堂十大王牌成药之一，广泛应用于治疗因脑出血、脑栓塞、脑血栓形成、脑血管畸形，蛛网

---

① 扎根存悌，张勇，杨立春主编：《中医往事》，中国中医药出版社，2012年，第256—257页。

② 张仲忱著：《我的祖父小德张》，天津人民出版社，2016年，第201页。

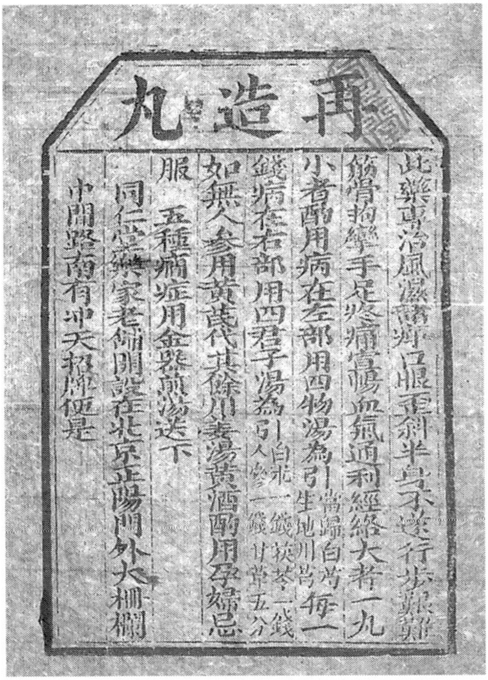

再造丸

此藥專治風濕癱瘓口眼歪斜半身不遂行步艱難
筋骨拘攣手足疼痛皆屬血氣通利經絡大者一丸
小者酌用病在左部用四物湯為引當歸白芍生地川芎每一
錢病在右部用四君子湯為引白朮一錢人參一錢茯苓一錢甘草五分
如無人參用黃芪代其餘用姜湯黃酒酌用孕婦忌
服　五種病症用金器煎湯送下
同仁堂樂家老舖開設在北京正陽門外大柵欄
中間路南有沖天招牌便是

▲ 图 2　同仁堂中医药仿单《回天再造丸》
（太史连纸，14.9 cm × 21.3 cm，藏于“景和斋”）

膜下腔出血等所造成的失语、偏瘫、口眼㖞斜、半身不遂、手足麻木大小便失禁、肢体拘挛、疼痛等症。同时对治疗癫痫、脑炎、脑膜炎、脑结核、脑外伤等引起的脑神经障碍等也有一定的疗效①。

究其原方，可追溯至《清太医院配方簿》，其载本方组成如下：

① 黄世敬，翁维良主编：《中成药临床应用手册》，河南科学技术出版社，2019 年，第 232 页。

蕲蛇60克，檀香15克，地龙15克，旱三七15克，丁香30克，细辛30克，天竺黄30克，香附30克，乳香30克，青皮30克，蔻仁30克，茯苓30克，骨碎补30克，朱砂30克，附子30克，僵蚕30克，山甲30克，白术30克，龟板30克，当归30克，没药30克，乌药30克，毛橘红30克，建曲30克，红曲30克，人参30克，肉桂30克，玄参30克，生地30克，防风30克，黄芪30克，何首乌30克，甘草30克，黄连30克，生军30克，藿香30克，麻黄30克，萆薢30克，天麻30克，白芷30克，羌活30克，两头尖45克，桑寄生45克，全蝎45克，牛黄6克，犀角9克，冰片9

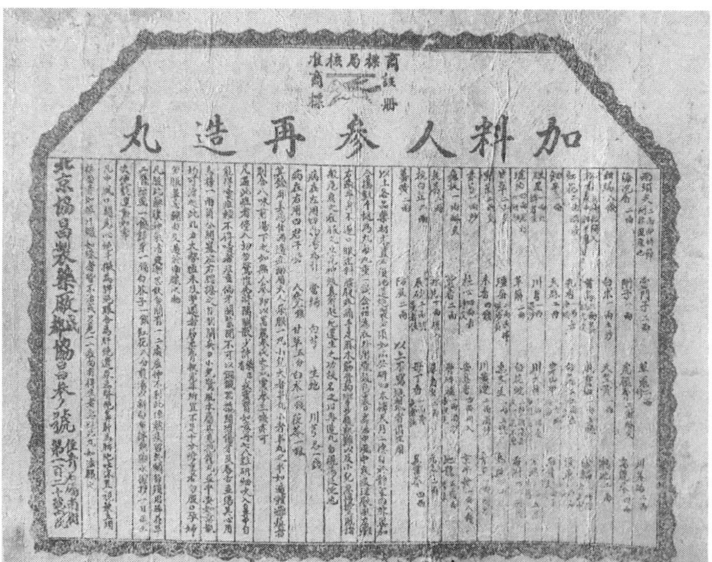

▲ 图3　北京协昌制药厂成都协昌参号仿单《加料人参再造丸》（机器纸，14.9 cm×21.3 cm，藏于“景和斋”）

克，麝香 9 克。

共同研成细末，炼蜜和丸，蜡壳封护。①

由于其疗效显著，北京乃至全国多家药行进行“再造丸”改良，形成了许多“再造丸”的衍生中成药。如北京协昌制药厂成都协昌参号的“加料人参再造丸”等等。

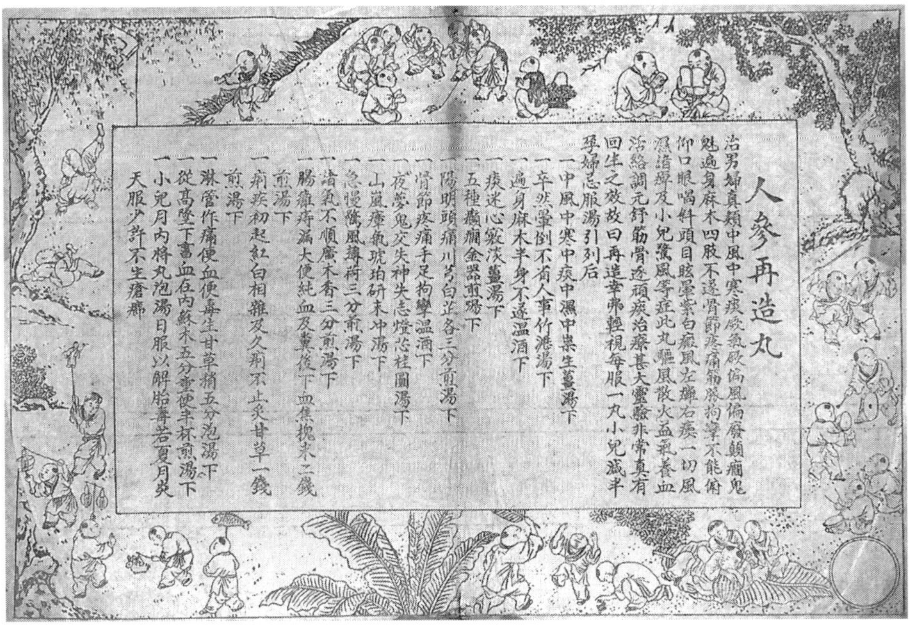

▲ 图 4　仿单《人参再造丸》
（太史连纸，17.8 cm × 25.7 cm，藏于“景和斋”）

① 河北省中医研究院编校：《清太医院配方》，河北科学技术出版社，1997 年，第 235 页。

（二）“回天再造丸”的母本

释文：

回天再造丸

真蕲蛇 去皮骨并头尾各三寸。酒没炙取净末四两。眼光如生者真。 两头尖 草药出在乌鲁木齐非鼠粪也。如不得真者，以白附子代之，其性相仿，制过用二两。

真山羊血心包内血真，五钱。北细辛一两。 龟板一两，醋炒。 乌药 一两。黄芪 二两蜜炙。母丁香 一两，去油。 乳香一两，瓦焙去油。麻黄 二两。甘草 二两。青皮 一两。 熟地 二两。 犀角 八钱。没药 一两，焙去油。 赤芍 一两。 羌活 一两。 白芷 二两。 虎胫骨 一对，醋

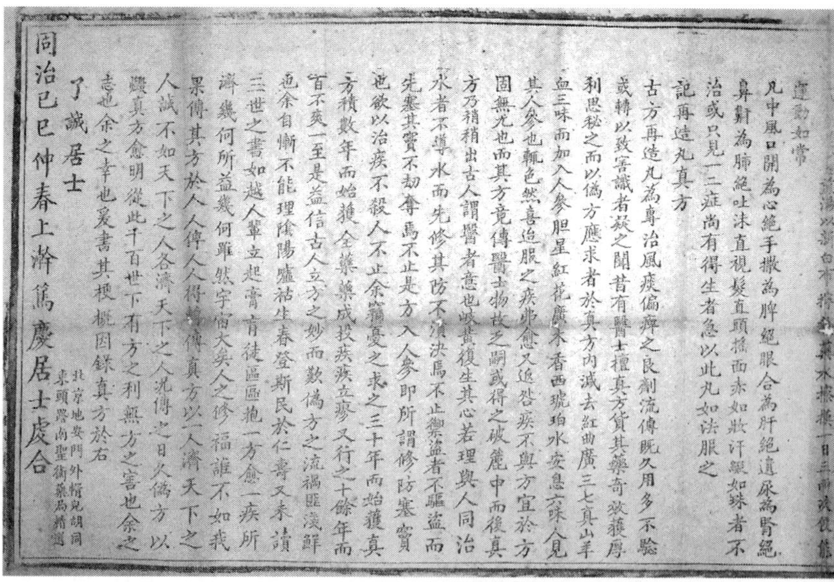
運動如常
凡中風口開為心絕手撒為脾絕眼合為肝絕遺尿為腎絕
鼻鼾為肺絕吐沫直視髮直頭搖面赤如妝汗綴如珠者不
治或只見一二症尚有得生者急以此丸如法服之
記再造丸真方
古方再造丸為專治風痰偏痺之良劑流傳既久用多不驗
或轉以致害識者疑之聞昔有醫士擅真方貨其藥奇效獲厚
利思秘之而以偽方應求者於真方內減去紅曲廣三七真山羊
血三味而加入人參胆星紅花廣木香西琥珀水安息六味介見
其人參也輒色然喜迨服之疾非愈又追咎疾不與方宜於方
固無尤也而其方竟傳醫士物故之嗣或得之破麓中而後真
方乃稍稍出古人謂醫者意也岐黃復生其心若理與人同治
水者不導水而先修其防不須決焉不止禦盜者不驅盜而
先塞其竇不劫奪焉不止是方入人參即所謂修防塞竇
也欲以治疾不殺人不止余竊憂之求之三十年而始獲真
方積數年而始獲全藥藥成投疾疾立瘳又行之十餘年而
百不爽一至是益信古人立方之妙而歎偽方之流禍匪淺鮮
也余自慚不能理陰陽爐祐生春登斯民於仁壽又未讀
三世之書如越人輩立起膏肓徒區區抱一方愈一疾所
濟幾何所益幾何雖然宇宙大矣人之修福誰不如我
果傳其方於人人傳人人得[illegible]傳真方以一人濟天下之
人誠不如天下之人各濟天下之人況傳之日久偽方以
顯真方愈明從此千百世下有方之利無方之害也余之
志也余之幸也爰書其梗概因錄真方於右
了誠居士
同治己巳仲春上澣篤慶居士虔合
北京地安門外帽兒胡同
東頭路南聖街藥局精選

▲ 图 5 中医药文告《回天再造丸》

（太史连纸，木板刻印，31.5 cm × 88 cm，藏于“景和斋”）

炙。血竭 八钱，另研。全蝎 二两五钱，去毒。防风 二两。天麻 二两。熟附子 一两。当归 二两。骨碎补 一两去皮。香附 一两，去净皮毛。元参 二两，酒炒。首乌 二两，制。川大黄 二两。威灵仙 二两五钱。葛根 二两五钱。沉香 一两，不见火。白蔻仁 二两。藿香 二两。冬白术 一两，土炒。红曲 八钱。川草薢 二两。西牛黄 二钱五分。草寇仁 二两。川连 二两。茯苓 二两。姜黄 二两，片。僵蚕 一两。松香 五钱，煮过。川芎 二两。广三七 一两。桑寄生 二两五钱。冰片 二钱五分。当门麝 五钱。辰砂 一两，飞净。桂心 二两。天竺黄 一两。地龙 五钱，去土。穿山甲 二两，前后四足各用五钱，麻油浸。

以上各品药味，务要真实地道。必须如法炮制，共研细

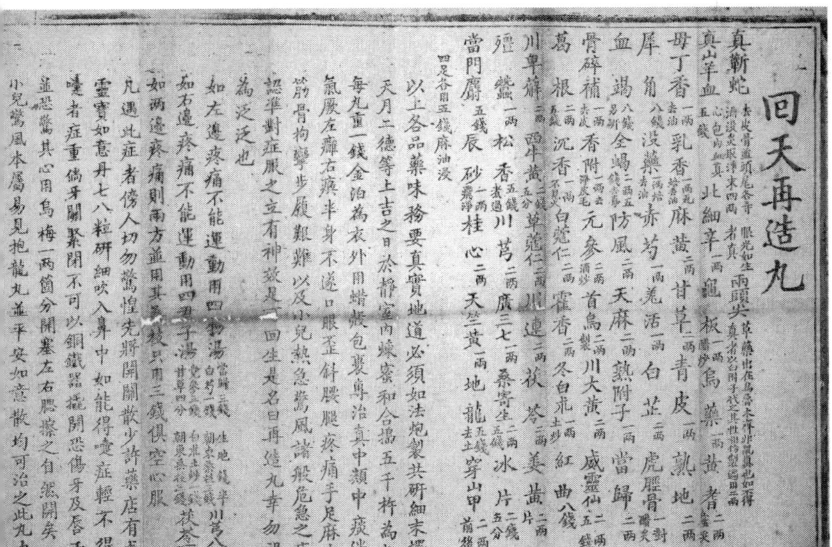

回天再造丸

真蘄蛇 去皮骨並頭尾各寸 酒浸炙取淨末四兩 眼光如生者真 兩頭尖

真山羊血 五錢 心包內血真 北細辛 一兩 龜板 一兩 醋炒 烏藥 一兩 黃耆 二兩 蜜炙

母丁香 一兩 去油 乳香 一兩 去油 麻黃 二兩 甘草 二兩 青皮 一兩 熟地 二兩

犀角 八錢 沒藥 一兩 去油 赤芍 一兩 羌活 一兩 白芷 二兩 虎脛骨 一對 醋炙

血竭 八錢 另研 全蝎 二兩五錢 去毒 防風 二兩 天麻 二兩 熟附子 一兩 當歸 二兩

骨碎補 一兩 去皮 香附 一兩 去淨皮毛 元參 二兩 酒炒 首烏 二兩 製 川大黃 二兩 威靈仙 二兩五錢

葛根 二兩五錢 沉香 一兩 不見火 白蔻仁 二兩 霍香 二兩 冬白朮 一兩 土炒 紅曲 八錢

川草薢 二兩 西牛黃 二錢五分 草蔻仁 二兩 川連 二兩 茯苓 二兩 姜黃 二兩 片

殭蠶 一兩 松香 五錢 煮過 川芎 二兩 廣三七 一兩 桑寄生 二兩五錢 冰片 二錢五分

當門麝 五錢 辰砂 一兩 飛淨 桂心 二兩 天竺黃 一兩 地龍 五錢 去土 穿山甲 二兩 前後四足各用五錢麻油浸

以上各品藥味務要真實地道必須如法炮製共研細末擇天月二德等上吉之日於靜室內煉蜜和合搗五千杵為丸每丸重一錢金泊為衣外用蠟殼包裹專治真中類中痰迷氣厥左癱右瘓半身不遂口眼歪斜腰腿疼痛手足麻木筋骨拘攣步履艱難以及小兒熱急驚風諸般危急之病認準對症服之立有神效是一回生是名曰再造丸幸勿視為泛泛也

如左邊疼痛不能運動用四物湯 當歸三錢 白芍一錢 生地錢半 川芎八分

如右邊疼痛不能運動用四君子湯 党參三錢 甘草四分 白朮土炒一錢 茯苓一錢

如兩邊疼痛則兩方並用其[illegible]只用三錢俱空心服

凡遇此症者傍人切勿驚惶先將開關散少許藥店有或靈寶如意丹七八粒研細吹入鼻中如能得嚏症輕不得嚏者症重倘牙關緊閉不可以銅鐵器撬開恐傷牙及唇舌並恐驚其心用烏梅一兩箇分開塞左右腮擦之自然開矣

小兒驚風本屬易見抱龍丸並平安如意散均可治之此丸力

末，择天月二德等上级之日，于静室内。炼蜜和合，捣五千杵为丸，每丸重一钱。金箔为衣，外用蜡壳包裹。专治真中、类中，痰迷气厥，左瘫右痪，半身不遂，口眼歪斜，腰腿疼痛，手足麻木，筋骨拘挛，步履艰难，以及小儿热急惊风，诸般危急之病，认准对症服之，立有神效，足可回生，是名曰：“再造丸”。幸勿视为泛泛也。

如左边疼痛，不能运动，用四物汤 当归 三钱，生地 钱半，白芍 一钱，朝东桑枝 三钱。川芎 八分。如右边疼痛，不能运动，用四君子汤 党参 三钱，白术 土炒一钱，甘草 四钱，朝东桑枝 三钱。茯苓 一钱。如两边疼痛，则两方并用，其桑枝只用三钱，俱空心服。

凡遇此证者，旁人切勿惊惶。先将开关散少许，药店有，或灵宝如意丹七八粒研细，吹入鼻中。如能得嚏症轻，不得嚏者症重。倘牙关紧闭，不可以铜、铁器撬开，恐伤牙及唇舌，并恐惊其心，用乌梅一两个，分开塞左右腮擦之，自然开矣。

小儿惊风本属易见，抱龙丸并平安如意散均可治之，此丸力大势猛，未及双周者，筋柔骨软，究非所宜。不是十分险重者，误服。孕妇忌服。并忌猪肉及过于油腻之物。凡服此药后，神气清爽，渐思饮食。关有一二处屈伸不利，此系热痰留于关节，须用豨莶草 二钱 防风 一钱 归身 一钱 白芥子 一钱 红花 八分，煎汤以新白布拧热药水擦摸，一日三两次。以便能运动如常。

凡中风口开为心绝，手撒为脾绝，眼合为肝绝，遗尿为肾绝，鼻鼾为肺绝。吐沫直视，发直头摇，面赤如妆，汗缀如珠者，不治。或只见一二症，尚有得生者，急以此丸如法服之。

记再造丸真方

古方再造丸，为专治风痰偏痺之良剂，流传既久，用多不验。或转以致害，识者疑之，闻昔有医士擅真方货，其药奇效，获厚利私密之，而以伪方应求者，于真方内，减去红曲、广三七、真山羊血三味，而加入人参、胆星、红花、广木香、西琥珀、水安息六味。人见其人参也，辄色然喜追服之，疾弗愈，又返咎疾不与方宜，于方故无尤也。而其方竟传医士物故乏嗣，或得之破簏①中，而后真方乃稍稍出古人，谓“医者意也”，岐黄复生其心，若理与人同治水者，不导水而先修其防，不溃决焉。不止御盗者，不驱盗而先塞其窦，不劫夺焉。不止是方入人参，即所谓修防塞窦也。欲以治疾，不杀人，不止于穷忧之。求之三十年而始获真方，积数年而始获全药，药成投疾，疾立瘳。又行之十余年而百不爽一至，是益信古人立方之妙，而叹伪方之流祸匪浅鲜也。余自惭不能理阴阳，嘘枯生春登斯民于仁寿，又唯读三世之书，如越人辈立起膏肓。徒区区抱一方愈一疾，所济几何？所益几何？虽然宇宙大矣，人之修福，谁不如我。果传其方于人人，俾人人得转，传真方以一人，济天下之人，诚不如天下之人，各济天下之人，况传之日久，伪方以毁，真方愈明。从此千百世下，有方之利，无方之害也。余之志也，余之幸也。爰书其梗概，因录真方于右。

了诚居士　北京地安门外帽儿胡同东头路南圣术药局精选

同治己巳仲春上澣②笃庆居士虔合

① 簏，用竹篾编的盛零碎东西的小篓。

② 澣，同“浣”。中国唐代定制，官吏十天一次休息沐浴，每月分为上、中、下浣，后借作上旬、中旬、下旬的别称。

本“回天再造丸”文告内容在《孟河丁氏秘方录》中亦有完整的记载，其文字内容与本文告所录无出其右，只是记载的刊刻时间不同，此文在“记再造丸真方”中记载为“咸丰十年庚申（1860年）季夏延川李宗沅记，光绪二年丙子（1876年）孟秋海天春煦斋刊”①。而文告中记载为“同治己巳（1869年）仲春上澥笃庆居士虔合”。据此可以推断，此文告文字内容由李宗沅所撰，后传至了诚居士，由京都圣术药局制作成药，后被春煦斋重刊。故而此文告尚早于传世文献。

二、“再造丸”与丝路上的药材

（一）贵奢药品：西牛黄

牛黄（cow bezoar）是脊索动物门哺乳纲牛科动物牛胆囊的胆结石。在胆囊中产生的称“胆黄”，在胆管中产生的称“管黄”，在肝管中产生的称“肝黄”。因其多以牛胆囊的胆结石为主，故日常以“牛黄”统称。牛黄多呈卵形，质轻，表面金黄至黄褐色，细腻而有光泽。其味微苦，性凉。可用于解热、解毒、定惊。内服治高热神志昏迷、癫狂、小儿惊风、抽搐等症，外用治咽喉肿痛、口疮痈肿、尿毒症。

文告中提到的“西”牛黄，“西”即为牛黄的本身产地而言，实为西域所产之牛黄。那么，牛黄，是“传出者”还是“传入者”呢?

“传出者”，如牛黄在12世纪前后，就完成了从华夏大地到阿拉伯以及欧非各国的“旅行”。

---

① 陆拯主编：《近代中医珍本集·验方分册》，浙江科学技术出版社，1992年，第638—640页。

中国的牛黄约在12世纪时传入阿拉伯，再传入欧非各国[①]。

“传入者”，则多见于各国与中国的通商贸易与朝贡活动。

遣王子苏判、金胤等入唐谢恩，兼进奉马二匹、麸金一百两、银二百两、牛黄十五两、人参一百斤[②]。(《三国史记·新罗本纪十一》)

李建民先生曾提及《后汉书·延笃传》所记载的牛黄售卖获利之事，可知牛黄早已在华夏大地发挥其“药效”之功用[③]。同时，Berthold Laufer 提出了“牛黄在中世纪已具世界性”[④]，进一步说明了牛黄具有了“药用”与“经济”的双重价值，从而巩固了其在古丝绸之路上的贸易与流通属性。

（二）追本溯源：“两头尖”

“两头尖”在《神农本草经》名“乌喙”。李时珍先生在《本草纲目》明确提到“乌喙”即草乌头，俗称“两头尖”。

时珍曰：此即乌头之野生于他处者，俗谓之草乌头，亦曰竹节乌头，出江北者曰淮乌头，《日华子》所谓土附子者是也。乌喙，即偶生两歧者，今俗呼为两头尖，因形而名，其实乃一物也。附子、天雄之偶生两歧者，亦谓之乌喙，功亦同于

① 甘肃省社会科学学会联合会等编：《丝绸之路文献叙录》，兰州大学出版社，1989年，第328页。

② 金富轼著：《三国史记》。见周斌、陈朝辉主编：《朝鲜汉文史籍丛刊》第1辑，巴蜀书社，2014年，第95页。

③ 李建民：《丝路上的牛黄药物交流史》，《中医药文化》，2018年第1期，第14—27页。

④ ［美］劳费尔著，林筠因译：《中国伊朗编》，商务印书馆，2016年，第33—43页。

天雄，非此乌头也。苏恭不知此义，故反疑之①。

而明代官修本草《本草品汇精要》卷十三“草部”以“两头尖”为正名将其收入，记载了两头尖的形状和生态学特征，并记载了其药用信息。

此种乃附子之类，苗叶亦相似，其根似草乌，皮黑肉白，细而两端皆锐，故以为名也。两头尖疗风及腰腿湿痹痛（今补）。[苗]（眉批：谨按，此种乃附子之类，苗叶亦相似，其根似草乌，皮黑肉白，细而两端皆锐，故以为名也。）[地]出陕西。[时]生：春生苗。采：二月、八月取根。[收]暴干。[用]根。[色]皮黑肉白。[味]辛。[性]热。[气]气之厚者，阳也。[臭]朽。[制]捣碎人药用。[赝]白附子经石灰水泡，皮皱皱者为伪。②

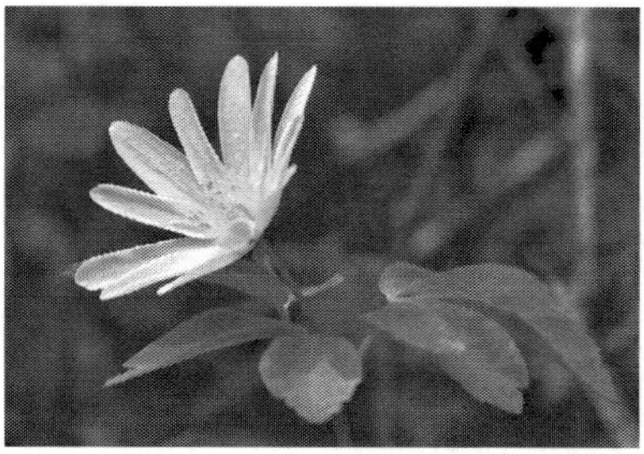
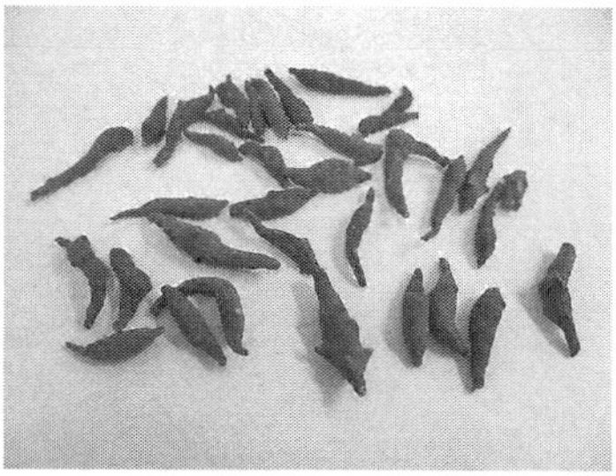

▲ 图6 中药“两头尖”③

---

① [明]李时珍著：《本草纲目·卷十七》，中国书店，2011年，第47页。

② [明]刘文泰撰：《本草品汇精要（上）》，中国中医药出版社，2013年，第318页。

③ 摘自 http://www.yunyao.net/article.php?id=1784（云药网）。本品为毛茛科植物多被银莲花 Anemone raddeana Regel 的干燥根茎。夏季采挖，除去须根洗净，干燥即为成品。

医家陈士铎在《本草新编》指出“近人错认鼠粪为两头尖，谁知是草本之药，生在陇右。……余在通渭[①]，亲见此草，其根绝似麦冬，但色带丹，气亦香，考之《县志》，俱载之，可见两头尖非鼠粪也。”[②]近今药肆往往不揣古人立方奥旨，每有以鼠屎误作两头尖，以合活络丹、再造丸之用，此实大误[③]。德国汉学家许宝德于1933年在其文章《Uber chinesische Arzneibehandlung》向西方介绍了“回天再造

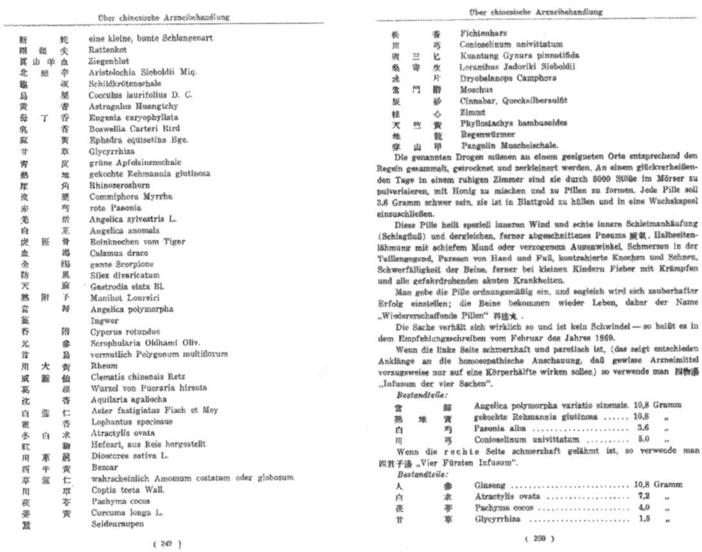
Über chinesische Arzneibehandlung

蘄　　蛇	eine kleine, bunte Schlangenart
兩　頭　尖	Rattenkot
真山羊血	Ziegenblut
北　細　辛	Aristolochia Sieboldii Miq.
龜　　板	Schildkrötenschale
烏　　藥	Cocculus laurifolius D. C.
黄　　耆	Astragalus Huangtchy
母　丁　香	Eugenia caryophyllata
乳　　香	Boswellia Carteri Bird
麻　　黄	Ephedra equisetina Bge.
甘　　草	Glycyrrhiza
青　　皮	grüne Apfelsinenschale
熟　　地	gekochte Rehmannia glutinosa
犀　　角	Rhinozeroshorn
沒　　藥	Commiphora Myrrha
赤　　芍	rote Paeonia
羌　　活	Angelica sylvestris L.
白　　芷	Angelica anomala
虎　脛　骨	Beinknochen vom Tiger
血　　竭	Calamus draco
全　　蝎	ganze Scorpione
防　　風	Silex divaricatum
天　　麻	Gastrodia elata Bl.
熟　附　子	Manihot Loureiri
當　　歸	Angelica polymorpha
薑	Ingwer
香　　附	Cyperus rotundus
元　　參	Scrophularia Oldhami Oliv.
首　　烏	vermutlich Polygonum multiflorum
川　大　黄	Rheum
威　靈　仙	Clematis chinensis Retz
葛　　根	Wurzel von Pueraria hirsuta
沈　　香	Aquilaria agallocha
白　蔻　仁	Aster fastigiatus Fisch et Mey
藿　　香	Lophantus speciosus
冬　白　朮	Atractylis ovata
紅　　麴	Hefeart, aus Reis hergestellt
川　萆　薢	Dioscorea sativa L.
西　牛　黄	Bezoar
草　蔻　仁	wahrscheinlich Amomum costatum oder globosum
川　　連	Coptis teeta Wall.
茯　　苓	Pachyma cocos
姜　　黄	Curcuma longa L.
蠶	Seidenraupen

(249)

Über chinesische Arzneibehandlung

松　　香	Fichtenharz
川　　芎	Conioselinum univittatum
廣　三　七	Kuantung Gynura pinnatifida
桑　寄　生	Loranthus Jadoriki Sieboldii
冰　　片	Dryobalanops Camphora
當　門　麝	Moschus
辰　　砂	Cinnabar, Quecksilbersulfit
桂　　心	Zimmt
天　竺　黄	Phyllostachys bambusoides
地　　龍	Regenwürmer
穿　山　甲	Pangolin Muschelschale.

Die genannten Drogen müssen an einem geeigneten Orte entsprechend den Regeln gesammelt, getrocknet und zerkleinert werden. An einem glückverheißenden Tage in einem ruhigen Zimmer sind sie durch 6000 Stöße im Mörser zu pulverisieren, mit Honig zu mischen und zu Pillen zu formen. Jede Pille soll 3,6 Gramm schwer sein, sie ist in Blattgold zu hüllen und in eine Wachskapsel einzuschließen.

Diese Pille heilt speziell inneren Wind und echte innere Schleimanhäufung (Schlagfluß) und dergleichen, ferner abgeschnittenes Pneuma 厥氣, Halbseitenlähmung mit schiefem Mund oder verzogenem Augenwinkel, Schmerzen in der Taillengegend, Paresen von Hand und Fuß, kontrahierte Knochen und Sehnen, Schwerfälligkeit der Beine, ferner bei kleinen Kindern Fieber mit Krämpfen und alle gefahrdrohenden akuten Krankheiten.

Man gebe die Pille ordnungsmäßig ein, und sogleich wird sich zauberhafter Erfolg einstellen; die Beine bekommen wieder Leben, daher der Name „Wiedererschaffende Pillen“ 再造丸.

Die Sache verhält sich wirklich so und ist kein Schwindel — so heißt es in dem Empfehlungsschreiben vom Februar des Jahres 1869.

Wenn die linke Seite schmerzhaft und paretisch ist, (das zeigt entschieden Anklänge an die homoeopathische Anschauung, daß gewisse Arzneimittel vorzugsweise nur auf eine Körperhälfte wirken sollen) so verwende man 四物湯 „Infusum der vier Sachen“.

Bestandteile:

當　　歸	Angelica polymorpha variatio sinensis.	10,8	Gramm
熟　地　黄	gekochte Rehmannia glutinosa	10,8	„
白　　芍	Paeonia alba	3,6	„
川　　芎	Conioselinum univittatum	5,0	„

Wenn die rechte Seite schmerzhaft gelähmt ist, so verwende man 四君子湯 „Vier Fürsten Infusum“.

Bestandteile:

人　　參	Ginseng	10,8	Gramm
白　　朮	Atractylis ovata	7,2	„
茯　　苓	Pachyma cocos	4,0	„
甘　　草	Glycyrrhiza	1,5	„

(250)

▲ 图7 《Über chinesische Arzneibehandlung》中的“回天再造丸”

---

① 通渭：县名，在今之甘肃东南部。

② ［清］陈士铎著，王景整理：《精校本草新编》，人民军医出版社，2013年，第142—143页。

③ 曹炳章编著，王英，江凌圳，李健整理：《医药学家曹炳章方药论著选》，中国中医药出版社，2016年，第16页。

丸"，并翻译了其中所有药物，其中便将"两头尖"误译为"Rattenkot（老鼠屎）"①

甚至在藏药本草中也有"两头尖"的记载，却非本药。如《晶珠本草》记载了两头尖（乌却）的形态与功用。

本品分为红、白两种。《图鉴》中说："密生波罗花分红、白两种。红密生波罗花生长在石岩高山。叶平铺地面，深裂，花如珊瑚堆，花粉囊黄色，荚果状如羚羊角，种子黑色，油润，形状像小豆或如徐长卿子。味苦、甘，功效治气滞。"本品虽采花入药，但治耳病用种子，咳嗽用其白根、蓝叶、红花②。

在探讨"两头尖"的产地时，明代本草称其出于陕西，在《本草原始》一书中又进一步提到"两头尖自辽东来货者甚

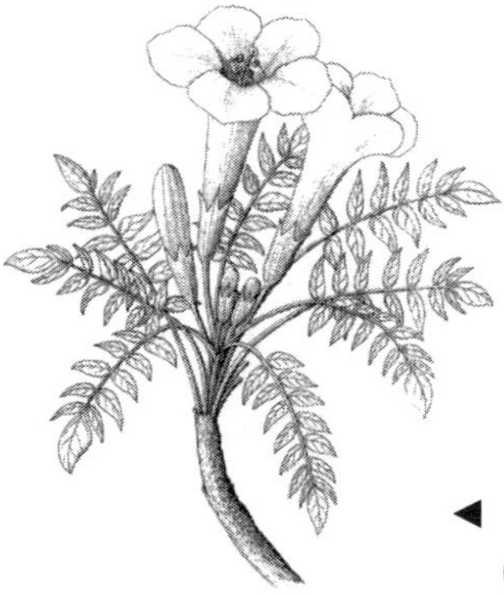

◀ 图 8 藏药"两头尖" *Incarvillea arguta*（Royle）Royle（宁汝莲绘）③

① Huebotter：《Über chinesische Arzneibehandlung》，1933 年，第 247—255 页。

② 罗达尚译注：《晶珠本草正本诠释》，四川科学技术出版社，2018 年，第 592—593 页。

③ 罗达尚译注：《晶珠本草正本诠释》，四川科学技术出版社，2018 年，第 594 页。

多”。但是“回天再造丸”所配伍的“两头尖”为“出在乌鲁木齐非鼠粪也。”故而将其产地从辽东苦寒之地引入了“陆路丝绸之路”的重要沿线地区。

（三）贸易往来：“香药”

香药自古是各国贸易间的“宠儿”，也是所谓的“硬通货”，作为交换与朝贡的重要物品，往来于亚欧大陆之上，同时由于香药除了香薰的功用外，尚被用做应用的药材，因而在诸多中医方书中有大量香药的身影。

根据王荣所编撰的《香药广用》一书所载，香药的定义并没有明确的界定①。根据王氏的摘述，笔者将“香药”可归述为以下界定：香药是具有香气（《本草衍义》）具有“清扬飞窜”“燥悍香窜”等特性的药用价值（《局方发挥》），亦可用作制香的药材（《香谱》）。因此，根据“香药”自身的医药、香料双重属性，以及其在东西方贸易中不可忽视的作用，历代医药典籍、史书、别集多有对其的记载。

依靠“陆路丝绸之路”与“海上丝绸之路”兴盛，亚欧诸国的许多香药也逐渐传入了中国。秦朝时期永昌的香料就通过水道运往大秦，有记载共计十二种香料（《三国志·魏书》），南北朝时期，南海香料大宗运往洛阳，《续世说·卷九》记录了隋炀帝与香料的轶事。

每当除夜至及岁夜，殿前诸院设火山数十盡，每一山焚沉香数车，火光暗，则以甲煎沃之，焰起数丈。沉香甲煎之香旁闻数十里。一夜之中则用沉香二百余乘，甲煎二百余石②。

① 王荣主编：《香药广用》，阳光出版社，2018年，第1—2页。

② ［宋］李昉等编：《太平广记》，中华书局，1986年，第1815页。

尤其是大唐盛世，频繁的中外香料往来，使其与珠宝等贵重商品齐名。《旧唐书》“韦坚传”中记载：

穿广运潭以通舟楫……取小斛底船三二百只置于潭侧，其船皆署牌表之。若广陵郡船，即于栿背上堆积广陵所出锦、镜、铜器、海味。丹阳郡船，即京口绫、衫段。晋陵郡船，即折造官端绫绣。会稽郡船，即铜器、罗吴绫、绛纱。南海郡船，即玳瑁、真珍、象牙、沉香。①

在丝路往来交流的人物笔记中也记载了当时的景象。如《唐大和尚东征传》所描述的鉴真东渡时所见之景。

麝香廿，沉香、甲香、甘松香、龙脑、香胆、唐香、安息香、栈香、零陵香、青木香、熏陆香都有六百余斤；又有毕钵、诃黎勒、胡椒、阿魏、石蜜、蔗糖等五百余斤，蜂蜜十斛，甘蔗八十束。②

宋、元时期延续着大唐气象，海上丝绸之路成仍然是贸易交流的重要通商渠道。如此时福建泉州港就出现了由阿拉伯、波斯商人舶运而来福建的有乳香、丁香、木香、安息香、降真香、苏合香、没药、血碣、阿魏、胡椒、肉豆蔻、补骨脂、番红花、番泻叶、槟榔、春砂仁、诃子荜茇、荜澄茄、龙涎香等动植物香料药物③。1975 年福建泉州后渚港海中出土宋代沉船，其中存有了诸多品类的香木，包括降香、沉香、檀香、紫

① ［后晋］刘昫编撰：《二十五史 · 旧唐书 · 韦坚传》，上海古籍出版社，1986 年，第 3864 页。

② ［日］真人元开著，汪向荣校注：《唐大和上东征传》，中华书局，1979 年，第 47—48 页。

③ 丁毓玲，林瀚著：《涨海声中》，福建教育出版社，2018 年，第 200 页。

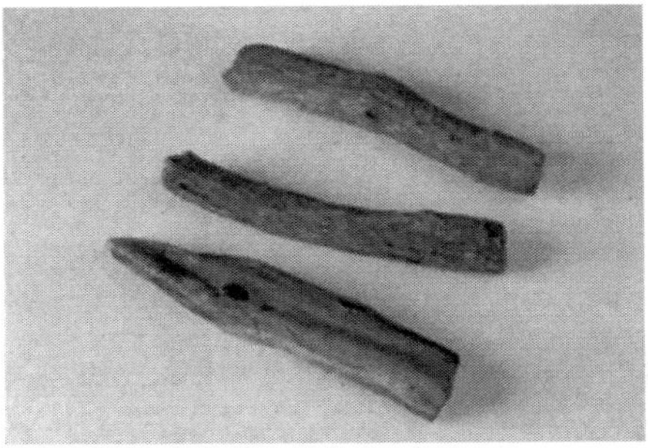

图9　香港浸会大学孔宪绍博士伉俪中医药博物馆藏宋代沉船香木（引自《“一带一路”中医药文物图谱集》）[①]

檀木等。

明清时期，虽然有部分时间进行了海禁，但是依然没有阻断海上的贸易，同时有更多的渠道促进了香药不断地通过海上丝路的流通。在孙灵芝《明清香药史研究》中“明清香药来源”一章记述的较为详尽，其中《明会典》中记载的香药朝贡国家就有 23 个，包括了安南国、暹罗国、爪哇国、苏门答腊国等等。清代时期，除各国朝贡外，还有外国传教士的进献与民间流通[②]。

三、药物贸易——丝绸之路上中药传递与融合的缩影

药材在丝绸之路上的交往自古就显示的十分频繁，从文告“回天再造丸”药方中就可窥探一二。如正仓院所藏药账展示图录中就附有所绘制的《唐代亚洲略图——“药名”产地展示图》，当中描绘了与中国接壤的丝绸之路上的一些国家所出产

① 曹晖，廖果著：《“一带一路”中医药文物图谱集》，暨南大学出版社，2016 年，第 76 页。

② 孙灵芝著：《明清香药史研究》，中国书籍出版社，2018 年，第 67—73 页。

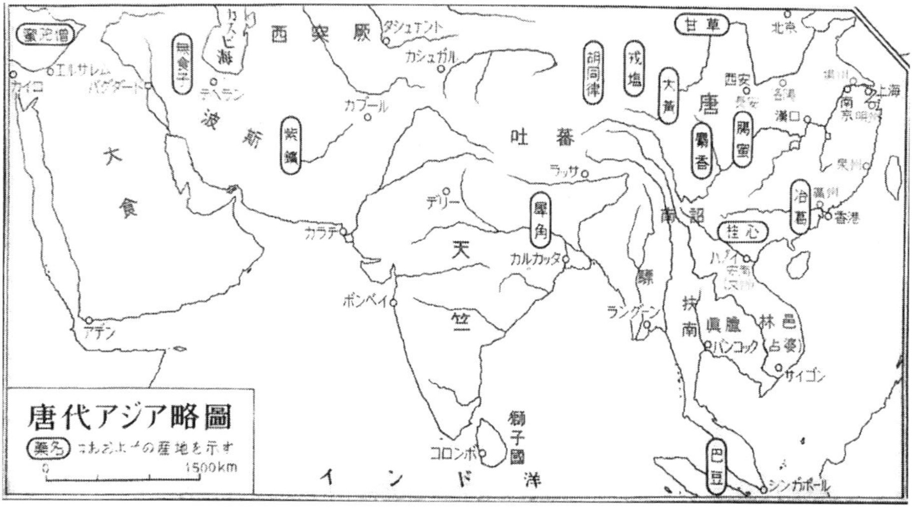

▲ 图 10 唐代亚洲略图——“药名”产地展示图 ①

的药材以及贸易交流的药材。

在发展的丝绸之路上，药物贸易也是非常重要的丝绸之路中医药传播的途径之一。随着外来药物传入中国，也丰富了中医药在选方用药上的视野，因而大量外来的药物进入了中医的“配方”中。上述的“回天再造丸”就是一个非常典型的例子，在此方中共有 54 味药，其中有 10 味药（1/6）与丝绸之路的沿线国家药源相关，如两头尖、母丁香、乳香、麻黄、没药、沉香、白蔻仁、草寇仁、西牛黄、冰片。

同时，犀角，当门麝二药也经常作为奢侈品在中外进行贸易物品或贡品进行交流，并有 40 味药物产地可追溯至丝绸之路沿线地区与国家。

① 参见朝比奈泰彦编修：《正仓院药物》（别添附图・唐代疆域图），植物文献刊行会，1955 年。

表 1　“回天再造丸”组成药物产地分析图

药　物	产　地　一　览	
	中国丝路地区	丝路沿线诸国
蕲蛇	生南地及蜀郡诸山中（《开宝本草》）	
两头尖	陕西、甘肃、广东北部、广西、四川、贵州、云南、乌鲁木齐	朝鲜、越南北部、西伯利亚地区
犀角	产地广泛	印度、爪哇、苏门答腊
龟板	广东、四川、云南、陕西	
虎胫骨	东北大小兴安岭及长白山区（东北虎）、中南、西南地区（华南虎）	孟加拉虎、澳洲虎同非洲虎，分别产于印尼、泰国、越南等国以及澳洲、非洲
全蝎	陕西	
僵蚕	陕西、广东	
西牛黄	产地广泛	朝鲜、阿拉伯地区、欧非各国
当门麝	西藏、云南、陕西、甘肃	
北细辛	陕西	
黄芪	西北	
青皮	台湾、广东、海南、云南	
熟地	陕西、甘肃	
赤芍	云南、甘肃、新疆、青海	
羌活	陕西、甘肃、青海、西藏	
白芷	香白芷（福建、台湾）	
血竭	台湾、广东	印度尼西亚、马来西亚、伊朗

（续表）

药　物	产　地　一　览	
	中国丝路地区	丝路沿线诸国
防风	陕西、甘肃、宁夏	
天麻	产地广泛	印度、泰国、不丹、尼泊尔、日本、斯里兰卡、马达加斯加、澳大利亚、新西兰、小笠原群岛，加里曼丹岛、马来西亚（马来半岛、新喀里多尼亚岛），朝鲜、菲律宾、俄罗斯远东（阿穆尔州、沿海边疆区），千岛群岛
熟附子	陕西、云南、甘肃	
当归	甘肃东南部（岷县）、云南、陕西	
骨碎补	台湾	朝鲜南部、日本
香附	福建、台湾、陕西、甘肃、云南	
元参	陕西（南部）、福建、广东	
首乌	福建、广东、云南	
威灵仙	两广、台湾	越南、琉球群岛等地
葛根	福建、台湾、广东、云南、陕西、甘肃	
藿香	广东	俄罗斯，朝鲜，日本及北美洲
冬白术	云南	
茯苓	甘肃（南部）、台湾、海南岛和云南	越南、泰国、印度
姜黄	台湾、福建、广东、云南、西藏	东亚、东南亚
松香	广东、福建	

（续表）

药　物	产　地　一　览	
	中国丝路地区	丝路沿线诸国
川芎	云南、陕西、甘肃	
桑寄生	云南、甘肃、陕西广东、福建、台湾	
桂心	广东、福建、台湾、云南	印度、老挝、越南、印度尼西亚等地
甘草	新疆、宁夏、甘肃野生为主。新疆、内蒙古、甘肃的河西走廊，陇西的周边，宁夏部分地区人工种植为主。	亚洲、欧洲、澳洲、美洲等地
天竺黄	福建、云南	
川萆薢	福建、台湾、广东	
川连	陕西南部	
川大黄	陕西、甘肃东南部、青海、云南西北部及西藏东部。	
广三七	云南文山州各县，文山县、砚山县、马关、西畴、广南、麻栗坡、富宁、邱北等	

由此可见，药物的广泛流动，已然是丝路医药、经济交流的重要载体之一。同时，也很好地融入了中西方的日常生活之中，很多药物我们渐渐地只能在文献描述中理清其药源地，甚至在文献流传中已不知其东、西方之归属，然而这也恰恰是丝路医药融合的一种体现。

四、丝路民族医药融合之我见

药物产生的最初目的，也是最终目的，是为了治疗病人的痛苦，保护民众的健康。因而这一属性是凌驾于其市场流通的经济属性之上的。所以，药物治病救人的属性，使其有了更好的文化融合特征。在各民族药物的“大迁徙”过程中，适应与融合这一天然屏障，对于药物来说，却恰恰是最小的。因为在各民族中治疗疾病的初衷是一致的，所以造就了丝路医药的大融合现象。

自《神农本草经》始，西域药物对中原医疗的影响逐渐加深，如唐高宗显庆四年（659 年）《新修本草》、唐开元二十九年（741 年）《本草拾遗》、唐开元二十五年（737 年）《胡本草》（已佚）、北宋嘉佑五年（1060 年）《嘉佑本草》、嘉佑六年（1061 年）《图经本草》、北宋元丰五年（1082 年）《证类本草》、北宋大观二年（1108 年）《大观经史证类备急本草》、北宋政和六年（1116 年）《政和新修经史证类备用本草》、南宋绍兴二十九年（1159 年）《绍兴校订经史证类备急本草》、南宋淳佑九年（1249 年）《重修政和经史证类备急本草》，乃至李时珍先生于万历六年（1578 年）编写的皇皇巨著《本草纲目》，其中均保留有西域药物的身影，并成为诸多疾病整理的要药。其中，常用的药物有“仙茅（Physalis Flexuosa）”“肉豆蔻（Myristica Fragrans）”“胡黄连（Picrorhiza Kurroa）”“天竺黄（Bambusae Concretio Silicea）”“青木香（Saussurea Lappa）”“郁金（Crocus Sativus）”

等等①。

同时，北京大学东方文学研究中心陈明教授，深入剖析了“胡椒”在丝绸之路上诸国的流传情态，从一味印度常用的调味品，探寻了千年的药食演变与传递之路。使我们对于这条古丝绸之路的药物大融合现象有了更加立体的感触。

表 2　“胡椒”诸国名称一览表②

地　　域	语言拼写
梵文	Marica
犍陀罗文	Marica
吐火罗文 B 方言（龟兹语）	Marnco
于阗语	miremjsya
粟特语	My’ ynck’
回鹘语	Murč
藏语	Mar-rtsi
汉语	胡椒（hujiao）
英文	Pepper

如丝路边塞、驿站遗存的竹简中也有着外来药物或食物的

① 《证类本草》种药物与《医理精华》中西域药物对比，在临床治疗中常用药物的记载品种，此外，尚有“阿魏”“阿勒勃”“那婆悉”“庵摩勒”“毗梨勒”“诃梨勒”“荜拨”“安息香”“安石榴”等。参见：陈明著：《印度梵文医典〈医理精华〉研究》，商务印书馆，2014 年，第 104—131 页。

② 陈明著：《丝路医明》，广东教育出版社，2017 年，第 44—66 页。

记载。悬泉置出土竹简中就有“苜蓿”买卖的记录。

简149 出钱五十治酒 出钱廿四御买目宿四束 出钱六十买目宿廿束 钱五百□☐[1]

本简中的“目宿”即为“苜蓿”，二者前后因产地不同造成价格的差异。苜蓿，又名木粟、光风草。李时珍引《杂记》载“苜蓿原出大宛，汉使张骞带归中国。然今处处田野有之，陕、陇人亦有种者，年年自生”。[2]汉武帝时（公元前140—前87年），张骞出使大宛与安息获得了大宛优良马种——“汗血宝马”，其饲料即为“苜蓿”，因此张骞将大宛的苜蓿种子一同带回，引种于华夏大地[3]。因此，很多古籍中逐渐开始有了“苜蓿”的记载，如陶弘景（公元451—536年）所著《名医别录》载“长安中乃有苜蓿园，北人甚重此，江南人不甚食之，以无味故也。外国复别有苜蓿草，以疗目，非此类也。”[4]美国学者劳费尔（Berthold Laufer）发现，张骞时代将其称为“目宿”，与悬泉置出土竹简记载一致。同时，由于“苜蓿”的丝路地区诸国之间的传播。因此，各地将其称谓皆有差异，劳费尔先生也有着明确的分析。

① 张俊民著：《敦煌悬泉置出土文书研究》，甘肃教育出版社，2015年，第90页。

② ［明］李时珍著：《本草纲目·卷二十七》，中国书店，2011年，第98页。

③ ［美］劳费尔著，林筠因译：《中国伊朗编》，商务印书馆，2016年，第33页。

④ ［宋］唐慎微撰；陆拯，郑苏，傅睿校注：《重修政和经史证类备用本草》，中国中医药出版社，2013年，第1424页。

表3　“苜蓿”诸国名称一览表①

地　域	语言拼写
安南语	Muk-tuk
日本语	mokušuku
古西藏语	bug-sug
伊朗语	buksuk 或 buxsux，或 buxsuk
吉拉奇语	būso
古拔汗那语	buksuk 或 buxsux
瓦赫语（帕米尔方言）	wujerk
亚洲中部	bida 或 bēdä
察合台语	bidä
波斯语	beda
梵语	Suvarnaprabhasa-sutra
喀不勒语	riška
阿富汗语	riška
伊朗语	riška
俄语里	medunka

又如胡荽（Coriandrum sativum L.），出自《食疗本草》，“利五脏，补筋脉，主消谷能食，治肠风，热饼裹食。”又称胡菜（《外台秘要》），芫荽（《日用本草》），莞荽（《普济方》），《本草纲目》记载“胡荽，辛温香窜、内通心脾、外达四肢、能辟一切不正之气，故痘疮出不爽快者，能发之。诸疮皆属心火，营血内摄于脾，心脾之气，得芳香则运行，得臭恶则壅滞

① ［美］劳费尔著，林筠因译：《中国伊朗编》，商务印书馆，2016年，第33—43页。

故尔”。[1] 敦煌文书中所记载的医药文书中有着大量这样鲜活的例子。“单药方残卷”（伯 2666）记载了胡荽治疗“人嚙虫毒”的方法。

人嚙虫毒，取胡荽子根叶，捣汁半升，顿服，即虫出，瘥[2]。

胡荽原产地为地中海沿岸及中亚地区，中国西汉时（公元前 1 世纪）张骞从西域带回[3]，现中国东北、河北、山东、安徽、江苏、浙江、江西、湖南、河南、广东、广西、陕西、四川、贵州、云南、西藏等省区均有栽培。但日本学者桑原骘藏在《张骞西征考》记载：“世传张骞携入之杜物，多冠以胡字，如胡豆、胡瓜、胡荽，胡桃、胡麻，胡葱，其为外国产物，毫无疑义；其为汉代已传入中国，似亦可信。但谓系张骞传入，则不可能。”[4] 马伯英先生引用赵璞珊研究[5]，属于张骞带回之药用植物，至少有葡萄，苜蓿，红蓝花、胡麻、胡桃、胡荽、胡瓜、安石榴，大蒜，酒杯藤、青田核等十种[6]。因此，

① ［明］李时珍著：《本草纲目 · 卷二十六》，中国书店，2011 年，第 80 页。

② 马继兴，王淑民，陶广正，樊飞伦辑校：《敦煌医药文献辑校》，江苏古籍出版社，1998 年，第 247 页。

③ 李时珍言“张骞使西域始得种归，故名胡荽。”清代沈穆所撰《本草洞诠》引此说。

④ 方豪著：《中西交通史》，商务印书馆，2021 年，第 106 页。

⑤ 《中外医学文化交流史》引用了桑原骘藏、赵璞珊对于“胡荽”的考证。参见：马伯英，高晞，洪中立著：《中外医学文化交流史—中外医学跨文化传通》，文汇出版社，1993 年，第 14 页。

⑥ 参见赵璞珊：《张骞出使西域带回的药用植物》，《中国少数民族科技史学会学术讨论会论文》，1990 年，乌鲁木齐。

“张骞凿空”沟通了中原与西域，打破了地域限制，使物种有了“迁徙”的机会，价值出现多层次的提升，这一趋势影响了华夏大地与丝路各国的风貌。文告“回天再造丸”也是这一趋势的延续，因而丝路医药留给了我们灿烂的多民族医药文化，丝路诸国药物以其多情的姿态，向我们展示着多民族绚烂的丝路医药光芒。

第二节 中、越古医方的海上丝绸之路传递

——中、越海上丝路相关中医药文告

《急救立止吐血方》研究

目前，学界认为在清代以后虽然西学东渐之风盛行，大量的西医学和民族医学通过丝绸之路进入了华夏大地①。然而，仍有大量的中医药文化传播至西域的实例②，最终形成了中医药文化在丝绸之路沿线国家的交汇融通。有部分“中医药文告”体现了这一传播现象，譬如“文告”——《急救立止吐血灵方》(如图11)。故而试举此文告为例，解析海上丝绸之路医药交流之现象。

① 孟昭勋，丁彬著：《丝路华夏医学辨析》，陕西人民出版社，2004年，第22页。潘伯荣，刘文江，束成杰，张丹：《古丝绸之路对我国民族医药学的影响》，《中国野生植物资源》2016年第5期，第1—4页。

② 赵旭国，杨发鹏：《略论清代西北陆路丝绸之路兴盛中的民族文化交流》，《大理学院学报》2015年第5期，第14—18页。

一、《急救立止吐血灵方》释读

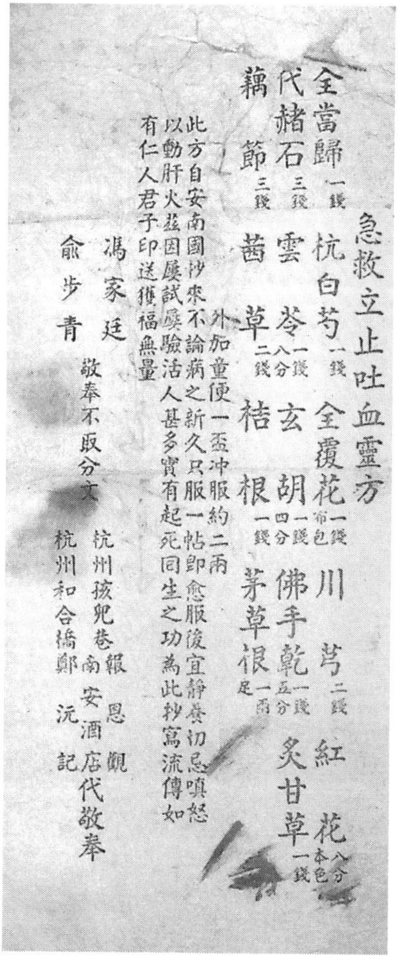
急救立止吐血靈方

全當歸一錢 杭白芍一錢 全覆花一錢布包 川芎二錢 紅花八分本色

代赭石三錢 雲苓一錢八分 玄胡一錢四分 佛手乾一錢五分 炙甘草一錢

藕節三錢 茜草二錢 桔根一錢 茅草根一兩足

外加童便一盃冲服約二兩

此方自安南國抄來不論病之新久只服一帖即愈服後宜靜養切忌嗔怒以動肝火茲因屢試屢驗活人甚多實有起死回生之功為此抄寫流傳如有仁人君子印送獲福無量

馮家廷 俞步青 敬奉不取分文

杭州孩兒巷報恩觀 南安酒店代敬奉 杭州和合橋鄭沅記

▲ 图 11 文告《急救立止吐血灵方》图版（竹纸，石印，19 cm × 8.5 cm，藏于“景和斋”）

全当归一钱　杭白芍一钱　全覆花一钱布包　川芎二钱　红花八分本色

代赭石三钱　云苓一钱八分　玄胡一钱四分　佛手干一钱五分　炙甘草一钱

藕节三钱　茜草三钱　桔根一钱　茅草根一两足

外加童便一杯冲服约二两

此方自安南国抄来。不论病之新久，只服一帖即愈。服后宜静养，切忌嗔怒以动肝火。兹因屡试屡验，活人甚多。实有起死回生之功，为此抄写流传。如有仁人君子印送，获福无量。

冯家廷、俞步青敬奉不取分文。杭州孩儿巷报恩观、南安酒店，杭州和合桥郑沅记代敬奉。

二、《急救立止吐血灵方》成文背景解读

（1）中越医药文化之交流

依据文告原文的记录，“安南国”为今之“越南”，即为“一带一路”东盟十国之一，也是海上丝绸之路的主要国家之一。从内容可以行了解到“急救立止吐血灵方”源自东亚，传入中国，流传至今。

中国和越南，在历史上的文化交流既悠久又广泛，越南古称“交趾”“安南”。根据越南史书记载，从汉代开始就有中国医生赴越南行医，越南的一些治疗方法，如诊脉、痘科等均学习自中国。同时，中国医学也吸收了部分西域（如越南）的本草学与医学诊疗方法。如本草中的“薏苡仁”就有从越南传到本土之说，如《后汉书·马援传》载：

在交趾，常饵薏苡，食用能轻身省欲，以胜瘴气，南方薏苡实大，援欲以为种，军还载之一车。

《大观本草》“薏苡”条引陶弘景《名医别录》言：

薏苡处处有，多生人家。交趾者，子最大，彼土呼为簳，音干珠。马援大取，将还，人馋以为珍珠也。

到了唐代，中国医学传入越南者甚巨，中国前往越南的人数也明显增加。同时，《明史·外国二》记载：景泰元年，“安南……以土物易书籍、药材”，可见明代时期中国和越南在医药学方面的交流是很普遍[①]。清代之时，《冯氏锦囊秘录》的传入，使得越南医学得到了巨大的发展，延续至今。

① 王孝先著：《丝绸之路医药学交流研究》，新疆人民出版社，1994年，第12页。

（2）海上丝绸之路文化交流之延伸

文告《急救立止吐血灵方》中也明确了此方在中国流传之地为杭州，此为古代中国最繁盛的水路码头之一。杭州盛产海上出口贸易的三大支柱：丝绸、茶叶、瓷器。借以杭甬运河（宁波至杭州的水路）和大运河（洛阳到杭州的水路，京杭大运河最古老的河段）成为我国古代海上丝绸之路对外交流的主要地区之一。① 因此，自宋代开始，杭州港位于钱塘江出海口，扼杭州湾咽喉，这是作为一个优良港口的重要地理优势。在大量的贸易中也有着药材的进口商品，包括了苏木、阿魏、肉豆蔻、白豆蔻、没药、胡椒、丁香、木香、苏合油、血碣、脑子、鹿茸、茯苓、人参、麝香等药材。②

同时，涉及了杭州两处地域即孩儿巷、和合桥。海上丝绸之路既是丝绸商品贸易的“直线”通路，同时也是一张串联国家、地区之间的贸易“网络”。诸多研究海上丝绸之路的学者认为，海丝“并不只是窜连起了众多海岸线、岛屿上的港口、城市，而是将港口及其经济腹地都纳入到这样一个网络中，港口城市、腹地城市、内河航道、市镇都被纳入到往来贸易所带动的物品生产、运输、交换当中”。③ 并据《袖珍杭州西湖图》④ 记述，此为相近的两处名迹，并临近杭州内城水路，同

① 王建富主编：《海上丝绸之路浙江段地名考释》，浙江古籍出版社，2017年，第108—109页。

② 邱靖：《两宋时期杭州的海外贸易》，杭州师范大学，2016年，第16页。

③ 杭州文史馆，杭州文史研究会，杭州市政协文史委员会编：《杭州文史（第12辑）》，杭州出版社，2018年，第1页。

④ 佚名：《袖珍杭州西湖图》，商务印书馆，1925年，第1页。

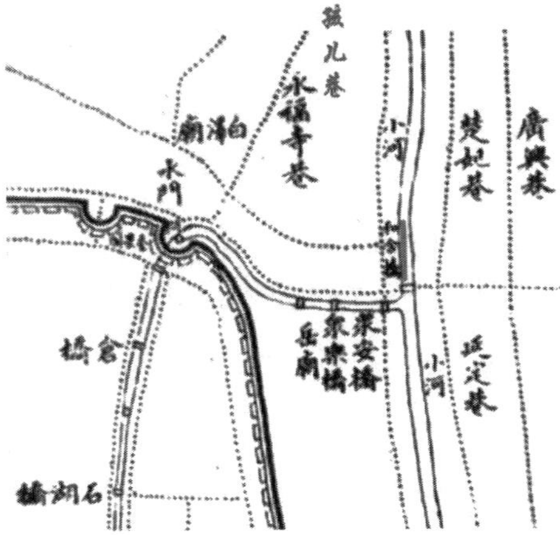

图 12　孩儿巷、和合桥方位图

为晚清至民国杭州商贾市民云集之所。因此，证实了此方是由海上丝绸之路贸易传播而至中国。

三、《急救立止吐血灵方》药物配伍特征解读

自清代中期开始，越南医家多遵从《内经》和《冯氏锦囊秘录》。如著名越南医家黎有卓认为冯氏著作为从事医学重要典籍。其著作《海上医宗心领》也源于此书，并有发挥。所以，《冯氏锦囊秘录》对于越南医学的发展起到了非常重要的意义。此方流传年代为晚清，同时期越南医家多效法于《冯氏锦囊秘录》。因此，笔者以清代《冯氏锦囊秘录》中相关本草性味与功效注释为纲，解析《急救立止吐血灵方》中十五种药物（当归、白芍、旋覆花、川芎、红花、代赭石、茯苓、玄胡、佛手、甘草、藕节、茜草、桔根、白茅根、童便）的本草用途与组方特征（见表 4）。

依据《冯氏锦囊秘录》药物的分析，发现《急救立止吐血

表 4 《冯氏锦囊秘录》药物性味功效一览表

原方药名	冯氏锦囊秘录名称 / 章节	性味归经	功　　效
全当归	**当归：**卷三十七 > 草部上	味辛而甘，气温而厚。甘以缓中，辛以散润，温以通畅。入肝、心、脾三经。	若入养血和血药，或全或生，用酒拌炒。……气血分皆可用……痈疮金疮肌肉不长……血散乱而能归，诚血门之要药。……当归为血分要药。辛温而散，血中气药也……全活血而不定。气血昏乱服之而定，能领诸血，各归其所当归之经，故名当归。
白芍	**白芍：**卷三十七 > 草部上	味苦、酸、平，微寒，无毒。入肝、脾血分。	白补而赤泻，白收而赤散。白芍药收敛下降，以秋金之令，犹未若芩连之寒。
全覆花	**旋覆花：**卷三十九 > 草部下	味咸、甘，温。一云：苦、辛，冷利，有小毒。	凡心脾伏饮，胁下胀满，胸上痰结，唾如胶漆，风气湿痹，皮间死肌，消痰饮，除宿水，利大肠膀胱。
川芎	**川芎：**卷三十七 > 草部上	味辛，气温，无毒。 入手少阳经、手足厥阴经。	上行头目，下行血海，通肝经血中之气药也。治一切血，破癥结宿血，而养新血，及鼻洪、吐血、溺血，妇人血闭无娠。
红花	**红蓝花：**卷三十八 > 草部中	味苦、辛，温，无毒。 入心、肝二经。	治胎死腹中，为未生要药，疗口禁血晕，诚已产仙丹……少用则入心养血，水煎为安……为行血活血润燥之药也。
代赭石	**代赭石：**卷四十一 > 石部	味苦、甘，气寒，无毒。 入肝，心二经。	以甘寒凉血镇重解毒之性，则君主虚灵而幽暗自辟，肝气和平而血热血瘀之病自除。……养血气，除五脏血热、血痹、血瘀。

（续表）

原方药名	冯氏锦囊秘录名称 / 章节	性味归经	功　　效
云苓	**白茯苓：**卷四十 > 木部	味甘淡，性平，无毒。 入手足少阴、手太阳、足太阴、阳明经。	白茯苓，主胸胁逆气……益肺利血，渗湿安魂，却惊开胃厚肠，上以渗脾肺之湿，下以伐肝肾之邪，故为利水燥湿之要药。
玄胡	**延胡索**：卷三十九 > 草部下	味辛，气温而无毒。 入足厥阴经、手少阴经。	性温则能行能畅，味辛则能润能散，所以为行气活血要药……乃活血下气第一品药也……行气中血滞，血中气滞。
佛手干	**香橼**：卷四十四 > 果部	味苦温无毒，入肺、脾二经。	理气止呕，健脾进食。（香橼，俗作圆、一名佛手柑、古名枸橼、音矩员。《本草从新》）
炙甘草	**甘草：**卷三十七 > 草部上	味甘，气平，无毒，入脾经。	诸毒遇土则化，故能解诸百毒也，生寒炙温……健脾胃，补三焦，止泻渴烦，和调药性，却脐腹急疼，脏腑邪热，热药用之缓其热，寒药用之缓其寒，补脾而和中，润肺而解热……益阴除热，有裨金宫，故咳嗽咽痛，肺痿均治。甘缓中和，专滋脾土，故泻利虚热肌肉必需。
藕节	**藕汁：**卷十一 > 方脉鼻衄、齿衄、舌衄、肌衄合参	未记载。	藕节散：治吐衄不止。藕汁 生地黄汁 生蜜（五匙）大蓟汁（各三合）和匀每服一小钟，不拘时服。

（续表）

原方药名	冯氏锦囊秘录名称 / 章节	性味归经	功　　效
茜草	**茜草：**卷三十八 > 草部中	味苦、寒、微酸咸，无毒。入足厥阴、手足少阴。	行血凉血之要药也。茜草疗中多蛊毒，吐下血如烂肝；治跌久损伤，凝积血成瘀块，虚热崩漏不止，劳伤吐衄时来。
桔根	**桔梗**：卷三十七 > 草部上	味辛、苦、甘、平，微温，无毒。 入手太阴少阴，兼入足阳明胃经。	主中恶虫毒，风热喘促，开胸隔，利肺经。除壅之气于上焦……治肺痈排腐脓，而养新血……又与国老并行，同为舟楫之剂，载诸药不致下堕……古人开提气血，及痰火痢疾诸郁症中用之，亦同此义。
茅草根	**茅根：**卷三十八 > 草部中	味甘气寒无毒。入手少阴、足太阴、阳明。	其能补脾，故虽寒而不犯胃，能治诸劳伤虚热也……通闭逐瘀血，除客热在肠胃，止吐衄，因劳伤补中益气，并止消渴，清肺热定喘，除黄疸酒毒。
童便	**童便：**卷四十八 > 人部	味咸，气寒，无毒。	味咸而走血，咸寒能伏虚热，使火不上炎，血不妄溢，是以能疗诸血症也。童便，痨热咳嗽，鼻洪吐衄，产后败血攻心，扑损瘀血作痛，难产胎衣下出，一切火症神妙。

灵方》以“活血”“止血”药物为主，兼以“行气散瘀”药物为辅。其立法应为“行血凉血、理气祛瘀”。《冯氏锦囊秘录》载：“血行清道出于鼻，血行浊道出于口，咳血、衄血出于肺，呕血出于肝，吐血出于胃，痰涎血出于脾，咯血出于心，唾血出于肾。”[①]，故冯氏认为吐血之病，应责之肺、肝、胃三脏。同时，“夫火者，无形之气也，非水可比，安能称载？盖血随气行，气利则血循经，气逆则血乱，气有余即是火也。实由气逆而血妄行，兼于火化，因此为甚”、“且气有余便是火，火乘于血，得热妄行，流溢无拘，上奔而为吐血也。”，强调了气、火、血与吐血发病的关系。并提出“当归得生地则生血，藕汁磨京墨则止血，红花得当归则活血”等用药法度。由此可知，《急救立止吐血灵方》治法源于《冯氏锦囊秘录》，从一个侧面验证了中越中医药文化的交流互通。

同时，本方中尚有两味药物为海外传来，如红花，即红蓝花（“生梁、汉及西域。一名黄蓝。《博物志》云：黄蓝，张骞所得。今仓魏地亦种之。”《证类本草》）。元胡，即延胡索（“生奚国。”《海药本草》）。奚国，为唐时奚族所建之国。《旧唐书・北狄传・奚》载：

奚国，盖匈奴之别种也，所居亦鲜卑故地，即东胡之界也，在京师东北四千余里，东接契丹，至西突厥，南拒白狼河，北至霫国。

《海药本草》中记载了“延胡索”能散气通经络。因此，本方从一个侧面也见证了中药本草在海上丝绸之路上的交汇与融合。

---

① ［清］冯兆张著：《冯氏锦囊秘录》，人民卫生出版社，2006年，第286页。

四、丝绸之路“方药交流”的螺旋式发展

（一）“物物交换”——药物交流

在丝绸之路兴起之初，最初的方药交流多是以“物物交换”的形式进行，所以，有大量的西域药物传入了华夏大地，丰富了中药的资源，并在相关中医理论的指导下，形成了各自的本土化中药理论（药性、功用等），逐渐完成外来药物的本土化。汉代，薏苡仁由越南传入中国后①，经过历代医家的药理衍化，成为目前民众熟知的“祛湿”要药。又如唐代《新修本草》记载的朝鲜传入中国的白附子、延胡索。以及治疗脚气病的“高丽老师方”(《外台秘要》)②。同时期阿拉伯国家以赠送与商贸的形式，将乳香、没药、木香等药物传入我国(《诸蕃志》)。与此同时，人参、茯苓、当归、麻黄、附子、细辛、远志等药物，作为“神州上药”通过丝绸之路传入了

---

① 据《后汉书·马援列传》载：“初，援在交趾，常饵薏苡实，用能轻身省欲，以胜瘴气，南方薏苡实大，援欲以为种，军还，载之一车，时人以为南土珍怪，权贵皆望之。援时方有宠，故莫以闻。及卒后，有上书谗之者，以为前所载还，皆明珠文犀。”见于朱建平著：《中国医学史研究》，中医古籍出版社，2003年，第366页。

② 《外台秘要方》卷第十八“脚气上十二门”载：文仲疗脚气心烦不下食方……又若毒气攻心，手中脉绝，此亦难济，不得已作此汤，十愈七八，方。吴茱萸六升，木瓜二枚切。右二味，以水一斗三升，煮取三升，分三服，或以吐汗便活。苏恭云：服得活甚易但鑽擊，少时热闷耳。此方是为起死，是高丽老师方。参见王焘著，小曾户洋编辑：《东洋医学善本丛书·（宋版）外台秘要方（上）》，オリエソト出版社，1981年，第357页。

印度①。

（二）“科技互通”——医技交流

在“物物交换”的基础上，医疗技术（药方）以及相应的医疗思想，都随着丝绸之路进行了很好的交流与互融。其中，本章所提到的中越交流过程当中形成的重要典籍《冯氏锦囊秘录》，正验证了这一现象。在此基础上，方药的交流，逐渐形成了药物中医药文化的互融现象。

又如越南医家黎有卓纵览中医各类典籍要义、融汇中医百家学术思想②，将理论应用于临床实践中，并结合继承越南民间民族传统医药知识，编写成越南传统医学中第一部综合性医书《医宗心领》，几经传抄修改，1885 年刻印，改名为《新隽海上医宗心领全帙》，简称《海上医宗心领》③。黎有卓尊崇《伤寒论》之旨，并根据两国地理环境与气候的不同，在治疗越南地区的外感病时，充实并发挥了解表用汗法、

① 北京中医学院主编：《中国医学史》，上海科学技术出版社，1978 年，第 29 页。

② 引用中医古籍有王太仆（注）《素问》、仲景（《伤寒》《金匮》）、巢氏（《病源》）、东垣、丹溪（《东垣十书》）《简易（方）》《医学入门》《古今医鉴》《寿世保元》《薛氏医案》《医贯》《锦囊（秘录）》《景岳全书》《（证治）准绳》《（李）士材（医书）》《颐生（微论）》《救偏琐言》《万氏家藏》《妇人良方》《济阴纲目》《产宝》《保产（机要）》、钱仲阳（《小儿药证直诀》）《保赤全书》《痘疹心法》《痘疹金镜录》《雷公炮炙论》《本草纲目》等。参见真柳诚，郭秀梅：《中日韩越古医籍数据的比较研究》，《中国科技史杂志》2010 年第 3 期，第 243—256 页。

③ 阮氏李，杜尹心，王寅：《越南黎有卓〈海上医宗心领〉述评》，《云南中医学院学报》2013 年第 3 期，第 82—84 页。

热证用清法、实证用下法、散寒用温法、虚证用补法[①]，在治疗伤寒时形成了伤寒三法（辨病因、分内外；查病机，分虚实；断病位，分表里）[②]。充分体现了中、越医疗技术的传承与发展。

（三）“文化汇融”——医文交流

在医疗科技的交流与汇融之后，“医文交流”应运而生。这是人类认识事物的一般性规律的体现。在事物或技术使用过程中获得了预设的结果，从而产生了两种延续结果的方式，一种为继续使用并加以改良，这种方式即是上文提到的“医技交流”。第二种，是将事物或技术继续更广泛的传播，并加以改良（融合自身的知识，或翻译为本民族的语言等等），即为“医文交流”的“文化汇融”。这一现象在中国周边国家对中医药学的接纳与反馈中，不难发现。

如越南称中医药学为“北医”“北药”，在中医药与越南医学的交流与互融过程中，出现了“医文交流”现象。但由于越南自身的地理特征（高温高湿）等原因，造成流传进来的汉医籍与中越融合医籍并不多见。日本学者真柳诚先生考证了相关存世文献，发现了相关医籍的存世状况。

1. 越南翻刻中国医书汉籍15种：

（1）《医学正传》：至少1版（约18世纪）。

（2）薛己《外科枢要》4卷（1571初版）：至少1版

① 阮氏李：《〈海上医宗心领〉外感病证治规律的研究》，云南中医学院，2013年，第73页。

② 高雅，肖永芝：《越南医家黎有卓治疗伤寒三法》，《中国中医基础医学杂志》2021年第10期，第1557—1559页。

（1807 年）。

（3）《（编注）医学入门》：至少 2 版（1859 年前，1859 年）。

（4）龚廷贤《万病回春》8 卷（1588 年初版）：至少 1 版（19 世纪）。

（5）龚廷贤《（新刊）云林神彀》4 卷（1591 年初版）：至少 1 版（19 世纪）。

（6）龚廷贤《（医林状元）寿世保元》10 卷（1615 年初版）：至少 1 版（19 世纪）。

（7）聂尚恒《活幼心法大全》9 卷（1616 年初版）：至少 1 版（19 世纪）。

（8）翟良《（医海大成）痘科纂要》1 卷（1657 年版《翟氏医书五种汇刻》本）：至少 1 版（1844）年。

（9）费启泰《救偏琐言》10 卷（1659 年成书）：至少 1 版（1881 年）。

（10）万全《万氏妇人科》1 卷（《万氏女科》3 卷（1712 年初版之拔粹）：至少 1 版（19 世纪后叶）。

（11）吴又可《瘟疫论》3 卷（1715 年版《醒医六书》本）：至少 2 版（1848、1876 年）。

（12）唐千顷《大生要旨》5 卷（1762 年初版）：至少 1 版（1870 年）。

（13）邵志琳《延龄药石》1 卷（1774 年序刊《吕祖全书》卷 25）：至少 1 版（1870 年）。

（14）邱浩川、王惇甫增补《牛痘新书（济世）》（1865 初版）：至少 1 版（1874 年）。

（15）容山德轩《（新刊）普济应验良方》8 卷（1799 序

刊：至少 1 版（1875）。①

2. 中越汇融的医书典籍：

目前，在越南医籍中未能明确存世此类典籍的具体数量。但典型的医籍名目如下②：

陈朝时代：

（1）朱文安《医学要解集注遗篇》（参照《黄帝内经》）；

（2）慧靖（托名）《十三方加减》（参照元代徐和用《加减十三方》）；

（3）慧靖（托名）《伤寒三十七槌》（参照明代陶华《伤寒杀车槌法》）。

后黎朝时代：

（1）潘孚先《本草食物纂要》（参照本草书及《本草纲目》）；

（2）阮直《保婴良方》4 卷（参照中医医书编辑而成）；

（3）郑敦樸《活人撮要增补》3 卷（参照《景岳全书》《寿世保元》《医学入门》《济阴纲目》《本草纲目》）；

（4）吴靖《万方集验》8 卷（引自《本草纲目》，间接引自《外台秘要方》《证类本草》）；

（5）黎有卓《医宗心领》66 卷（参照《冯氏锦囊秘录》）；

（6）阮嘉璠《胎产调经方法》（引自《济阴纲目》《妇人大全良方》《证治准绳》《景岳全书》《冯氏锦囊秘录》《寿世保元》

① 真柳诚，郭秀梅：《中日韩越古医籍数据的比较研究》，《中国科技史杂志》2010 年第 3 期，第 243—256 页。

② 真柳诚编，郭秀梅译：《跨境的传统，飞翔的文化—汉字文化圈之医史》，福建科学技术出版社，2014 年，第 110—122 页。

《万病回春》等）；

（7）阮嘉璠《疗疫方法全集》2 卷（引自中国医家张景岳（《景岳全书》）、冯兆张（《冯氏锦囊秘录》）、赵献可、吴勉学等著作）。

通过以上著作可以看出，中越医学的交流经历了“方药交流”的螺旋式发展趋势，最终进入了“医文交流”的“文化汇融”，这正是丝绸之路引导医药文化交流、发展、汇融、革新的路径。

原发表于《中医药文化》2018 年第三期，第 35—41 页
此次收录的是修订版本

第三节　“医儒互动”下的中医药互联互通

——台湾第二任巡抚邵友濂治子癫狂颁布文告《龙虎丸方》解析

在中医药学传承过程中，产生了许多具有中国本土色彩的医疗人文现象。如宋元儒士与政要在构建出医学的学统和谱系的基础上，同时也直接参与医经、方书等具体中医知识的编纂与流传①。自宋以降，众多文人政要多有医著流传于世，如苏轼、沈括的《苏沈良方》，明太祖之子朱权的《活人心法》、高濂的《尚雅斋遵生八笺》等等，充分体现了中医传承中的“医儒互动”现象。然而，记载这一现象的中医文献史料中，还包含了中医典籍中一类特殊的文献形式——“中医药文告”。

① 王涛锴：《明前期士大夫的医学化与医、儒互动》，《福建师范大学学报（哲学社会科学版）》2018 年第 5 期，第 118—132 页。

中医药文告便于记录完整的医疗活动以及医家体会随笔，所以其促进了中医药在医者乃至民众间的交流传播与文化交融，因而其具有了广泛传播与实际应用的双重属性，进而产生了独特的医学、史料与文化价值①。

一、《龙虎丸方、金匮侯氏黑散方、猪心丸方》(图版、原文)

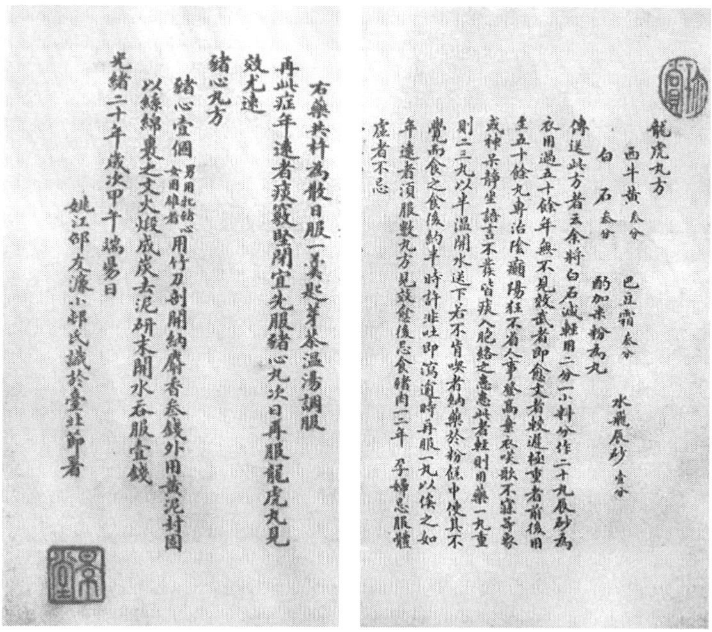

▲ 图 13 《龙虎丸方、金匮侯氏黑散方、猪心丸方》图版(局部)
(太史连纸，石印，61 cm×25 cm，藏于“景和斋”)

① 马捷，李小林：《从一则“丝绸之路”中医药文告看中越医药文化交流》，《中医药文化》2018 年第 3 期，第 35—41 页。

龙虎丸方

西牛黄 三分　巴豆霜 三分　水飞辰砂 一分　白石 三分

酌加米粉为丸。

传送此方者云：余将白石减轻，用二分，一小料分作二十丸，辰砂为衣。用过五十余年，无不见效。武者即愈，文者较迟，极重者前后用至五十余丸。专治阴癫阳狂、不省人事、登高弃衣、笑歌不寐等象，或神呆静坐、语言不发，皆痰入胞络之患。患此者，轻则用药一丸，重则二三丸，以半温开水送下、若不肯喫者，纳药于粉糕中，使其不觉而食之，食后约半时许，非吐即泻，逾时再服一丸，以俟之。如年远者，须服数丸，方见效。愈后忌食猪肉一二年，孕妇忌服，体虚者不忌。

余大儿病肝胃气痛累年，屡治无功，日久增剧，饮食日少，夜不成寐，去秋忽转为癫痫，以白金丸、控涎丹投之，少愈。至冬初复大发，百计治之，率无效。聂仲方廉访邮寄此方，并惠药十丸。来书言此方，活人无算，服之者不吐即泻，亦间有不吐泻而愈者。余持以示医者谷君幼香。幼香曰：“癫痫之疾，皆由于痰入心包络。白石专能燥痰以之为君；巴豆辛热破痰导之下行，使白石之性过而不留，以之为臣；反佐以牛黄之甘寒，通窍辟邪，清心解毒，制白石、巴豆之猛烈，合硃砂为之镇摄，真治癫狂之圣药也。”余遂令大儿服之，乃前后服至八丸，病如故，且自称耳中时闻人语，心悸，胆怯，精神恍惚，日仅啜粥一盂。亲友皆谓神气已亏，不宜再服。余思病人服药，有药对而不即见效者，未有药不对而不即见弊者，今服之八丸之多，无弊而亦无效，是病重药轻，药不胜病之故，非不对也。古人制方，不但君、臣、佐、使配合得宜，即分两重轻，亦权衡至当。

仲方减轻白石一分，为二十丸，已失制方本意，故治轻症则可，治重症则难，乃照方仍用白石三分，合药百二十粒，投以十四粒，少顷吐泻交作，次日神气顿清，健饭酣睡。从此间四五日一服，服至百余粒，其病若失，并气痛亦不复发。余因立愿刊布并购觅西牛黄，照原方分两，配合每料百二十粒，每六粒裹以蜡丸，施送以广其传。病轻者，每服一丸；重者，二丸；年远者，三丸。夫“阳狂阴癫”见症或有不同，而其为痰迷心窍则同病者，多误于初起时，不知去痰，或去痰未尽，辄疑原气亏损，遽用滋补之剂，谓可培养心神，不知愈补则痰愈固结，势必静则目瞪神呆，动则发狂觅死，可治之症，卒至不治，良可悲也。此方奏效神速，实余所亲验。用此方者，勿以猛烈为疑，勿以吐泻为惧，勿以病人畏服之故，少投辄止，致药力不足而不效，或暂时见效而病根未除，终于不效，是则余之所厚望也夫。

再服此丸者，俟病大愈后，接服侯氏黑散方，以填空窍，使胞络痰不复生，尤为周妥。

金匮侯氏黑散方

甘菊花　四钱　细辛　三分　乾姜　三分　人参　三分

黄芩　五分　当归　三分　川芎　三分　牡蛎　三分

茯苓　三分　矾石　三分　桂枝　三分　白术　一钱

防风　一钱　桔梗　八分

右药共杵为散，日服一羹匙，芽茶温汤调服。

再此症年远者，痰窍坚闭，宜先服猪心丸，次日再服龙虎丸方，见效尤速。

猪心丸方

猪心一个（男用牝猪心，女用雄者），用竹刀剖开，纳麝香三钱，外用黄泥封固，以丝绵裹之，文火煅成炭，去泥研末，开水吞服壹钱。

光绪二十年岁次甲午端易日。

姚江邵友濂小邨氏识于台北节署。

二、文告《龙虎丸方、金匮侯氏黑散方、猪心丸方》年代考

此文主体内容记录了“阴癫阳狂”症的中医治疗方案，记载著文时间为“光绪二十年”（1894 年）。然而其内容在晚清、民国时期被《专治癫痫良方》（石印本）、文告《龙虎丸方治癫狂如神秘方》、《千金珍秘方选》、《医学杂志》（《中国近代中医药期刊汇编》）先后转录出版，但与此文相比较，内容有部分出入，且从出版时间分析，此文告年代最早。证据有五：

（一）落款中“邵”字笔法，以此文告最古，其与邵氏笔法最为接近，疑为邵氏亲笔。而《专治癫痫良方》本则“邵”字与其字不相符合（图 14）。《千金珍秘方选》《医学杂志》均为铅字本，已失字体原貌，时间较后，不再赘述。

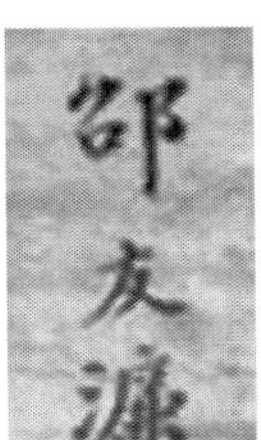

邵友濂书法小品

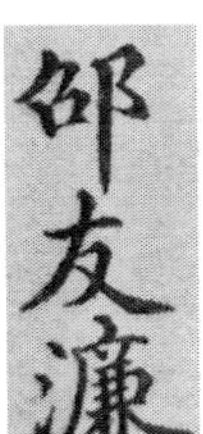

文告本

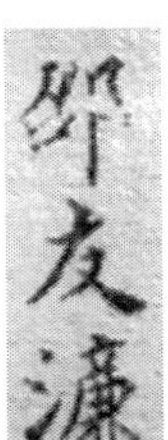

《专治癫痫良方》本

▲ 图 14　三种文献邵友濂落款“邵”字比较

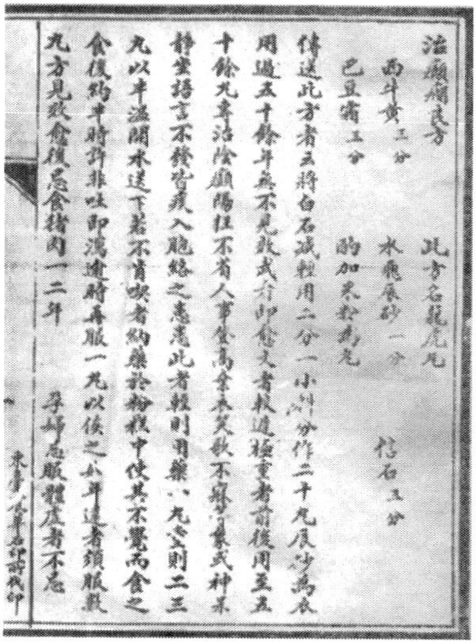
治癫痫良方　此方名龍虎丸
西牛黄三分　水飛辰砂一分　信石三分
巴豆霜三分　醋加米粉為丸
傳送此方者五將白石誠粒用二分一小鉢分作二十丸辰砂為衣
用過五十餘年無不見效[illegible]即愈久者[illegible]重者前後用至五
十餘丸專治陰癲陽狂不省人事登高棄衣笑歌不寐等癲或神呆
靜坐語言不發皆痰入胞絡之患患此者輕則服一丸重則二三
丸以井溫開水送下若不肯喫者納藥於餅粑中使其不覺而食之
食後約半時許非吐即瀉遠將再服一丸以後之[illegible]者須服數
丸方見效愈後忌食豬肉一二年　孕婦忌服體虛者不忌
東臺震華石印所代印

◀ 图 15 《专治癫痫良方》
（竹纸，石印，21 cm × 12 cm，
藏于“景和斋”）

（二）《专治癫痫良方》本，载年款同为“光绪二十年”，但其内容是对文告本进行了校修。（1）主体文字删减改动；（2）落款中“端易”改为“端阳”；（3）明确版存“东台”，并由“东台震华石印所代印”。“东台”为今江苏省盐城专区下辖市，与台湾省毗邻。故而推测后者为递修本，时间晚于文告本。

（三）《千金珍秘方选》本①，其书为清代孟河医派名家巢崇山所著，所载“龙虎丸”方隐去了著录者邵氏姓名，并无“接续方（金匮侯氏黑散方、猪心丸方）”。但其文字与《专治癫痫良方》本相仿，故而推测为后者的递修本，时间晚于文告本。

（四）《医学杂志》本②（1921—1929），其所载“龙虎

① 朱雄华著：《孟河四家医集》，东南大学出版社，2006 年，第 1013 页。
② 段逸山：《中国近代中医药期刊汇编》第 2 辑，上海辞书出版社，2011 年，第 100 页。

丸”方为民国医家贾燮卿转录，标明了方源由来以及“龙虎丸”方的传递脉络，并附“接续方（金匮侯氏黑散方、猪心丸方）”，但文字顺序前后修改较多，部分行文确与《专治癫痫良方》本相仿，故而推测仍为医家摘录校改本。

（五）文告《龙虎丸方治癫狂如神秘方》，内容全部隐去原方传递与著录人物，只记载了“龙虎丸”相关内容，未见“接续方（金匮侯氏黑散方、猪心丸方）”，并注明“江西进贤门内太史第暨阳王公馆制送”。

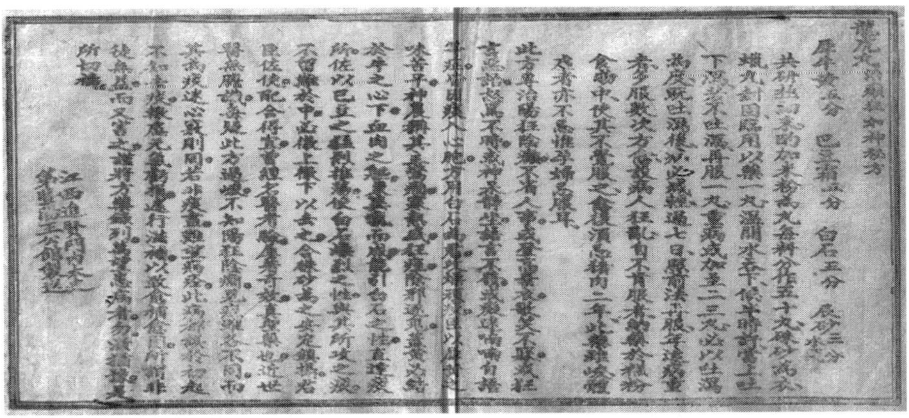

▲ 图 16 《龙虎丸方治癫狂如神秘方》
（竹纸，木板蓝印，21 cm × 12 cm，藏于“景和斋”）

据考证，江西省南昌市有“进贤门”一地，《江西通志・南昌》载“徵士徐楫墓在南昌进贤门外”，但尚未确认有“太史第”之位置。然而，广东省揭阳市（“榕城”）尚有“进贤门”“太史第”同居一处。“太史第”位于榕城东门，此门即为“进贤门”。“太史第”是明朝“潮州后七贤”之一的郭之奇故居，保留至今。但是，二省皆未有“阳王公馆”的明确记载。同时，二省接壤，且广东省与台湾省相邻，据此推测此文告可能出自广东榕城。

（六）文告《清宫秘方：治癫狂龙虎丸》，北平太和堂献方，据文告信息“支持抗倭”推断，时间可能在1931—1945年之间，其“癫狂龙虎丸”与文告《龙虎丸方、金匮侯氏黑散方、猪心丸方》处方一致，并提出方源为“清宫秘方”，恰与原文告传自宫廷重臣家传相吻合。同时，说明民国时期“癫狂龙虎丸”已经传递到民间，仍然完成着儒医的使命——“报国”与“济世”。

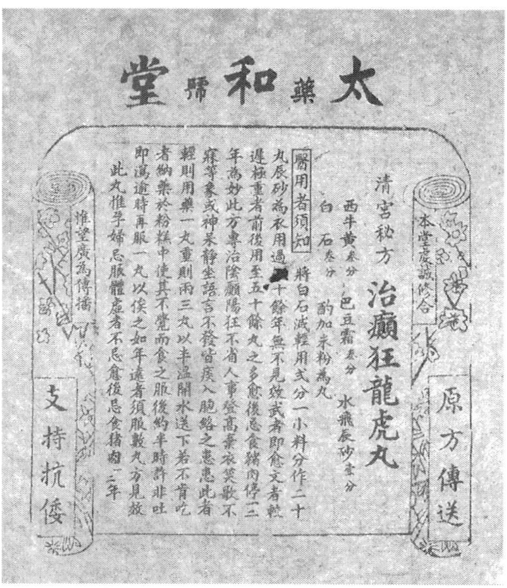
太藥和歸堂
原方傳送
本堂虔誠修合
清宮秘方
治癲狂龍虎丸
西牛黃叁分 巴豆霜叁分 水飛辰砂壹分
白石叁分 酌加米粉為丸
醫用者須知
將白石減輕用弍分一小料分作二十
丸辰砂為衣用過十餘年無不見效武者即愈文者較
進極重者前後用至五十餘丸之多愈後忌食豬肉停三
年為妙此方專治陰癲陽狂不省人事登高棄衣笑歌不
寐等象或神呆静坐語言不發皆痰入胞絡之患患此者
輕則用藥一丸重則兩三丸以辛溫開水送下若不肯吃
者納藥於粉糕中使其不覺而食之服後約半時許非吐
即瀉逾時再服一丸以候之如年遠者須服數丸方見效
此丸惟孕婦忌服體虛者不忌愈後忌食豬肉二年
惟望廣為傳播
支持抗倭

◀图17 《清宫秘方：治癫狂龙虎丸》（竹纸，石印，18 cm×21 cm，藏于“景和斋”）

三、文告《龙虎丸方、金匮侯氏黑散方、猪心丸方》内容考

（一）龙虎丸方

纵观全方所治疗病症，为目前所述“神乱”之“癫（文者）”“狂（武者）”证，并从文中所记载邵友濂长子病情推测，也属此证。同时，从聂仲芳描述药味功效“服之者不吐即泻，亦间有不吐泻而愈者”，以及名医谷幼香的方解可加以佐证。“龙虎丸”方配伍以“开窍醒神，祛瘀排毒”为法，并防止药性俊猛，故以米粉为衣。且其效优于“白金丸”“控涎丹”之类。

同时，近现代多有著录和应用此方的记载（表5）。现代研究发现，龙虎丸以治疗“神经分裂症”为佳，同时多配以其他方药，以缓解其峻烈药性，如“防风绿豆甘草汤”等①。然而，也有同名异物方剂，如补剂“龙虎丸”，因含“虎骨”“龙骨”等药而得名。

（二）金匮侯氏黑散方

此方在文告本中为“接服方”。即为服用“龙虎丸”方开窍醒神后，防药性峻猛，故续服此方。本方以“补气助阳，去痰清热”为法，药效相仿，但药性减缓。

（三）猪心丸方

因“龙虎丸”方药性峻猛，老年体弱患者难以服用，故先服“猪心丸方”，再续服“龙虎丸”方。

纵观文告本语言简练，其涉及三方配伍得当，适应人群、

① 朱佑武、李树恒：《试用龙虎丸治疗精神分裂症10例疗效观察》，《江西中医药》1960年第12期，第12—14页。

表 5 “龙虎丸”著录与应用一览表

“龙虎丸”药物组成					备 注	出 处
西牛黄	巴豆霜	水飞辰砂	白石	米粉（制丸）	纳药于粉糕中	文告《龙虎丸方、金匮侯氏黑散方、猪心丸方》
犀牛黄	巴豆霜	辰砂水飞	白石	米粉（制丸）	纳于糕粉食物中	文告《龙虎丸方治癫狂如神秘方》
西牛黄	巴豆霜	水飞辰砂	白石	米粉（制丸） 硃砂（为衣）	于粉糕中	文告《清宫秘方：治癫狂龙虎丸》
西牛黄	巴豆霜	水飞辰砂	信石	米粉（制丸）	纳药于粉糕中	《专治癫痫良方》
西牛黄	巴豆霜	水飞辰砂	白信	烂饭（制丸）	加冰片 一分	《千金珍秘方选》
西牛黄	巴豆霜	水飞朱砂	白信	米粉（制丸）	纳于粉饼内	《医学杂志》(《中国近代中医药期刊汇编》)
西黄	巴霜	朱砂	白砒	糯米（制丸）	淡粥调养	《中国针灸学》
犀牛黄	巴豆霜	净硃砂	制人言	蜂蜜（制丸） 硃砂（为衣）		漳浦县医学科学研究所
西牛黄	巴豆霜	水飞辰砂	砒霜	米糊为丸	配以“防风绿豆甘草汤”	湖南中医药研究所
西牛黄	巴豆霜	硃砂	白信石	米粉（制丸）	配以益气健脾汤剂（党参、白术、桔梗、茯苓、甘草）	浙江杭州第二中药厂（癫狂龙虎丸）

辨证立法、服用方法及禁忌证等明确，为后世治疗癫狂证提供了中医药治疗的途径。同时，也从一个侧面提示了晚清时代对于急性病——癫、狂证的早期治疗路径。

四、文告《龙虎丸方、金匮侯氏黑散方、猪心丸方》传递考

从文告本年代、涉及人物、内容三个方面的考据，可初步推断：自光绪二十年始，晚清三位医儒人物传递收录之“龙虎丸”方，经多次传抄改良，从政要阶级的馈赠形式逐步进入了普通民众的医疗视野。通过梳理其传播路径主线为：江浙沪地区（聂仲方惠赠）、台湾省（邵友濂刊印“文告母本”）、江苏省（《专治癫痫良方》改良本）、北平（《清宫秘方：治癫狂龙虎丸》未改本）、江苏省（《千金珍秘方选》递修本）与上海（《医学杂志》摘录校改本）。传递旁及广东省（《龙虎丸方治癫狂如神秘方》改良本）。所以，由此可见，“龙虎丸”方完成了沿海地区的中医药互传与革新（图 18），进而充分体现了晚清

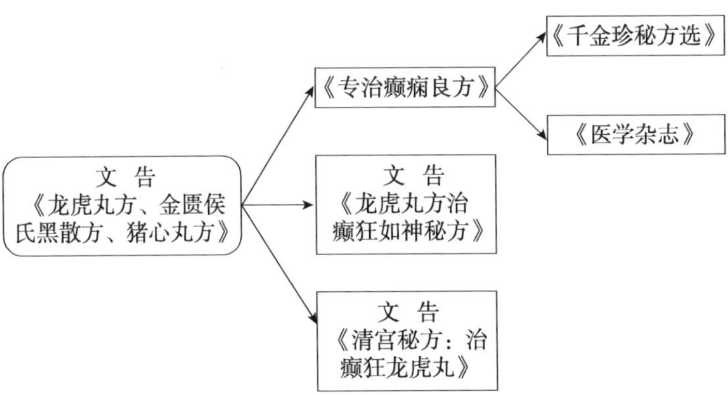

▲ 图 18　“龙虎丸”方传承图

医事活动的流通交融特点，以及清末通商口岸的“兼收并蓄、革新开放”的医疗文化现象。

五、文告《龙虎丸方、金匮侯氏黑散方、猪心丸方》涉及人物考

（一）邵友濂

邵友濂（1841—1901），清末浙江余姚人，初名维埏，字小村，一作筱村。同治举人。早年由监生捐赀员外郎。1874年（同治十三年）以御史记名补总理各国事务衙门章京。1878年（光绪四年）随崇厚出使俄国，次年署理出使俄国钦差大臣。1882年补授苏松太道。中法战争爆发后奉命襄办台湾防务。1886年后历任河南按察使、台湾布政使，1889年迁湖南巡抚兼署提督，1891年继刘铭传为台湾巡抚，1894年中日甲午战争时布置台湾防务。同年改署湖南巡抚。次年1月受命为全权大臣，同张荫桓赴日本议和被拒。不久因病解职①。

光绪二十年（1894年）谭钟麟调查奏报：

邵友濂本不知兵，师心自用……唐景崧帮办防务布置略有头绪。”② 同年九月，清廷令唐景崧“暂行权篆。③

① 夏征农、陈至立著：《大辞海·中国近现代史卷》，上海辞书出版社，2013年，第181页。

② 郎爱莲编辑：《明清宫藏台湾档案汇编》（第225册），九州出版社，2009年，第23页。

③ 台北故宫博物院编辑：《清光绪朝中日交涉史料选辑》，文海出版社，1970年，第133页。

署理台湾巡抚，平调邵友濂为湖南巡抚。文告本记载日期为光绪二十年岁次甲午端阳日（1894 年 6 月间），正为邵氏任台湾巡抚的终末阶段，佐证了此文告的真实性，并从一侧面体现了邵友濂政治环境的窘迫，退而忙于生活诸事的境况。

（二）聂仲方

聂缉槼（1855—1911），字仲方（一作芳），号心斋，衡永郴桂道衡州府衡山县（今衡阳市衡山县）人，清末封疆大臣、洋务派代表人物、中国民族资本家①。聂亦峰之子，曾国藩小女婿，又是李鸿章在沪大办洋务时的得力干将，是晚清上海史上较有作为的一任道台。望族出身，其家族以“三代进士，两世翰林”著称一时。历任江南机器制造总局会办、江南机器制造总局总办、苏松太道台（上海道台）、浙江按察使、江苏布政使、江苏巡抚、湖北巡抚、安徽巡抚、浙江巡抚。生平重视实业，创办私有上海恒丰纺织新局。著有《各种经验良方》②，其书附于《时疫白喉捷要》（清光绪三十年甲辰（1904）浙江官书局刻本）内。

聂仲方一为朝廷重臣，与邵友濂多有政务交集。同时，一为医家，其惠方于邵氏，当属情理之中，也充分体现了“医儒互动”现象的一个层面——“以医惠友”。

（三）谷幼香

谷幼香，据考应为清末民初医家，行医于台湾、上海等地。但其生平记录较少，仅《姚江吟唱集 · 丁卯中秋赏月诗

① 张剑等著：《俞樾函札辑证》，凤凰出版社，2014 年，第 246 页。

② 肖友宝著：《聂缉槼》（见湖南省地方志编纂委员会：《湖南年鉴》），湖南年鉴编辑部，1992 年，第 708 页。

会》载：

甲午战前统战场，台湾医局谷幼香。《皇汉医学》敷东海，治疗国皇名愈扬。①

遂推断有三：（1）谷氏、邵氏祖籍同为姚江；（2）因同乡之意，可能二者互有书信来往，讨论医药诸事；（3）谷氏可能为邵友濂医事亲信，随同去往台湾就职。

六、清代末期“医儒互动”医疗现象

（一）医疗现象的互动

从医疗现象看，清代末期“医儒互动”现象多体现为：第一，“儒医兼通现象”。即，（1）儒士从事医疗活动；（2）儒士编写医疗著作。第二，“医儒互通现象”。即，（1）医儒医事互动；（2）医儒惠赠效验方剂。

台湾涉医文告《龙虎丸方、金匮侯氏黑散方、猪心丸方》体现出以上晚清“医儒互动”的医疗现象。（1）聂氏为晚清名儒，兼通医理，多留存效验方剂，并著有医书《各种经验良方》，为“儒医兼通现象”的最好例证。（2）聂氏将效方“龙虎丸”以惠赠的形式在政要名儒之间传递。又反映了“惠赠效验方剂”的“医儒互通现象”现象。（3）邵氏应用“龙虎丸”方时，首先与“医事亲信”谷幼香求证本方医理，随后便应用此方，反映了当时“医儒医事互动”的医疗状态。但收效不佳。邵氏即以自身对此病病机与方药药性的感悟，最终加大药量而用之，终收奇效，并根据用药体会对聂氏赠方进行了分析

① 余姚市政协姚江诗社编：《姚江吟唱集》，余姚市政协姚江诗社，1997年，第132页。

与增补。所以，从文告所叙述的邵氏用方经历，反映了晚清儒士对中医医理、处方用药的深刻思考，也体现了晚清儒士在推动中医药医疗活动中的重要作用。

（二）医疗内容的互动

从医疗内容看，（1）整件文告体现了明确的中医药临床应用方法，癫狂在古代为急证、险证，因此治疗较为困难，故而医家、儒生等才以文告的形式广而布之。（2）据考证，文告中涉及的三位人物均为晚清名人，且均与医事相关联，且不同程度上有了政务、医疗的联系。从一个侧面更加体现了政医交融的现象。

（三）医疗传播方式的互动

从医疗传播方式看，此文告传播形式体现了中医药文化不仅有传统的“医—医”传承途径、“医—患”医治途径的传播方式，还存在着中国特有的中医医疗传播形态，即“医—儒”“医—道”“医—释”等途径。同时，依据诸上所论，本文告的途径由沿海地区跨海向中国台湾省传递，并改良后回传内陆的中医药文化传播现象，体现出中医药文化的传播不受地域所限制，折射出清代中医药文化的交融现象。

原发表于《中医药文化》2019 年第四期，第 41—49 页
又转载于《明清以来的医疗社会文化史研究》，
上海科技出版社，2021 年，第 276—286 页
此次收录的是修订版本

第五章

Chapter 5

鼎革为新：近代丝绸之路中医医疗社会情态的嬗变

在近代时期，丝绸之路的中外格局有了重要的变化，随之而来的医药互动方式也有了较大的改变。此时的互动是在中国传统医药理论变革的环境中层层展开，“中西互动”成为这一时期的主要形式，并引发了中医医疗社会的变革。

本章将从三个方面介绍近代中医医疗社会情态的嬗变。

在丝绸之路经济互通中，外来的“洋”物也带来了大量的民众生活变化，并衍生出相关的健康问题，传统中医药据此形成了新的救治思路。以文告《专治食洋火方》为例，对中医治疗、民众防治“洋火毒”进行深度剖析，钩沉近代时期新型疾病的中医防控方法，以及在“中医药文告”传播视域下，“洋”物引发的中医思维与方法的自我革新规律。

在近代中国社会转型期，“中医药文告”在各地区突发重大公共卫生事件防控中扮演着重要的角色。从霍乱防控中“中医药文告”的应用状态，以及近代社会转型期霍乱中医药防控情态两个方面切入，揭示近代中国疫病防控中所形成的

“国家—地区—医疗机构—其他机构—个人”互为补充的隐形社会中医防控网络。中医药在社会多元因素与势力的博弈过程中，积极参与到疫病防控的“宣导”“避秽”“普济”等环节，逐渐从疾病个体化的“辨证论治”向疫病群体化的“专病专方”“病证结合”转变与升华。

在丝绸之路多元文化交汇过程中，还有着民众的善良慈爱之心的流淌，无论是西方的红十字会还是中国本土的世界红卍字会都跨越了国界而展示了丝绸之路带来的“民心相通”。中医药文告《虎疫之简单有效治法并施舍灵药》《施送经验良方》阐释了在慈善救急的社会情态中，中医药已融入了世界红卍字会的救济事务中，并发挥了一定的作用，还揭示传统慈善观念向现代慈善观念的转型的种种现象。

第一节 经济互通中的“洋”物与中医

——基于文告《专治食洋火方》探究近代时期“洋”物引发的中医思维变革

在近两千多年的丝绸之路贸易交流中，中医药从未缺席过。15 世纪初，冈萨雷斯·德·克拉维记录了“大黄”作为奢侈品流通于大都与撒马尔罕（帖木儿帝国都城）。

最好的商品特别是丝绸、缎子、腐香、红宝石、钻石、珍珠和大黄都是从中国运到撒马尔罕的。据说中国人是世界上技艺最高超的工人……中国主要的城市大都（北京）距撒马尔罕有六个月的路程，其中两个月要经过空旷的草原。在我任大使期间，有 800 峰驮满货物的骆驼从大都来到撒马尔罕[1]。

同时，通过丝绸之路经济互通中的“洋”物所带来的民众生活变化，使我们深刻体味到中医药除了作为贸易货物（香料、药材等等）流通之外，还对贸易之中的舶来品所带来的“新生活环境”进行了重新审视，甚至对其衍生出来的疾病进行了有效的防治。从中我们不难发现，在随着丝绸之路发展过程中，中医药并没有止步不前，而是酝酿着一次次在发展中的科技创新，将我们对外来事物的认识逐渐升华，进而使我们“放眼看世界”，将视野延展到丝绸之路沿线其他国家的民众生活。中医药所带来的“革新成果”，随着丝绸之路的对外贸易又传播到其他丝绸之路沿线国家。这也是丝绸之路贸易互通下，中医药传播的另一崭新的视角，其如涓涓细流，流淌在丝绸之路之上，滋润着丝绸之路大地。

在近代丝绸之路的经济互通中，民众通过贸易进行着物品的交流，大量的西洋物料传入了中国，同时也衍生出来相关的“问题”，这其中就包含了“洋物”（如鸦片、洋火毒、瓦斯等等）引发的疾病。传统中医药在面对“洋毒”时进行了思维与方法的自我革新，形成了新的救治思路。本节以一则治疗“洋火毒”的中医药文告出发进行综合分析，就大众并不熟知的“洋火毒”中医药防控进行钩沉发微，反思中医药的近代变革进程。

---

① Colonel Sir Henry Yule：《Cathay and the Way Thither Being a Collection of Medieval Notices on Chiftay London》, Hakluyt Society, 1866, vol. i。引自［英］Frances Wood（吴芳思）著，赵学工译：《The Silk Road Two Thousand Years in the Heart of Asia（丝绸之路 2000 年）》，上海辞书出版社，2016 年，第 4 页。

一、“洋火”的名称缘起

清代晚期，火柴被社会民众称作“洋火”或“自来火”，被列为“五洋”（洋火、洋烛、洋皂、洋烟、洋油）之一。此名称体现出：第一，火柴为国外的舶来品；第二，火柴为外国人发明。那“洋火”之名是否如上述所描述的“洋”字的解释。探究“洋火”在中国的发展脉络，大体其源流可分为两端。

（一）舶来的“洋火”

1680 年，英国化学家倭克尔发明了火柴，次年英国人玻意耳发明了硫磷火柴，1831 年，法国的索利亚第一次用黄磷、硫磺和氯化钾混合制成现在我们使用的火柴。1833 年，在瑞典的卑尔加城，建立起世界上第一座火柴厂①。1839 年，英国商人带了几盒由英国约翰华尔克②发明的火柴，作为国礼进贡给了中国清朝的道光皇帝。

当这个里面穿着衬衫西装，外面穿着箭衣朝袍，脚登皮鞋，只弯腰不跪拜的高鼻子、蓝眼睛立在皇帝面前，道光皇帝一看即面现恼色。陪同大臣连忙跪奏：“夷邦之人，不识上国礼仪，皇上息怒，请观夷人取火。”只见英国商人在盒中取出一根木梗，将涂着红色的一头，在粗糙的小铁板上，用力一划，随即发出嗞嗞声音后“蓬”一响。火就燃起来，道光皇帝

① 李穆文：《震惊世界的科技发明》，西北大学出版社，2006 年，第 116—117 页。

② 很多学者认为，1827 年，世界第一根火柴由英国化学家约翰华尔克发明创造。在一次偶然的机会中，华尔克发现用砂皮纸摩擦氯化钾和硫化锑的混合物能产生火焰。在 1827 年，华尔克出售第一盒氯化钾和硫化锑做的火柴。当时每购买一盒火柴，免费奉送一块砂皮纸。

及众大臣看得目瞪口呆，皇帝待烧完后才开口道："洋人所发洋火取用方便。"从此，"洋火"一词不胫而走，传到民间[①]。

1842年，《中英南京条约》签订以后，外国商人借此在中国大量出售火柴。由于民众对"火柴"的认识，多是"外国人发明，并带入中国"，因此冠以"洋火"的名称，随后"洋火"也进入了中国人的视野与生活。

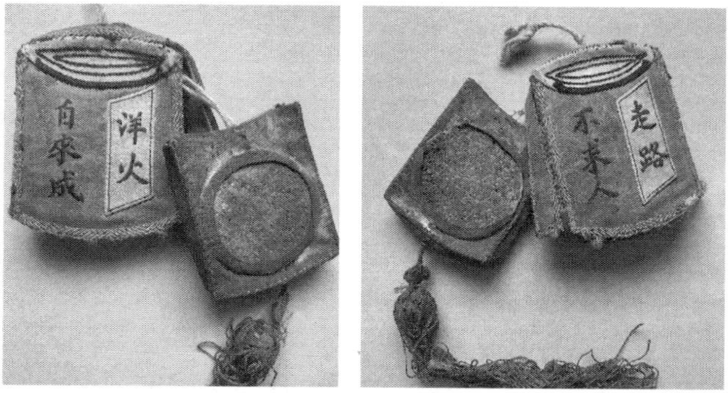

▲ 图1 清代"洋火自来成，走路不求人"刺绣火柴包取火器（山西吕梁）[②]

如上海藏家黄振炳先生查阅《敦利、本号等各商号进出口货物登录》发现了"洋火"进口的最早记录[③]：道光二十四年

① 赵志远，刘华明主编：《中华辞海》（第2册），印刷工业出版社，2001年，第1572页。

② 翰雅纸品：少见清代"洋火自来成，走路不求人"刺绣火柴包取火器，特殊火柴收藏品。2020年6月7日，http://book.kongfz.com/179068/2136834735/，2021年5月19日。

③ 1935年7月民国政府经济委员会《火柴工业报告书》："火柴输入我国的最早官方记录，见于1865年的天津海关报告……从1867年开始，有了全国进口火柴总数的报告"。

五月十六日（1844 年 7 月 1 日），上海阳和商号从（咪利坚货船）“进口自来火 1 大箱，计 29 盒；又，1 小箱，计 13 盒半” ①。此时又将“洋火”称为“自来火”。

1855 年，瑞典人伦德斯特勒姆研制成功了安全火柴，逐渐被各个国家所采用。上海开埠之后，火柴大量从欧洲通过海上丝绸之路传入中国，那时上海人就称之为“洋火”。但每盒火柴售价为五六文钱，大众购买力较低。因而火柴在中国的销量不大。所以，以经济驱动下的中国火柴“产—销”体系油然而生。1880 年，英国人美查在上海新闸区吴淞江南岸开设了中国的第一家火柴厂——“燧昌自来火局” ②。1897 年，宋炜臣、叶澄衷二人合资在汉口日租界上小路（今旅顺路）创办“燮昌火柴厂”（也称“燮昌洋火厂”“燮昌自来火厂”“燮昌火柴公司”），并经湖广总督张之洞批准享有 10 年专利，全厂设有排梗机 38 台（月产“双狮牌”火柴 150 箱，共计 648 万盒）③。这一事件也在民国初年汉口当地的“竹枝词”中有所记载。

洋火厂

古风无复见传薪，洋火销流遍地匀。
如此利权须自保，莫因押款让他人 ④。

① 黄振炳著：《上海火柴工业考索》，上海书店出版社，2016 年，第 14 页。

② 姜越著：《鸿商富贾：千古流传的大清巨商故事》，中国财富出版社，2014 年，第 132 页。

③ 王培著：《晚清企业纪事》，中国文史出版社，1997 年，第 159 页。

④ 徐明庭，张振友，王钢校注；武汉市文史研究馆编：《民初罗氏汉口竹枝词校注》，武汉出版社，2011 年，第 61 页。

1894 年，中国开始了自制火柴的工业发展。湖北省建立了两家官商合办的火柴公司——“聚昌”和“盛冒”。但因大量国外的火柴涌入中国，我国火柴工业一直受到舶来品的排挤。1912 年，由时任民国代总统的冯国璋入股，“泊镇永华火柴股份有限公司”成立，这也是近代著名民族企业“泊头火柴厂”的前身。1922 年，五四运动后，“洋火”才渐渐改称“火柴”③。新中国成立以后，中国火柴工业突飞猛进，“洋火”名称也逐渐被留存于历史长河中①。

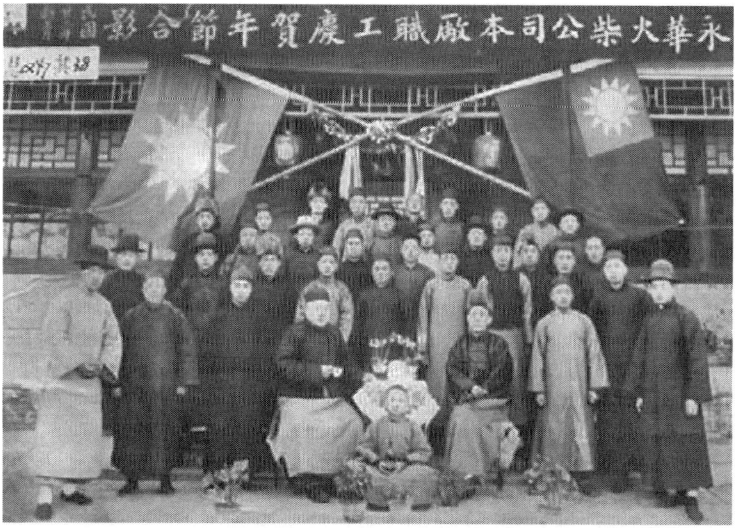

▲ 图 2　1933 年，泊镇永华火柴公司本厂职工庆贺年节合影②

① 陈昌淳著：《日常生活与化学》，中国社会出版社，1998 年，第 63—64 页。

② 雷蕾：《追忆百年泊头火柴对抗“洋火”的先驱》，《文史参考》2012 年第 20 期，第 60—63 页。

（二）“洋发烛”源自中国

在中国古代文献中就有“法烛”“发烛”“火寸”“焠寸”“引光奴”“擀儿”等事物的记载，其功能特性与“火柴”相类。因此，火柴的前身可能起源于中国。

首先，火柴的前身在中国的诞生可追溯至公元前二世纪，淮南王招纳的炼丹方士所发明的“法烛”，其在宋代高承著《事物纪原》中就有记载。

汉淮南王招致方术之士，延八公等撰《鸿宝万毕术》，“法烛”①是其一也，余非民所急，故不行于世。然则“法烛”之起，自刘安始也②。

在北周时期，中国就已发明出了可以引燃的“发烛”，这是清朝的科学家阮葵生经过反复考证得出的结论。据国外学者罗伯特毒·斯普尔著书考证，世界上的第一根火柴是由中国南北朝时期世北齐的宫女所发明③。英国著名汉学博士李约瑟的门生罗伯特·坦普尔在《中国——发现和发明的国度》中记载：“世界上第一根火柴是由中国人于公元577年发明的。”这样的论断源于古代中国对引燃物“发烛”与“引光奴”的记载。元末明初浙江黄岩学者陶宗仪所著的《南村辍耕录》曾有过更为详尽的描述：

杭人削松木为小片，其薄如纸，熔硫磺涂木片顶分许，名曰“发烛”，又曰“焠儿”，盖以发火及代灯烛用也。史载周建

① “法烛”即火柴，如下所说的“发烛”。

② ［宋］高承撰；［明］李果订：《丛书集成初编·事物纪原》，中华书局，1985年，第388页。

③ 郭敏编：《科技发明惊世界（图文版）》，中国戏剧出版社，2005年，第108页。

德六年，齐后妃贫者以“发烛”为业，岂即杭人所制舆。宋翰林学士陶公谷《清异录》云：“夜有急，苦于作灯之缓，有知者，批杉条，染硫磺，置之待用，一与火遇，得穗焰然，既神之，呼“引光奴”。今遂有货者，易名“火寸”。按此，则擀寸声相近，字之伪也。然“引光奴”之名为新①。

南宋的《古都制俗》中记载了中国在南宋咸淳年间（1270年左右），杭州街巷之间已开始进行火柴交易，甚至有马可波罗将火柴带回欧洲并加以仿制的推测②。明代田汝成著《西湖游览志余》中记载了“发烛”的样貌，其形制已与“火柴”很相似了。

杭州削松木为小片，其薄如纸，熔硫磺涂其锐，名曰“发烛”，亦曰“淬儿”，盖以发火代灯烛用也③。

据以上史料可以看出，无论火柴是由外国人发明后传入中国港口、内陆，还是源自中国的“发烛”又由马可波罗带回欧洲，都见证了近代时期中外民众之间在科技上的频繁交流，以及物料往来贸易的繁盛。

二、“洋火”与“毒”之间的联系

（一）“洋火”中的红、黑之辨

我国早期进口及自制的火柴以“红头”为主，又被称为

① ［元］陶宗仪撰，李梦生校点：《南村辍耕录》，上海古籍出版社，2012年，第74页。

② 拙子著：《三闻二话集》，南京大学出版社，1993年，第211页。

③ ［明］田汝成著：《西湖游览志余》，浙江人民出版社，1980年，第398页。

“红头火柴”或“红头洋火”，长度约 4 厘米。这种火柴头上涂有硫黄，再覆以白磷铅丹（Pb_2O_4）或氧化锰（MnO_2）及树脂的混和物。红头火柴盒的侧面是用胶水黏上的砂粒。白磷，又名黄磷。在摩擦火柴过程中会产生大量的热，它受热后容易溶化，界于 40℃便会起火燃烧。并在富氧物质（Pb_3O_4 或 MnO_2）存在的条件下，使硫逐渐燃烧起来，进而引燃木棒。但是由于白磷的燃点很低，白磷在空气里极易氧化和燃烧，易于引发火灾，成为不安全因素。

$$P_4+5O_2 \rightarrow 2P_2O_5$$

1855 年，瑞典人伦塔斯托鲁姆设计制成了世界上第一盒安全火柴，一直沿用至今。“黑头火柴”则较长，约 5—6 厘米。火柴头以 $KClO_3$、MnO_2（氧化剂）和 S（易燃物）等成分组成，火柴盒侧面则以红磷（P_4，发火剂）和三硫化二锑（Sb_2S_3，易燃物）等组成。

药头：配方（份）

皮　胶　9—11；　糊　精　2—3；　松　香　3—5；

氯酸钾　45—55；　氧化锌　3；　硅藻土　5—6。

其他硅质填料适量。

火柴盒打火涂料：配方（份）

黏结剂（树胶或动物胶）16；　红磷　50；　炭黑　4；氧化锌 5；　玻璃粉　25[①]。

药头与涂料二者摩擦时，因摩擦产生的热使与 $KClO_3$ 等接触的红磷发火并引起火柴头上的易燃物燃烧，从而使火柴

① 晏立豪等编著：《生活日用化工 800 例》，广西科学技术出版社，1994 年，第 89 页。

杆着火。安全火柴的优点是红磷没有毒性，并且易燃物与引燃物分别黏附于火柴头和火柴盒侧面上，因此不易引发自燃，所以称为“安全火柴”，且因火柴头是黑色而被称为“黑头火柴”①。

20 世纪 50 年代以来，禁止生产不安全的红头火柴，所以也就没有了“红头火柴”“黑头火柴”和“安全火柴”等名词②。

表 1 “红头火柴”和“安全火柴”(“黑头火柴”)比较

	红头火柴	安全火柴(“黑头火柴”)
火柴头	硫黄(S)、白磷铅丹(Pb_2O_4)或氧化锰(MnO_2)、树脂	$KClO_3$、MnO_2(氧化剂)、S(易燃物)
火柴盒侧面	胶水、砂粒	红磷(发火剂)和三硫化二锑(Sb_2S_3，易燃物)
助燃剂	无	助燃剂($KClO_3$)
易燃性	强	安全
毒性	剧毒(白磷)	安全

(二)“洋火”之“毒”

“红头火柴”中含有一定的白磷成分。白磷，为白色固体，质软，有剧毒，致死量大约为 0.1 克。当时，生产“红头火柴”的技工，长期接触白磷，大量人员患上“磷性坏死病”，危及生命，因此几乎所有的国家都禁止制造“红头

① 孙悦枝，陈毅贞，商红卫主编：《化学（上）》，西安地图出版社，2006 年，第 160 页。

② 王秉愚主编：《老北京风俗词典》，中国青年出版社，2009 年，第 88 页。

火柴"①。

通过大量的近现代文献报道以及经实验研究发现，白磷急性吸入中毒表现有呼吸道刺激症状、全身无力、头痛、头晕、呕吐、心动过缓、上腹疼痛、黄疸、肝肿大等。重症则会出现急性肝坏死、中毒性肺水肿等等。口服中毒出现口腔糜烂、急性胃肠炎，甚至发生胃、食道穿孔。发展迅速，数天后会出现肝、肾损害。重者发生肝、肾功能衰竭等。皮肤接触可致皮肤灼伤，磷经灼伤皮肤吸收引起中毒，重者发生中毒性肝病、肾损害、急性溶血等，可以导致死亡。慢性累积性中毒，表现为神经衰弱综合征、消化功能紊乱、中毒性肝病。引起骨骼损害，尤以下颌骨显著，后期出现下颌骨坏死及齿槽萎缩。

因此，"洋火"有毒在于"红头火柴"中的成分"白磷"。推究民众中毒的缘由，大体有三类：（1）误食。如儿童戏谑误食或成人误食等；（2）长期接触的洋火毒累积毒性造成中毒。前文已提到制作"洋火"的工人，长期接触白磷而导致中毒；（3）自杀服毒。古代自杀者尚有服"洋火毒"的记载。

博野县王林氏自服洋火毒发身死。验得仰面面色青黄，两眼胞微开，两眼睛全，两鼻窍有血水流出，上下唇吻微青，上下牙齿全，口微开，有血水流出。用银针插入喉内，移时取出作青黑色，用皂角水擦洗不去，两血盆骨青紫，两胳膊伸，两手微握，心坎微紫，肚腹发胀，合面两臂膊微青，十指甲微青，下身经尸夫拦验。光绪二十五年案，按自来火创自西洋，

① 陈昌渟著：《日常生活与化学》，中国社会出版社，1998年，第63—64页。

中含磷质，为中国旧日所无服之。死者无成案可考，与守保定时，适见此案，录其所验之情形如此①。

三、中医师与“洋火毒”之“较量”

由于所谓的“洋火”之名在中国流行的时间大概有百年左右，同时，“红头火柴”在中国的存留时间也大体在这个时间段。所以在晚清民国期间，于“洋火”之毒中医医生探索性制定了防治之策。

通过对晚清民国期间的传世医籍文献的梳理，发现共有五处治疗“洋火毒”的处方。

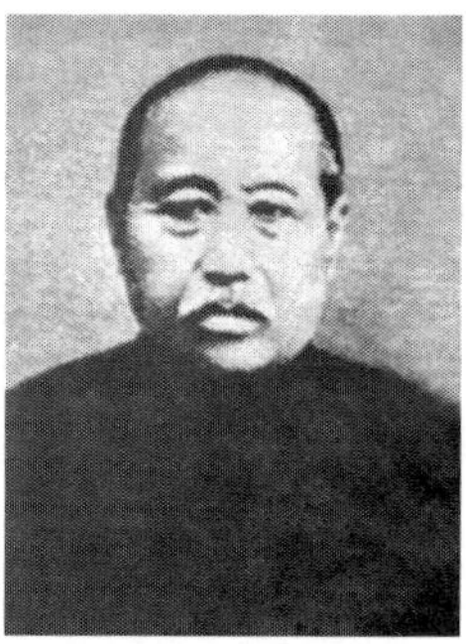

（一）1909年，张锡纯先生（1860—1933年）在《医学衷中参西录》记录一方。

解砒石毒、洋火毒方

初受其毒者，在胃上脘，用生石膏一两，生白矾五钱共轧细，先用鸡子清七枚调服一半即当吐出。若犹未吐或吐亦不多，再用生鸡子清七枚调服余一半，必然涌吐。吐后若有余热，单用生石膏细末四两，煮汤两大碗，将碗置冰水中或新汲井泉水中，俾速冷分数次饮下，以热消为度。若其毒已至中脘，不必用吐药，可单用生石膏细末二三两如前用鸡子清调服，酌热之轻重或两次服完，或三次四次服完，毒解不必尽剂。且热消十之七八即不宜再服石膏末。宜仍如前煮生石膏汤饮之，以消其余热。若其毒已至下脘，宜急导之下行自大便出，用生

① 沈家本著：《沈寄簃先生遗书》（甲编），中国书店，1990年，第175页。

石膏细末二两，芒硝一两，如前用鸡子清调服。毒甚者一次服完，服后若有余热，可如前饮生石膏汤。此方前后虽不同，而总以石膏为主，此乃以石治石，以石之凉者治石之热者。愚用此方救人多矣，虽在垂危之候，放胆用之，亦可挽救①。

（二）1926年，叶瑗先生在《中国经验良方》记载两方。

又救吞生鸦片烟或硫磺水银洋火等毒方。

用鸡蛋十余个，全要白，不要黄，生倒入口，饮至吐泻烟毒为止。百发百中。

按蛋白质能补身，润内皮，解毒，具有特效。故凡磷毒、硫磺毒、汞毒等均能解除也。

又救吞洋火毒方。

藜芦 五钱　生军 五钱　胆矾 三钱　金银花 五钱　生甘草 三钱

右药五味，用水煎，就另加白蜜一两，冲温服之。倘服后，腹内仍未舒畅则未净，尽再服一贴，即无后患②。

（三）1927年，李振镛先生在《金不换良方·戒淫宝训》中记录一方。

治吞洋火方

丹皮三钱　川军五钱　枳实四钱　双花二钱　生地三钱　玄参三钱　寸冬三钱　天冬三钱　连翘三钱　木通五钱　胆草二钱　牙硝三钱　甘草二钱

① 张锡纯著：《医学衷中参西录》，河北科学技术出版社，2017年，第314页。

② 叶瑗编辑，万钧校订：《丁氏医学丛书·中国经验良方》，民国十五年（1926年）医学书局铅印本，第33页a。

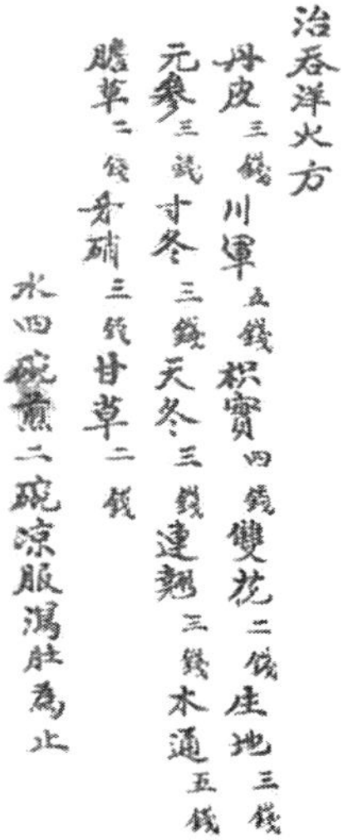

治吞洋火方
丹皮三錢 川軍五錢 枳實四錢 雙花二錢 生地三錢
元參三錢 寸冬三錢 天冬三錢 連翹三錢 木通五錢
膽草二錢 芒硝三錢 甘草二錢
水四碗煎二碗涼服瀉肚為止

▲ 图3 “治吞洋火方”图版[①]（石印本）

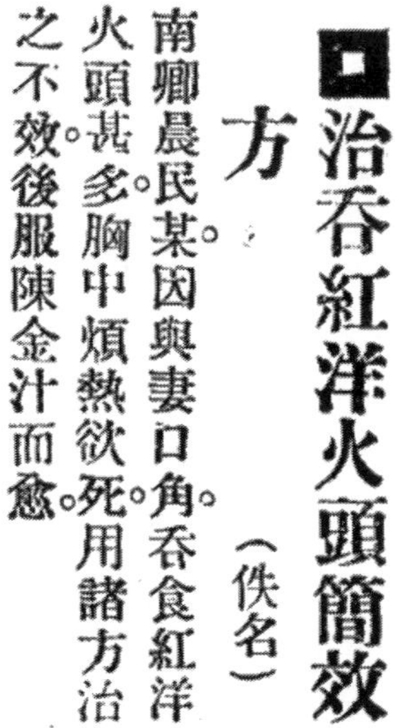

□治吞紅洋火頭簡效方（佚名）

南卿晨民某。因與妻口角。吞食紅洋火頭甚多。胸中煩熱欲死。用諸方治之不效。後服陳金汁而愈。

▲ 图4 “治吞红洋火头简效方”图版（铅印本）

水四碗，煎二碗，凉服，泻肚为止[②]。

（四）1930年，朱振声先生在《实用验方》[③]记载一方。

治吞红洋火头简效方（佚名）

南卿晨民某，因与妻口角，吞食红洋火头甚多，胸中烦热

① 陆拯著主编：《近代中医珍本集·验方》，浙江科学技术出版社，2003年，第594页。

② 李振镛著：《金不换良方·戒淫宝训》，民国十六年（1927年）黄邑城里东街西福声藏版，第2页b。

③ 朱振声编，成书于1930年。集当时名医验方二百八十余首，按临床科分为内科、外科、妇科、幼科、急诊等十二类目。每方详细论证，组成及用法，用药均简单实用，间有案例记述。每方均载明出处。现存1930年幸福报馆铅印本。

欲死。用诸方治之不效，后服陈金汁而愈①。

（五）1939年，高宗岳先生在《泰山药物志》② 记载一方。

（洋火毒）绿豆、白菜同用，煎汤，服之即解③。

纵观晚清民国期间，诸多医家（如张锡纯、朱振声等）均对“洋火毒”提出了有效的防治方剂。

1. 发端之时，医家对“洋火毒”认识较为薄浅，多与旧识相类，将其归为与砒石毒、硫磺毒等治疗条目之下，多为涌吐治法。后沿用对症施药思想，由于本病产生症状较为繁多，导致处方中药味、药量数量颇多。

2. 民国中期，医家逐渐认识到“洋火毒”的中医发病原理，因此针对病机进行明确施治，逐渐化裁方药，减少药量，形成了诸多效方、验方。

3. 民国后期，民间对治疗“洋火毒”也有了一定的经验，形成了简便效验单方、专药，并记入了医家著作当中。

以上即是中医与“洋火毒”之较量的简要历程，其体现了中医对于新疾病的认识过程，更是中医学取自核心理论不断与疾病斗争中再前进的真实写照。

---

① 朱振声：《实用验方》卷12“急救诸类·治吞红洋火头简效方”条，民国二十九年（1930年）幸福报馆铅印本，第56页a（景和斋藏）。

② 高宗岳（1886—1947），字仲岱，山东泰安人。三世业医，兼融中西医术。自设仁寿药局开诊。考察泰山药草，遍访泰山僧道、山人及当地宿儒、名医，参阅经史，考求医典方志，搜集古今之说。1939年，著成《泰山药物志》（八卷本），涉及泰山药物358味，间附单方验方及有关的轶闻，现存泰安大陆书社铅印本。

③ 高宗岳著：《泰山药物志校注》，青岛海洋大学出版社，1993年，第178页。

四、中医防治“洋火毒”的普及性传播

医药典籍是中医与疾病抗争的写实记录，然而难以在民众间得以迅速的流传于推广。在近代民众“自我健康意识”思潮迭起的情态下，促使中医更加关注民众对于医疗知识的渴求与认知，因此，在中医“普济于世”理念下形成的“中医药文告”得到了空前的发展。

（一）中医药文告：“专治食洋火方”

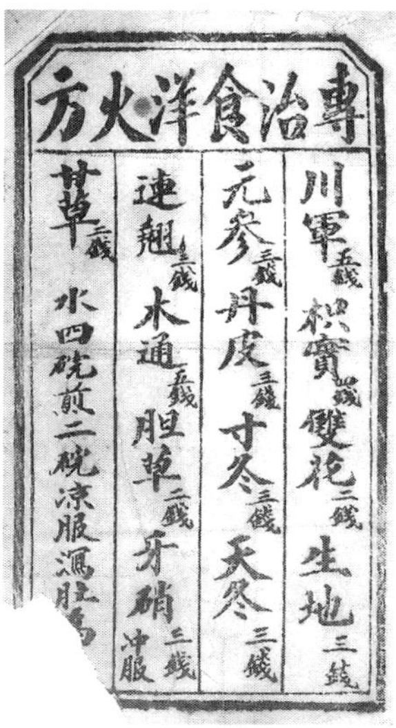
專治食洋火方
川軍五錢 枳實四錢 雙花二錢 生地三錢
元參三錢 丹皮三錢 寸冬三錢 天冬三錢
連翹三錢 木通五錢 胆草二錢 牙硝三錢冲服
甘草二錢
水四碗煎二碗涼服瀉肚

▲ 图 5 《专治食洋火方》（竹纸，木板刻印，21 cm × 12.5 cm，藏于“景和斋”）

专治食洋火方

川军 五钱　枳实 四钱　双花 二钱　生地 三钱

元参 三钱　丹皮 三钱　寸冬 三钱　天冬 三钱

连翘 三钱　木通 五钱　胆草 二钱　牙硝 三钱冲服

甘草 二钱

水四碗，煎二碗，凉服，泻肚为□①。

此文告与《金不换良方·戒淫宝训》中记录“治吞洋火方”一致。因此，二者有同源或抄录的关系。据考《金不换良方》的编著者李振镛，为山东省黄县人。《金不换良方》中记录的方剂治法奇特，用药简易，卓具特色。在本书“序言”指

① 此处据《金不换良方·戒淫宝训》中记录“治吞洋火方”可补“止”字。

出，民国期间，李氏鉴于为病谋药良方难求，故广辑验方，遂成是书①。

药之治病，犹食之疗饥，衣之御寒，无不应者。然为饥谋食、为寒谋衣则易，为病谋药则难。非药之难，良方之难也。余有鉴于此，间辑药方之验者二百有奇，付之刊劂。俾穷乡僻壤，难于聘医者，按病寻方，技方治病，谅不无小补云尔。

黄县　李振镛识②

因而，通过“序言”推断，文告“专治食洋火方”应为李氏《金不换良方》中“治吞洋火方”的母本，因其方简明效验，故而抄录与此书中，并将“食”改为“吞”字，因“食”兼顾“服食”（突然性）与“频食”（累积性）之意，而“吞”有兼顾“服食”（突然性）与“多食”（大量性）之意。故后者体现了些许“救急”的含义，正符合《金不换良方》选方的宗旨。

（二）文告“专治食洋火方”解毒之思

本病为误服“白磷”后快速产生严重的胃肠道刺激腐蚀症状，甚至全身出血、呕血、便血和循环系统衰竭。中医学认为，这与热邪进入体内，导致热迫血行，气血运司失常，同时热聚成毒，肉腐溃破，耗气伤津有关。故方中川军，泻火解毒、活血祛瘀；牙硝，泻热通便，清火消肿。二者合用加强泻火解毒之力。佐以枳实，破气消积。木通，泻火行水，通利血

① 陆拯著主编：《近代中医珍本集·验方》，浙江科学技术出版社，2003年，第559页。

② 陆拯著主编：《近代中医珍本集·验方》，浙江科学技术出版社，2003年，第561页。

脉；胆草，清热燥湿，泻肝胆火。二者相伍，清热燥湿。双花、连翘，合用清热解毒。生地、元参、寸冬、天冬，四者滋阴清热。以丹皮，清理虚热。甘草，以解毒和中。诸药配伍以凑“清热解毒、破气消积，养阴清热”之效。

（三）文告“专治食洋火方”传播之意

“传播”是任何文化“传承”的必经之路。中医药面对西洋文化的冲击，“传播”也是必然需要改革的方向之一。而在本文讨论文告“专治食洋火方”的过程当中，笔者发现其医疗社会背景下的两重方向。

1. **形式革新**：治疗“洋毒”的传播方式有了“革新”，经历着从书籍演化成利于传播的“文告”形式，展现了区别于一般医药典籍的“易于携带、传播迅捷、受众广泛、语言浅白、应用简便、效验明显”特点①，形成了由繁化简，由简至精的衍化过程。同时，在西方书籍史“交流循环”②（communications circuit）观照视角下，去审视近代单页成文的“中医药文告”形式，依据其文辞与版式特征，将阅读人群定位于普通民众，这也是其传播的重要改革之一。

2. **理念回归**：在这种变革过程当中，我们不难发现“洋物”所带来的大众的生活变化，以及衍生物或衍生效应，使得社会对中医学的传播有了一些深层次的认识。尤以在传播治疗特殊急性疾病，如“洋火毒”之类，展示出将中医学“辨证论

① 马捷：《从一则“中医药文告”探究晚清台湾“医儒互动”医疗现象》，《中医药文化》2019 年第 14 期。

② 罗伯特·达恩顿著，萧知纬译：《拉莫莱特之吻：有关文化史的思考》，华东师范大学出版社，第 86—89 页。

治”逐渐向中医学发展之端的“专病（症）专方”“回归”的端倪。罗振玉先生在考索方技类西北汉简时，就提到了古代医学方书多以记录病案为主，包括症状名、效方方药、医者姓名等内容，以此观察秦汉时期的药方记录形态，应具有了“专病专方”的特征。

每方之前又载病之徵候，多如后世医者之诊案，盖古无方书，医家所习医经本草而已。其处方殆集名医方之有治效者而师放之，故并其诊案与医者姓名而同著之与？①

因而，中医药文告所带来的的中医药文化转播的“革命”，将回归至“西物东传”医疗社会时代背景之中，让我们对于东西技术与文化“碰撞”有了新的审视角度。

五、“洋”物引发的中医思维变革的思考

（一）中医诊疗模式由个体化“辨证论治”转变至群体化“专病专方”“病证结合”的医疗现象。

中医在秦汉之际所形成的个体化“辨证论治”作为中医药学诊疗疾病的重要标识，延续至今，已成为大众对中医的最直观的感受与体验。但是中医药在唐代以前也同样孕育着“专病专方”的思维形态，如《小品方》《广济方》《龙门药方》（石刻）所载药方等等。但是经过宋明理学的演化，中医强调了以“医理”为核心的个体化“辨证论治”，逐渐淡化了“经世致用”的后者。宋元以降，“辨证”理念长期局限于专业、精英医学群体，但是一些验方集成类书籍已复现了“专病专方”

① 罗振玉、王国维合撰：《流沙坠简》，中华书局，1993年，第98页。

的思路。清代中后期，西方思潮、“洋”物与特殊疾病（疫病等）的涌进，中医学“专病专方”的思考方式真正得到了重新的审视与回归。如本文核心讨论的“洋火毒”的中医防治，即是中医面对新生事物的群体化“专病专方”的医疗方式的转变情态体现。从认识到重构新的认识，不断地与中医学的认知趋近，使得中医诊疗模式由个体化“辨证论治”转变至群体化“专病专方”与“病证结合”，以期最大程度地解决新生问题。

（二）中医传承方式由“家传”向“公开”自我革新的内在趋势。

中医固有的传承文化，即为“家族传承”“师徒传承”等等，其多为“口口相传、秘而不宣”。因此，这样的传承方式一方面可以很好地单一脉络传承医疗技术，促进医疗科技的迭代发展。但是，另一方面这样的传承方式又体现出脆弱的、易于破坏的特性。因此，“公开”的传承方式也逐渐进入中医医疗社会之中，公开效方、验方，是最为快捷的传承与传播手段，“中医药文告”就成为这一“自我革新”的重要载体。“公开”的内在驱动力既有中医固有的“悲天悯人”的仁德之心，又有面对新生疾病的敬畏之心，所以“中医药文告”传播视域下的中医传承方式的变革是复杂社会心理的产物，也是中医发展的产物。

（三）中医药传播由“精英文化”向“大众服务”转变的医疗社会转型。

在中国古代，中医传播的最主要的形式是中医药典籍的传播，而这些医籍只为医疗群体传递知识为用，是中医师徒传承范本，或是文人学用的文化知识，几乎仅是“知识精英”群体传播的载体。但是，医疗的核心价值是服务病患、服务大众，因此这一功能属性，促使中医药具有了无可替代的“大众”属性。所以，中医药传播的趋势必然要向“大众群体”偏移，而这一社会过程的转化，是需要媒介作为支撑，其中“中医药文告”以其“易于携带、传播迅捷、受众广泛、语言浅白、应用简便、效验明显”等特点，充当着重要的纸质媒介。

通过近代时期丝绸之路经济互通中的“洋”物所带来的民众生活变化，也使我们深刻体味到中医药除了作为贸易货物（香料、药材等等）流通之外，还对贸易之中的舶来品所带来的“新生活环境”进行了重新审视，甚至对其衍生出来的疾病进行了有效的防治。这一现象提示了中医药传播已经进行着由“精英文化”向“大众服务”转变的医疗社会转型，并在外界的刺激下加速了转化的速度。

原发表于《历史教学（下半月刊）》2022 年第一期，第 35—41 页

此次收录的是修订版本

第二节 海上丝路通商口岸的疾病谱变迁
——从“毕罗痧”的中医防控文告谈起

清末民初时期，随着频繁的国际商贸往来以及外族的侵略，使得恶性传染病也随之而来，产生了在全国地区蔓延的霍乱、鼠疫、猩红热、白喉等等恶性传染性疾病。在此期间，中医在辨证论治的基础上，延用传统的医疗方法进行疫病防治，

并在实践中产生了很多相对有效的方剂，其内容较多体现于中医学的古籍当中，但是这种纸质媒介受众群仅为当时的部分知识分子与精英阶层，而普通民众难以明晰与应用。因此，具有“单页成文、易于携带、传播迅捷、语言浅白、应用简便、效验明显”等特点的中医特殊文献——“中医药文告”得到了有力的发展，成为服务于民众的主要宣传阵地，它也成为清代以降中医药在公共卫生防控中的重要传播媒介。在近代中国社会转型期，“中医药文告”在中医药参与各地区突发重大公共卫生事件防控中扮演着重要的角色，使我们对于近代政府、社会群体以及医疗人士运用中医药防控疫病有了更深入的认识。本文从疫病中的霍乱中医药防控宣传出发，解析“中医药文告”所反映的近代中国疫病防控下“国家—地区—医疗机构—其他机构—个人”的深层社会关系，以及中、西医在霍乱防控背景下的“博弈”情态。

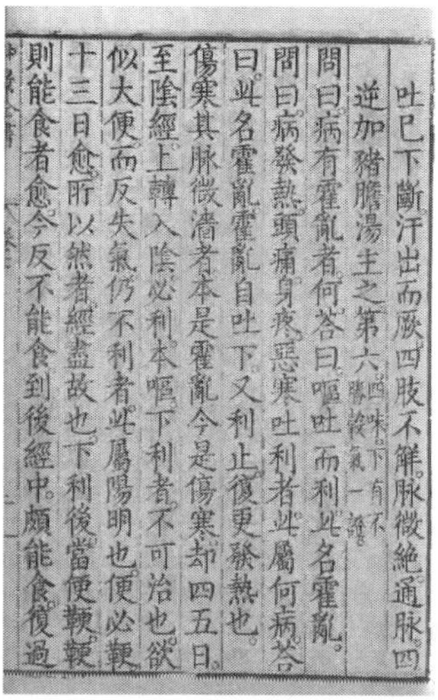
吐已下斷汗出而厥四肢不解脉微絕通脉四
逆加豬膽湯主之第六四味下有不解後氣一證
問曰病有霍亂者何答曰嘔吐而利此名霍亂
問曰病發熱頭痛身疼惡寒吐利者此屬何病答
曰此名霍亂霍亂自吐下又利止復更發熱也
傷寒其脉微濇者本是霍亂今是傷寒却四五日
至陰經上轉入陰必利本嘔下利者不可治也欲
似大便而反失氣仍不利者此屬陽明也便必鞕
十三日愈所以然者經盡故也下利後當便鞕鞕
則能食者愈今反不能食到後經中頗能食復過

▲ 图6

一、丝绸之路改变了“疾病谱”

霍乱一词，源出《灵枢·五乱》，称为“触恶”，指突然剧烈吐泻，心腹绞痛的疾患①。《伤寒论·辨霍乱病脉证并治》中也提到“病有霍乱者何？答曰：呕吐而利，此名霍乱”。因此，中国古代医籍所记录的“霍乱”应属于现

① 李经纬：《中医大辞典》，北京：人民卫生出版社，2004年，第1951页。

代医学的急性肠胃炎等病证。

学者认为，1817—1823 年间，英国殖民者从印度进军侵略缅甸，并于嘉庆二十五年（1820 年）将霍乱传播进入中国江南地区，至此中国出现了真正意义的“霍乱”①。霍乱（Cholera）是由霍乱弧菌所引起的烈性肠道传染病，发病急、传播快，中国属甲类传染病。典型患者由古典生物型和 O139 群霍乱弧菌引起，症状为剧烈的腹泻和呕吐，可引起脱水、肌肉痉挛，严重者导致外周循环衰竭和急性肾衰竭。一般轻症患者多由埃尔托生物型霍乱弧菌引起，带菌者亦较多。中医将此类“霍乱”分为：寒霍乱，热霍乱。同时，罕见的暴发型或中毒型霍乱，又称“干性霍乱”（Cholera Sicca）。本型起病急骤，尚未出现腹泻和呕吐症状，即迅速进入中毒性休克而死亡。中医学又称之为绞肠痧、搅肠痧、斑痧、乌痧胀、毕罗痧等。因此，中国近代社会大众与之抗击的“霍乱”，正为上述所言之疫病。同时，霍乱成为近代中国危及社会的重要传染病之一。

二、近代霍乱疫情流行与防控评述

1840 年后，中国出现了多次比较大型的局地爆发性、全国蔓延性的霍乱疫情。如 1862 年，京、津出现转筋痧（霍乱），“死亡人数难计其数”。次年，嘉兴濮院镇，海塘冲垮，海水倒灌，饮河水者多患吊脚痧（霍乱），伤亡无计。1902—1903 年，京津地区霍乱流行，死人无算，“有顷刻死者、有

① 张仲景著，张新勇点校：《仲景全书·伤寒论》，北京：中医古籍出版社，2010 年，第 466 页。

半日死者”①。1919年，霍乱又由上海流行，后波及各省，北至黑龙江，南至福建、台湾，全国死于霍乱人数约30万人左右。1925年，霍乱蔓延整个四川省，30余县都被迅速传染成重症区，因感染霍乱而死者达20余万人。1946年，出现了全国性的霍乱大流行，由上海开始，后传至南京、长沙、汉口、徐州以及鲁豫地区，最终影响至东北地区，此次霍乱导致关内、关外近10万人丧生②。

面对霍乱一次次地侵害，政府、各地区机构与民众也纷纷进行着众多的防疫活动。如在现代防疫思想引导下，逐步开展了大规模检疫（铁路、公路、水路、海路等交通线③）；隔离治疗；疫情调查研究（病人报告与统计、病人吐泻物检查）；消毒清洁（环境防控消毒、饮用水消毒、不卫生食物消毒）；霍乱预防注射等措施④。同时，也设立了相关的检疫管理处、海港检疫所、霍乱防疫事务所等常设防疫机构，以及霍乱防疫委员会等临时性机构⑤，并制定霍乱“防疫章程”“防控原则”

---

① 张剑光：《三千年疫情》，南昌：江西高校出版社，1998年，第518—522页。

② 《中国灾害志》编纂委员会：《中国灾害志·断代卷（民国卷）》，北京：中国社会出版社，2019年，第122—127页。

③ 佚名：《防疫处录取防疫训练班学员》，《西北文化日报》1932年8月19日，第6页。

④ 上海出入境检验检疫局：《中国卫生检疫发展史》，上海：上海古籍出版社，2013年，第52页。余新忠：《瘟疫下的社会拯救：中国近世重大疫情与社会反应研究》，北京：中国书店，2004年，第290页。

⑤ 黄华平：《近代中国铁路卫生史研究》，合肥：合肥工业大学出版社，2016年，第231页。

等等，以及宣传防疫知识。如光绪三十一年（1905 年），京师疫病流行，当时警察厅就将告示遍贴各街巷，并“请总劝学所转告内外城各宣讲所，将卫生防疫之法详细讲解”，以便家喻户晓①。

与此同时，政府和公共机构联合中医医家也参与到国家、地区霍乱的防控之中，延医设局、施医送药等等，在防治的过程中涌现出大量的防控传染病的中医方药与方法，如“避瘟丹”“艾叶熏蒸”等。在抗疫过程中为了使防控方法得以传播，地区政府以及各级社会机构更多的采取了纸媒传播的形式进行中医传染病防控宣导，如刊刻医书、报纸公布，发布文告等。

（一）刊刻医书

每次大的疫情过后政府都会组织名医或医家自发性对疫情暴发的原因、流行的情况和救治经验等刊刻成书，为后世提供必要的借鉴。医书不仅是国家政府督导刊印，许多中医名家也将防治疫病的经验广为传播，这大大促进了中医防疫医学事业的发展。如霍乱传入我国后，嘉庆二十五年（1820 年），宋如林首先在《痧症全书》中记载了嘉庆庚辰年、辛丑年我国沿海地区霍乱传播之状态，并给予中医治疗方案②。清代医家王士雄于道光十八年（1838 年）编订成《霍乱论》，同治元年（1862 年）予以重订，改名为《随息居重订霍乱论》，指明各类型霍乱中医药防治方法与预防路径。

① 杜丽红：《近代北京疫病防治机制的演变》，《史学月刊》2014 年第 3 期，第 106—115 页。

② ［清］王凯著：《痧症全书》，景和斋藏清光绪十四年（1888）文华堂刻本：1a.

霍乱时行，须守险以杜侵扰。霍乱得愈，尤宜守险以防再来，昧者不知，徒事符，以为拥兵自卫之谋，良可慨已。纵态如常，效彼开门揖盗之愚，尤可笑也。苟欲御乱。一、人烟稠密之区，疫病时行，以地气既热，秽气亦盛也。必湖池广而水清，井泉多而甘洌。道毋使积污。或广凿井泉，毋使饮浊，直可登民寿城，不仅默消疫疠也。此越险守疆之事，为御乱首策，非吾侪仰屋而谈者，可以指挥而行也①。

（二）报纸公布

报纸作为近代中国的主流媒体，也在防疫中扮演着重要的角色，其常以中西医结合的方式介绍瘟疫和卫生知识。如《长沙日报》曾刊载《论防疫》一文。

夫寒暑不时，食饮不节，固为致疫之一原因。然非人稠户密，空气少而炭气多，加以水泉秽恶，道路不洁，则疫亦无自而致。必其地臭秽，湿毒之气薰蒸，郁积之既久而后触发，传染之无穷②。

光绪二十八年（1902 年），《大公报》上所刊登《霍乱症预防法》《时疫缘起治法说》，并采用白话形式写作，以普适于民众③。

人的心是总管血脉的，一呼一吸，循环周转，日夜不息的。凡是人过于劳苦，血脉就消耗，必须用饮食赔补他。人的

① ［清］王士雄著：《中国医学大成·随息居霍乱论》，上海：上海科学技术出版社，1990 年，第 102 页。

② 佚名：《防疫论》，《长沙日报》1905 年 7 月 27 日，第 3 页。

③ 冯志阳：《媒体、瘟疫与清末的健康卫生观念——以〈大公报〉对 1902 年瘟疫的报道为中心》，《史林》2006 年第 6 期，第 96—103 页。

这出入气，顶是要紧的，比方地方脏污，房屋窄小，那些浊气最容易伤人。每天必须走个圈子，活动活动，换换清气，与人大有益处。睡觉的地方，必须要合外头通气，不然紧紧的关在一个小屋子里，那浊气一会功夫都满了，与人大有妨碍。

（三）发布文告

发布防疫文告，宣传疾病防治知识，这种形式受众群广，在防疫过程中最为效捷，且应用最为广泛。由于“中医药文告”本身具有便于誊抄与携带的特点，所以其受众人群除了社会民众外，还包含了特殊人群，如军人、商旅、海员等①。

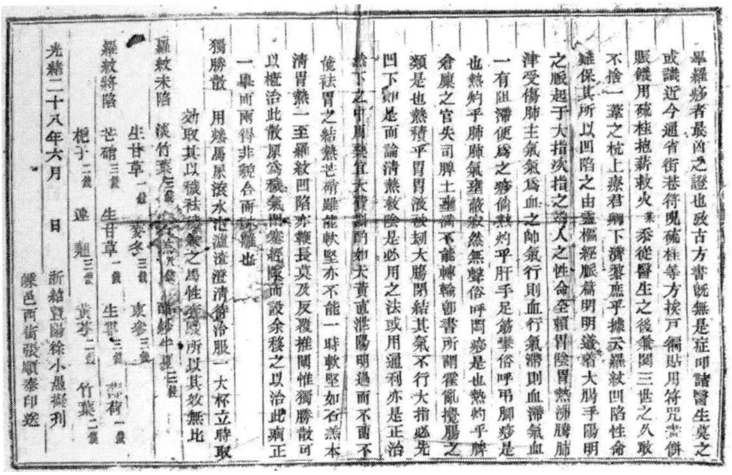
畢羅痧者最凶之證也攷古方書既無是症即諸醫生莫之
或識近今通省街巷[illegible]見硫桂等方挨戸徧貼用符咒[illegible][illegible]
販鐵用硫桂[illegible]薪救火[illegible]悉從醫生之後氣闕三世之久敢
不捨一葦之杭上[illegible]君卿下濟黎庶乎據云羅紋凹陷性命
雖保其所以凹陷之由蓋樞經脈[illegible]明明遵着大腸手陽明
之脈起于大指次指之端人之性命全賴胃陰胃熱沸騰肺
津受傷肺主氣氣爲血之帥氣行則血行氣滯則血滯氣血
一有阻滯便爲之痧倘熱灼乎肝手足筋攣俗呼弔脚痧是
也熱灼乎肺肺氣壅蔽寂然無聲俗呼悶痧是也熱灼乎脾
倉廪之官失司脾土壅滯不能轉輸即書所謂霍亂攪腸之
類是也熱積乎胃胃液被劫大腸閉結其氣不行大指必先
凹下即是而論清熱救陰是必用之法或用通利亦是正治
然下之中用藥宜大黄芒硝如大黄直泄陽明過而不留不
能祛胃之結熱芒硝雖能軟堅亦不能一時軟堅如石燕本
清胃熱一至羅紋凹陷亦難長莫及反覆推闡惟獨勝散可
以權治此散原爲穢氣閉塞經隧而設余移之以治此痧正
一舉而兩得非貌合而神離也
獨勝散　用豬馬尿滚水泡濾渣澄清俟冷服一大杯立時取
效取其以穢祛穢之爲性[illegible]所以其效無比
羅紋未陷　淡竹葉三錢　[illegible]　硼砂牛黄三錢
生甘草一錢　麥冬三錢　京參三錢
羅紋將陷　芒硝三錢　生甘草一錢　生薑三錢　薄荷一錢
梔子二錢　連翹三錢　黄芩二錢　竹葉二錢
光緒二十八年六月　日　新結寶賜徐小[illegible]擬刊
[illegible]邑西街發順泰印造

▲ 图 7 《毕罗痧防治方案》文告图版

（白棉纸，木板刻印，51 cm × 35 cm，藏于“景和斋”）

① 马捷、李小林：《从一则“丝绸之路”中医药文告看中越医药文化交流》，《中医药文化》2018 年第 3 期，第 35—41 页。

三、霍乱防控中“中医药文告”的应用状态

（一）社会机构参与霍乱防控中“中医药文告”的应用

疫病防控的传统渠道包括政府乃至晚清时期的政府医疗机构如太医院等。近代时期，社会力量开始转型，取而代之的是新型的诸如商会、清洁会等社会团体[①]。同时，各地区的医疗机构，如药堂、善堂、出版社等社会机构，以及寺院、道观等宗教机构，为了防控区域性的传染性疾病，也利用纸质媒介（中医药文告）参与到疫病防控的活动中来。虽然，防疫的出发点是共同的。但是，由于各自对待疾病防控的认识不同，自身的社会背景不同，因此各自所宣扬的内容

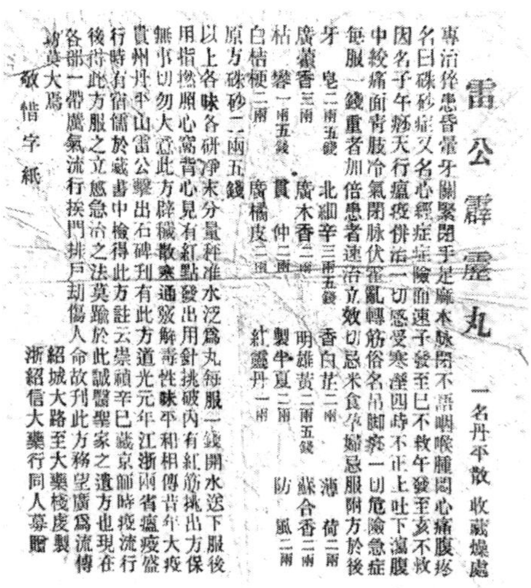
雷公霹靂丸 一名丹平散 收藏燥處
專治猝患昏暈牙關緊閉手足麻木脉閉不語咽喉腫悶心痛腹疼
名曰痧症又名心經症至險而速子發至巳不救午發至亥不救
因名子午痧天行瘟疫併治一切感受寒濕四時不正上吐下瀉腹
中絞痛面青肢冷氣閉脉伏霍亂轉筋俗名吊脚痧一切危險急症
每服一錢重者加倍患者速治立效切忌米食孕婦忌服附方於後
牙皂二兩五錢 北細辛三兩五錢 香白芷二兩 薄荷二兩
廣藿香三兩 廣木香二兩 明雄黃二兩五錢 蘇合香二兩
枯礬一兩五錢 貫仲二兩 製半夏二兩 防風二兩
白桔梗二兩 廣橘皮二兩 紅靈丹一兩
原方硃砂二兩五錢
以上各味各研淨末分量秤准水泛爲丸每服一錢開水送下服後
用指撚照心窩背心見有紅點發出用針挑破內有紅筋挑出方保
無事切勿大意此方辟穢散寒通竅解毒性味平和相傳昔年大疫
貴州丹平山雷公擊出石碑刊有此方道光元年江浙兩省瘟疫盛
行時有宿儒於藏書中檢得此方註云崇禎辛巳歲京師時疫流行
後得此方服之立愈急治之法莫驗於此誠醫聖家之遺方也現在
各郡一帶癘氣流行挨門排戶刼傷人命故刊此方務望廣爲流傳
功莫大焉 紹城大路至大藥棧虔製
敬惜字紙 浙紹信大藥行同人募贈

◀ 图 8 《雷公霹雳丸》图版（洋粉连纸，铅印，15.5 cm × 14 cm，藏于“景和斋”）

① 方旭红：《论 1926 年吴门大疫与苏州的疫病防治》，《苏州大学学报》2006 年第 6 期，第 73—76 页。

也具有鲜明的特点，进而形成了近代社会复杂的医疗社会现象。

如上所述，霍乱防疫的过程中，中医药堂扮演者重要的角色。如绍城大路至大药栈、浙绍信大药行合刊的《雷公霹雳丸》，记录了“吊脚痧”的治疗方案。从文告的行文布局推敲，药堂刊布文告其目的有二：一者，宣传霍乱防控中药效方，施治于大众（“务望广为流传，功莫大焉”）；一者，以文告的形式宣传药堂，树立民众形象（“绍城大路至大药栈虔制、浙绍信大药行同人募赠”）。

专治……上吐下泻，腹中绞痛，面青肢冷，气闭脉伏，霍乱转筋，俗名吊脚痧……现在各郡一带，疠气流行，挨门排户，劫伤人命，故刊此方，务望广为流传，功莫大焉。

敬惜字纸　　　　　　　绍城大路至大药栈虔制

浙绍信大药行同人募赠[①]

社会慈善群体防控霍乱的主要途径之一，是以中医药为着力点，深入挖掘疫病传播与发病规律，刊布于众，并将用法描述精准，使民众应用简便易行。如中医药文告《乐善会治疫良方两种》，为乐善会依据成都霍乱疫情防控需要而刊布的中医药防控方案，详述了霍乱变证的传变规律，体现了社会慈善群体积极参与防控霍乱的现象。

近日省门疫症流传极多，其发现病情厥状有二，试分晰言之。一为痧闭之变象……一为霍乱之变象……以上所论

① 据李文波先生在《中国传染病史料》中“中国霍乱分省统计表”记录。1840—1949年，浙江省发生霍乱流行39年次，仅次于上海地区。

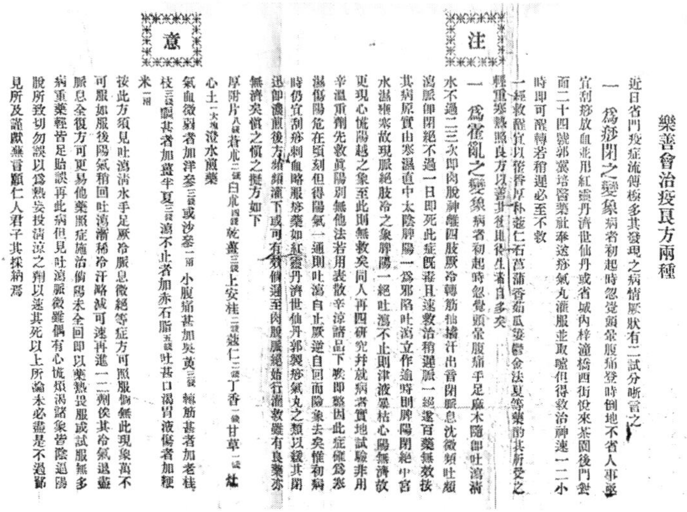

樂善會治疫良方兩種

近日省門疫症流傳極多其發現之病情厥狀有二試分晰言之

一 爲痧閉之變象 病者初起時忽覺頭暈腹痛登時倒地不省人事亟宜刮痧放血並用紅靈丹濟世仙丹或省城内梓潼橋西街悅來茶園後門對面二十四號郭裳培醫藥社奉送痧氣丸灌服並取嚏但得救治神速一二小時即可醒轉若稍遲必至不救

一經救醒宜以藿香厚朴薏仁石菖蒲香茹瓜蔞鬱金法夏等藥酌其所受之輕重寒熱照良方以善其後則得生者自多矣

注意

一 爲霍亂之變象 病者初起時忽覺頭暈腹痛手足麻木隨即吐瀉清水不過二三次即肉脫神離四肢厥冷轉筋抽搐汗出音閉脈息沈微頻吐頻瀉脈即閉絕不過一日即死此症既暴且速救治稍遲脈一絕遂百藥無效按其病原實由寒濕直中太陰脾陽一爲邪陷吐瀉立作逾時則脾陽閉絕中宮水濕壅寒故現脈絕肢冷之象脾陽一絕吐瀉不止則津液暴枯心陽無濟故更現心慌陽越之象至此則無救矣同人再四研究并就病者實地試驗非用辛溫重劑先救眞陽別無他法若用表散辛涼諸品下咽即斃因此症確爲寒濕傷陽危在頃刻但得陽氣一通則吐瀉自止厥逆自回而陰象去矣惟初病時仍宜刮痧刺血略服痧藥如紅靈丹濟世仙丹郭製痧氣丸之類以發其閉迅即濃煎後方頻頻灌下或可有效倘延至肉脫脈絕始行灌救雖有良藥亦無濟矣愼之愼之擬方如下

厚附片八錢 蒼朮三錢 白朮四錢 乾薑三錢 上安桂二錢 蔻仁二錢 丁香一錢 甘草一錢 灶心土一大塊 澄水煎藥

氣血微弱者加洋參三錢或沙參一兩 小腹痛甚加吳萸三錢 轉筋甚者加老桂枝三錢 嘔甚者加薑半夏三錢 瀉不止者加赤石脂五錢 吐甚口渴胃液傷者加粳米一兩

按此方須見吐瀉清水手足厥冷脈息微絕等症方可照服倘無此現象萬不可服如服後陽氣稍回吐瀉漸稀冷汗略減可速再進一二劑俟其冷氣退盡脈息全復方可更易他藥照症施治倘陽未全回即以藥熱投服或試服無多病重藥輕皆足貽誤再此病但見吐瀉脈微雖偶有心慌煩渴諸象皆陰逼陽脫所致切勿誤以爲熱妄投清涼之劑以速其死以上所論未必盡是不過鄙見所及謹獻蕪言願仁人君子其採納焉

日新工業社翻印敬送

▲ 图 9 《乐善会治疫良方两种》文告图版
（白棉纸，铅印，33 cm × 23.5 cm，藏于“景和斋”）

未必尽是，不过鄙见所及，谨献芜言。愿仁人君子，其采纳焉。

日新工业社翻印敬送。①

同时，社会机构也会应用地方名医效方，积极防控霍乱等疫病。如世界卐字会太原分会刊布的中医药文告《虎疫之简单

① 文中“省门”指省治，旧指省会。而文末提及“日新工业社”，据此可查“日新工业社”为成都近代著名印刷厂，又称“日新印刷工业社”，大量书籍由其印刷出版，如《华阳县境全图》《伪法丛谈》《考试制之商榷》等等。因此，通过文字推敲，记载此次霍乱中医药防控的地点为四川省的省会成都。同时，也与《中国三千年疫灾史料汇编（民国卷）》记载相符。

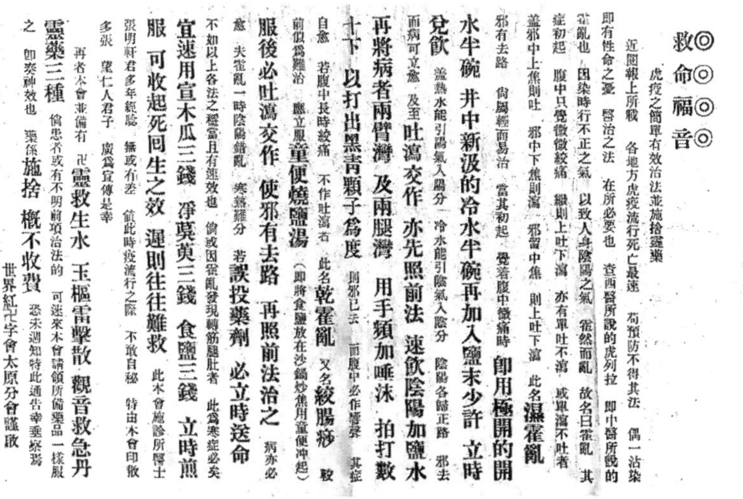

◎救◎命◎福◎音◎

虎疫之簡單有效治法並施捨靈藥

近閱報上所載 各地方虎疫流行死亡最速 苟預防不得其法 偶一沾染即有性命之憂 醫治之法 在所必要也 查西醫所說的虎列拉 即中醫所說的霍亂也 因染時行不正之氣 以致人身陰陽之氣 霍然而亂 故名曰霍亂 其症初起 腹中只覺微微絞痛 繼則上吐下瀉 亦有單吐不瀉 或單瀉不吐者 蓋邪中上焦則吐 邪中下焦則瀉 邪留中焦 則上吐下瀉 此名**濕霍亂** 邪有去路 尚屬輕而易治 當其初起 覺著腹中微痛時 **即用極開的開水半碗 井中新汲的冷水半碗再加入鹽末少許 立時兌飲** 盖熱水能引陽氣入陽分 冷水能引陰氣入陰分 陰陽各歸正路 邪去而病可立愈 及至**吐瀉交作 亦先照前法 速飲陰陽加鹽水 再將病者兩臂灣 及兩腿灣 用手頻加唾沫 拍打數十下 以打出黑青顆子爲度** 則邪已去 而腹中必作響聲 其症自愈 若腹中長時絞痛 不作吐瀉者 此名**乾霍亂** 又名**絞腸痧** 較前似爲難治 應立服**童便燒鹽湯**（即將食鹽放在沙鍋炒焦用童便冲起）**服後必吐瀉交作 使邪有去路 再照前法治之** 病亦必愈 夫霍亂一時陰陽錯亂 寒熱難分 若**誤投藥劑 必立時送命** 不如以上各法之穩當且有速效也 倘或因霍亂發現轉筋腿肚者 此爲寒症必矣 **宜速用宣木瓜三錢 淨萸三錢 食鹽三錢 立時煎服 可收起死回生之效 遲則往往難救** 此本會施診所醫士張明軒君多年經驗 撫或有差 値此時疫流行之際 不敢自秘 特由本會印散多張 望仁人君子 廣爲宜傳是幸

再者本會並備有 **卍靈救生水 玉樞雷擊散 觀音救急丹靈藥三種** 倘患者或有不明前項治法的 可逕來本會請領所備藥品 一樣服之 卽奏神效也 藥係**施捨 概不收費** 恐未週知特此通告 幸垂察焉

世界紅卍字會太原分會謹啟

▲ 图 10 《虎疫之简单有效治法并施舍灵药》图版
（白棉纸，铅印，32 cm×23.5 cm，藏于“景和斋”）

有效治法并施舍灵药》①，提到了本会施诊所张明轩医士的经验效方，分别针对“湿霍乱”“干霍乱”“霍乱转筋”的中药治疗方法，并备有相关成药以备民众取用治疗。

虎疫之简单有效治法并施拾灵药　近阅报上所载，各地方虎疫流行死亡最速。苟预防不得其法，偶一沾染，即有性命之

① 1922 年 9 月，世界红卍字会（The Red Swastika Society）筹备会在济南大明湖召开，后经北京政府内务部审批、备案，世界红卍字会中华总会于 1922 年在北京正式成立。世界红卍字会根源于道院。道院是刘福缘等人在济南创立的民间宗教组织，因为“以提倡道德，实行慈善事业为宗旨，特命名为道院”。世界红卍字会以“促进世界和平、救济灾患”为宗旨。曾创办《卍字日日新闻》、慈济印刷所，印刷卍会宣传慈善的材料。除此之外还广泛开展施粥、施衣、施诊、施棺等各项慈业。

忧。医治之法，在所必要也。查西医所说的虎烈拉，即中医所说的霍乱也。因染时行不正之气，以致人身阴阳之气，霍然而乱，故名曰霍乱。其证初起，腹中只觉微微绞痛，继则上吐下泻。

此本会施诊所医士张明轩君多年经验，无或有差。值此时疫流行之际，不敢自秘，特由本会印散多张，望仁人君子，广为宜传是幸。

再者，本会并备有，卍**灵救生水**、**玉枢雷击散**、**观音救急丹灵药三种**。倘患者或有不明前项治法的，可速来本会，请领所备药品，一样服之，即奏神效也。药系**施舍**，**概不收费**。恐未周知，特此通告，幸垂察焉。

（二）中医从业人员进行霍乱防控中“中医药文告”的应用

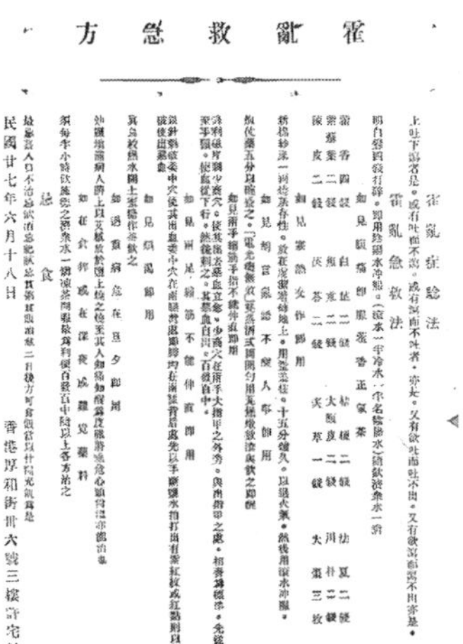

霍亂救急方

霍亂症驗法

霍亂急救法

民國廿七年六月十八日

香港厚和街卅六號三樓許宅敬送

歡迎再刊

▲ 图 11 《香港霍乱救急方》图版（机器纸，铅印，26 cm × 17 cm，藏于“景和斋”）

近代中医医生多利用“中医药文告”记录当地疫病的发生情况、防控方案等等。如将霍乱防治的主方、主药剂量、加减方法以及具体防护方法，加以详细阐明。因而“中医药文告”体现出近代本土中医医生对于疫病的防护，并没有流于形式而积极投身于区域性疫病的诊治防控。

民国二十七年（1938 年）香港地区许姓医士对当时港府霍乱流行中中药的防治做了详述，包括中医辨证方法（“霍乱症验法”）、中医治疗方法（“霍乱急救法”）、防护方法（“忌食”）①。

霍乱症验法

上吐下泻者是。或有吐而不泻，或有泻而不吐者，亦是。又有欲吐而吐不出，又有欲泻而泻不出，亦是。

霍乱急救法

……

忌食

……

民国廿十七年六月十八日　　香港厚和街卅六号三楼许宅敬送

又如海上名医曹炳章先生对1925年上海地区流行的霍乱进行了详述。文告《曹炳章先生霍乱防治法》包括内治法与外治法两种，同时，对于霍乱证的寒、热、湿证辨识也进行了描述，并对霍乱患者的舌苔、唇口、眼目、肢体、手指、胸脘、声音、自汗、呕吐、腹痛、下利、小便、转筋、辨脉等进行了详细的鉴别。最后，对当时霍乱中药应用方案进行辨识。

尝考霍乱一症，原有属寒、属热、属湿之分，自民国八年至今年（十年），每见夏秋发现之际，其间属热者多，属寒者少。盖近年以来，天气春寒夏凉，淫雨连天至长夏初秋亦多，忽寒忽热，以致湿遏于外，热伏于内，伏之浅，郁之微，则出

① 1938年4月9日《申报》报道：“本港去年霍乱流行期间，染霍乱而死者统计1081人，此可怖之数字，使人难忘霍乱之危险。市政卫生局筹划防止霍乱流行，将采用去年防范步骤”。由此文可知，1937年，香港已经历霍乱大流行，因此全港对疫病防控高度重视，因而社会各阶层均参与其中。

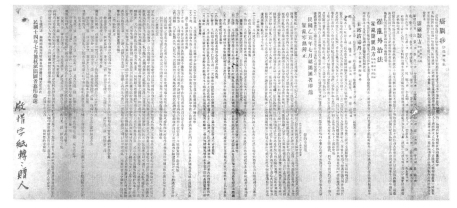

癟腸痧

霹靂散方

霍亂外治法

霍亂簡便良方

甘露消毒丹

民國乙丑年七月

霍亂寒熱辨正

民國十四年七月旅杭

敬惜字紙轉贈人

▲ 图 12 《曹炳章先生霍乱防治法》图版
（洋粉连纸，铅印，69 cm × 31.5 cm，藏于“景和斋”）

从热化而为暑湿，伏暑若伏之深，郁之甚又感新凉，则内伏之热欲出不得，若再客寒外束，内外交讧，其病乃发。

四、近代社会转型期霍乱中医药防控情态

（一）近代霍乱中医防控稳定化方案的应用状况

京师作为重要的地理位置，其产生瘟疫的流行往往传布到其他各省份。同时，其防治疫病的稳定化方案也可以传到其他各省，成为各地区治疗疫病的有效治疗途径。这些内容在中医药文告当中也有所体现。如《雷公霹雳丸》记载疫病防治方案传递路径为：贵州—京师—江浙两省，此方经过多地疫情的检验，随即江浙两省刊布为霍乱防治文告。

此方避秽散寒通窍解毒，性味平和。相传昔年大疫贵州丹平山雷公击出石碑刊有此方，道光元年江浙两省瘟疫盛行，时有宿儒于藏书中检得此方，注云：崇祯辛巳藏京师时疫流行后

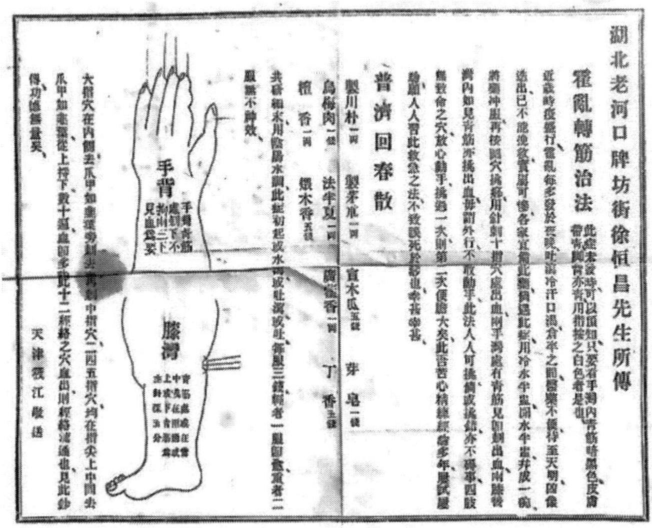
湖北老河口牌坊街徐恒昌先生所傳
霍亂轉筋治法
普濟回春散
製川朴一兩　製茅朮一兩　宣木瓜五錢　蔘皂一錢
烏梅肉一錢　法半夏一兩　廣藿香一兩　丁香三錢
檀香一兩　煨木香五錢
服無不靜效
手背
膝灣
天津筱江敬送

▲ 图 13 《霍乱转筋治法》图版
（洋粉连纸，活字印刷，27 cm×21 cm，藏于“景和斋”）

得此方，服之立愈。急治之法，莫踰于此。诚医圣家之遗方也。现在各郡一带，痧气流行，挨门排户，劫伤人命。故刊此方，务望广为流传，功莫大焉。

又如文告《霍乱转筋治法》载其方原为湖北老河口牌坊街徐恒昌先生所传，针药并用，在多地刊布为《霍乱转筋治法》文告，本文记录了方案传递至天津县全文刊布以救民众。

湖北老河口牌坊街徐恒昌先生所传　霍乱转筋治法

近岁时疫盛行，霍乱每多发于夜晚，吐泻冷汗口渴，仓卒之间，医药不便，待至天明，凶像迭出，已不能挽救，实属可惨，各家宜备此药……

天津筱江敬送

（二）近代霍乱城际间传播与纸媒防控联动效应

从地理学角度分析，古代的疫病传播多是区域性接触扩散，随着中国近代火车、轮船等交通方式的出现，疫病的扩散方式属于等级扩散、跳跃传播，在区域性中心城市间蔓延，随铁路沿线扩散，随航运在江海码头扩散，加速了城际间疫病的传播①。因此，晚清民国时期我国疫灾流行广泛，一县疫而百县疫，和近代交通的发展有极大关联②。如1902年北方地区霍乱的蔓延，深刻受到了近代交通体系的影响，霍乱病菌由港口入天津，陆续传播到东三省、北京、直隶、山东等地，铁路和船舶的交错路径，使得霍乱蔓延渗透，波及到北方广泛的区域③。

又如贯穿中国东、中、西部即华东、华中、西北多座城镇的陇海铁路（原称：陇秦豫海铁路），西起甘肃兰州，南至江苏连云港，连接着中国近代大部分人口重镇。因此，也成为霍乱传播的“人为的交通工具”，因此铁路机构成为霍乱防控的“前沿阵地”。1931年左右，陇海铁路的最西端才修到陕西的潼关，而次年霍乱就以潼关为中心向整个西北蔓延④。

---

① 余新忠：《清代江南的瘟疫与社会：一项医疗社会史的研究》，北京：北京师范大学出版社，2014年，第33页。黄华平：《近代中国铁路卫生史研究》，合肥：合肥工业大学出版社，2016年，第227页。

② 齐晓钰：《民国时期京津冀地区疫灾流行与公共卫生意识的变迁研究》，硕士学位论文，武汉：华中师范大学，2019年，第32页。

③ 单丽：《从1902年霍乱传播模式看清末北方社会》，《中国历史地理论丛》2011年第4期，第55—65页。

④ 黄华平：《近代中国铁路卫生史研究》，合肥：合肥工业大学出版社，2016年，第226页。

虎疫袭入陕境，尚属创见。最初系在陇海终点之潼关。当时该处疫势极剧烈，死者约达千人。居民逃避者过半，十余日间，全城顿成死市，卒赖公私双方防治，疫势渐杀①。

而陇海铁路会计处所刊布的文告《陇海铁路会计处刊霍乱防治方》，提出了普适性的“霍乱普通方”及分型论治的“霍乱属热者方”与“霍乱属寒者方”，这是中医“普济”“辨治”中医防治疫病方法体现，也从一个侧面体现了陇海铁路沿线机构利用中医药防控霍乱的情态。

时届夏季痧疫堪虞，大抵多由贪凉、饮食不慎所致，费君子昭之先人访壶先生生前拟霍乱时疫要方，灵验异常，活人无数，用时特为之刊送务布……霍乱普通方……霍乱属热者……霍乱属寒者方……

陇海铁路会计处代发

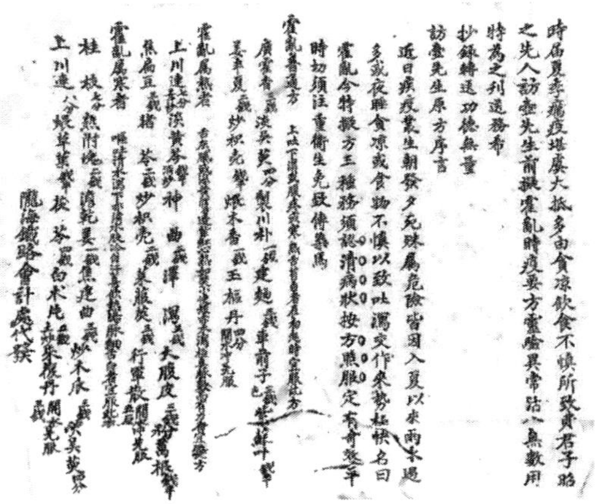
時屆夏季痧疫堪虞大抵多由貪凉飲食不慎所致費君子昭
之先人訪壺先生前擬霍亂時疫要方靈驗異常活人無數用
特為之刊送務希
抄錄轉送功德無量
訪壺先生原方序言
近日疾疫叢生朝發夕死殊屬危險當因入夏以來雨水過
多或夜睡貪凉或食物不慎以致吐瀉交作來勢極快名曰
霍亂今特擬方三種務須認清病狀按方照服定有奇效平
時切須注重衛生免致傳染焉
霍亂普通方
霍亂屬熱者
霍亂屬寒者
隴海鐵路會計處代發

图 14 《霍乱防治方》▶ 图版（洋粉连纸，石印，32 cm × 28 cm，藏于“景和斋”）

① 佚名：《陕甘虎威盛，防治难普及，死亡众多，医药投机，均利市三倍》，《大公报》1932 年 8 月 19 日，第 5 版。

（三）近代中、西医对于霍乱防控方案的不同认识

随着现代公共卫生防控体系的引入，逐渐形成了中、西医疫病防控的“博弈”现象。初期现代医学应用自身的医学体系试图进入中国成为主流医学，其早期传播形式大体分为三种：一者，利用传教的形式；一者，渗透高级统治阶层；一者，与传统中医学融合。但是三者进程较慢。在鸦片战争后，现代医学开始通过租界内、外环境卫生状况的强烈反差，彰显其制度的先进性和优越感，并以卫生防疫为借口逐步涉及中国内政、扩大势力范围。同时，由西方侵入的疫病打破了中国原有的疾病谱。然而，现代药物从一定程度上更加适用于此类疫病的防控，因此西医学渐渐成为受社会群体认可的医学体系。因而在霍乱防控中，西医学者逐渐获得了“话语权”，进而对中医抗疫方案发出了反对声音。

如文告《霍乱之预防方法》中虽然提到霍乱的中、西医名称，使宣传更加具有本土特性，然而在霍乱现代防控体系描述

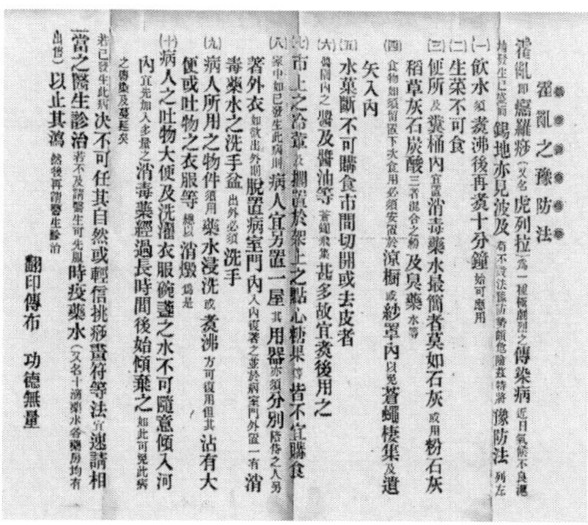
霍亂之豫防法

霍亂即癟羅痧（又名虎列拉）為一種極劇烈之傳染病近日氣候不良滬埠發生已夥而錫地亦見波及若不設法豫防勢頗危險茲特將豫防法列左

(一)飲水須煮沸後再煮十分鐘始可應用

(二)生菜不可食

(三)便所及糞桶內宜置消毒藥水最簡者莫如石灰或用粉石灰稻草灰石炭酸三者混合之粉及臭藥水等

(四)食物類須留置下次食用必須安置於涼櫥或紗罩內以免蒼蠅棲集及遺矢入內

(五)水菓斷不可購食市間切開或去皮者

(六)醬園內之醬及醬油等蒼蠅飛集甚多故宜煮後用之

(七)市上之冷葷及擱置於架上之點心糖果等皆不宜購食

(八)家中如已發生此病則病人宜另置一屋其用器亦須分別陪侍之人另著外衣如欲出外則脫置病室門內入內復著之並於病室門外置一有消毒藥水之洗手盆出外必須洗手

(九)病人所用之物件須用藥水浸洗或煮沸方可復用但其沾有大便或吐物之衣服等總以消燬爲是

(十)病人之吐物大便及洗濯衣服碗盞之水不可隨意傾入河內宜先加入多量之消毒藥經過長時間後始傾棄之如此可免此病之傳染及蔓延矣

若已發生此病決不可任其自然或輕信挑痧畫符等法宜速請相當之醫生診治若不及請醫生可先服時疫藥水（又名十滴藥水各藥房均有出售）以止其瀉然後再請醫生診治

翻印傳布　功德無量

◀ 图 15 《霍乱之预防方法》图版（洋粉连纸，铅印，26 cm × 23.5 cm，藏于“景和斋”）

基础上，对目前中医学运用的针刺法予以反对，并将针刺法与符咒相并列，形成了对中医方案鲜明的反对立场。

若已发生此病，绝不可任其自然，或轻信挑痧画符等法。宜速请相当之医生诊治，若不及请医生，可先服时疫药水（又名十滴药水，各药房均有出售），以止其泻，然后再请医生诊治。

同时，中医根据霍乱发生的时间与地域特点，在证型辨识的基础上形成了相应的治法，提示了霍乱防控中在辨病的同时，也要分辨证型。如文告《曹炳章先生霍乱防治法》提到了对于 1925 年上海地区发生的霍乱，多应以清热为主，并评述了当时现代医学辨病治疗、西药应用单一的弊端。

试观近世之霍乱，舌色多红，苔多黄燥，皆口渴引饮，吐利臭秽，小便短赤，肛热如火。总核病状多是内真热而外假寒，虽有肢冷脉伏似寒象，即所谓热深厥深是也。见证既是热证，治以苦辛开降，岂可妄用十滴水、哥啰颠①等热药，以火上加油也。

五、“疾病谱”与“中医药文告”的传播

（一）近代霍乱社会防控网络中的中医药抗疫情态

自清初北京城天花横行开始，促使清政府对于疫病的防控

① 即哥罗丁（chlorodyne），氯仿吗啡酊（一种止痛镇定麻醉药）。如据梅益盛等翻译的《李提摩太传》记载 1875 年，李鸿章赴烟台解决马嘉理事件，许多随员患病，烟台传教士李提摩太“听说他们害病，把止泄药、哥罗颠和金鸡拿霜赠送中堂，分给病人，中堂收下，并来信称谢”。其中，提到“哥罗颠”其与止泻药并行，应为镇静止吐药，同时二者与痢疾药—金鸡拿霜合称，故推测当时随员应罹患霍乱、痢疾等疫病。

有了全新的认识，并使全社会对于以天花为主的公共卫生事件出现了防控的意识，进而促使社会各个阶层逐渐参与到了疫病防控工作中来。近代中国霍乱防控中，“国家—地区—医疗机构—其他机构—个人”互为补充，形成了隐形的社会防控网络，中医药也逐渐成为勾连这一网络的重要环节之一，成为社会各阶层宣导防治霍乱的重要纸媒途径，更体现了中医药在防治疫病中的智慧。

（二）中医药在近代霍乱防控中的转变与发展

在霍乱防控过程中，中医药作为中国本土传统医学，发挥了其一定的积极作用，尤其在疫病初期的宣导中体现了重要的预防意义。其以简洁明了的语言，切实临床的方药，逐渐进入了霍乱防治的前沿。但由于近代时期社会的急剧动荡、西方药物与卫生体系的进入，中医药在多元因素与势力的“博弈”过程中，不断地进行自我在霍乱等疫病防治中的“角色定位”，并在延续了中国传统的医疗模式的前提下，通过对霍乱等疫病的认识，使其应用更加具有规范性，以及防控范围更加具有广泛性，以使广大民众获得简、便、廉、验等特点的疫病防控手段，进而积极参与到疫病防控的“宣导”“避秽”“普济”等环节。同时，在实践中，中医药也逐渐从疾病个体化的“辨证论治”向疫病群体化的“专病专方”“病证结合”转变与发展，实现了适应于时代背景、疫病特性的防控方案的升华。

原发表于《中医药文化》2021 年第一期，第 20—31 页

此次收录的是修订版本

第三节 中外互通的中医慈善之路
——基于“世界红卍字会”中医药文告中的中医献方现象考察

在丝绸之路的研究中我们不难发现，真正的交流都不存在着国界的壁垒。所以，在这样的交汇过程中，还有着民众的善良慈爱之心的流淌，即我们常说的“慈善无国界”，无论是西方的红十字会还是这个本土的世界红卍字会都跨越了国界而展示了丝绸之路带来的“民心相通”。

一、万国红十字会与世界红卍字会

（一）万国红十字会

中国红十字会的建立要追溯到清光绪三十年（1904年）[①]，3月间中国东北地区爆发了日俄战争，在战争过程中产生了由上海以沈敦和为首的一批商人成立起来的中国第一个红十字会“上海万国红十字会”。这一“红十字会”组织是一支民间性质组织，由于清末各国与中国交往频繁，并在沿海口岸建立了通商办事处，因此在“国际化”的形势下，冠以“万国”可以更好地进行相关就户事宜。所以，沈敦和将“东三省红十字普济善会”改名称为“上海万国红十字会”，也是据于

① 我国的红十字会也于1904年在上海诞生，红十字国际委员会于1912年1月15日通报各国，正式承认中国红十字会为国际红十字会的成员。红十字标志只是在武装冲突中传达特定信息的符号，是一种保护性标志，其中不含任何政治、宗教、哲学等各种意义。

此种想法的。1904—1905 年，万国红十字会共接运 131177 名中国难民脱离险境。另一方面，红十字会在牛庄（今营口）设立战地医院。这里集中着在此避难的东三省各国传教士，建立医院主要由西方医生们负责，为难民们疗伤并设立难民庇护所，整个行动中，共救治伤员 26000 人，出资遣难民返乡者 2 万人。

1907 年，“万国”红十字会正式宣告结束。取而代之的是，清政府正式建立了“中国红十字会”，盛宣怀成为第一任红十字会会长，以其“会办商约大臣”的身份，使得红十字会有了一层“洋务”的色彩。1933 年，在国民政府统治时期，红十字会收编为国家管理。

（二）世界红卍字会

1921 年 3 月，钱能训、杜秉寅、李佳白等人在北京组织红卍字会筹备处，以“促进世界和平，救济灾患”为宗旨。于 1922 年 2 月 4 日，在齐鲁大地山东举行“世界红卍字会总会”正式成立大会，始称“济南道院”，为“世界红卍字会”的母院。

1922 年 10 月，获得了北洋政府内务部正式批准。1923 年总院迁往北京，更名“世界红卍字会中华总会（The Red Swastika Society）”，在中华民国内务部登记，总会会址设在北京西城西单牌楼舍饭寺 17 号。先后在中国大陆、香港等近 20 个省份建立了分院。于 1924 年首次走出国门，在东京成立了道院。随后遍及新加坡、马来西亚、日本、朝鲜等地拥有分支机构 400 余处，在近代丝绸之路沿线国家有着深远影响，并延续至今。

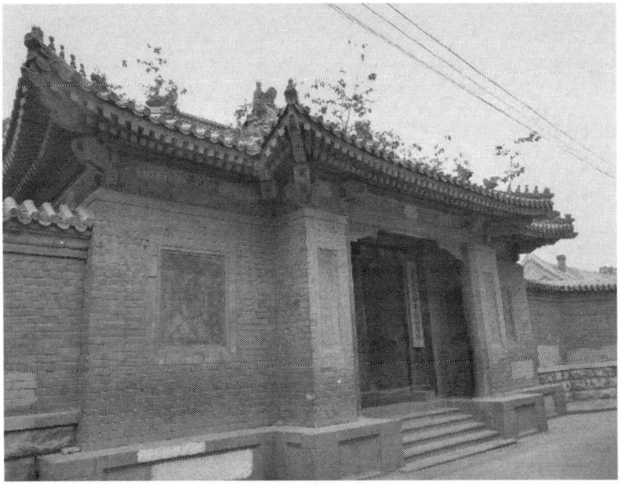

▲ 图 16　济南道院正门[①]

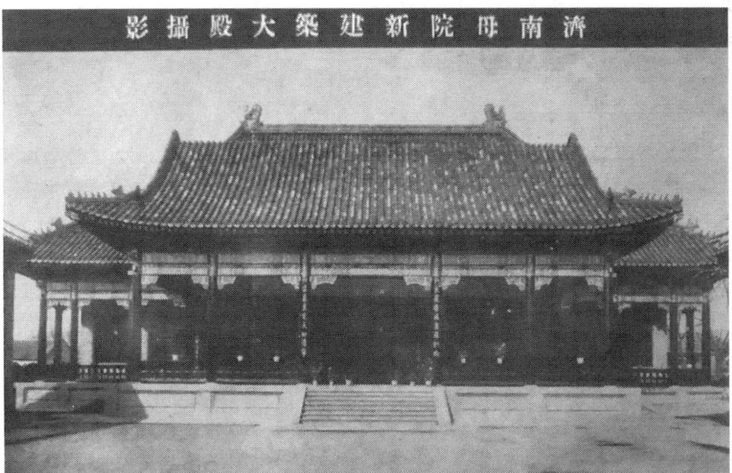

▲ 图 17　世界红卍字会济南母院母殿（黑白照片，藏于“景和斋”）

① 见于：http://blog.sina.com.cn/s/blog_5dd62a9f0100dmgo.html。

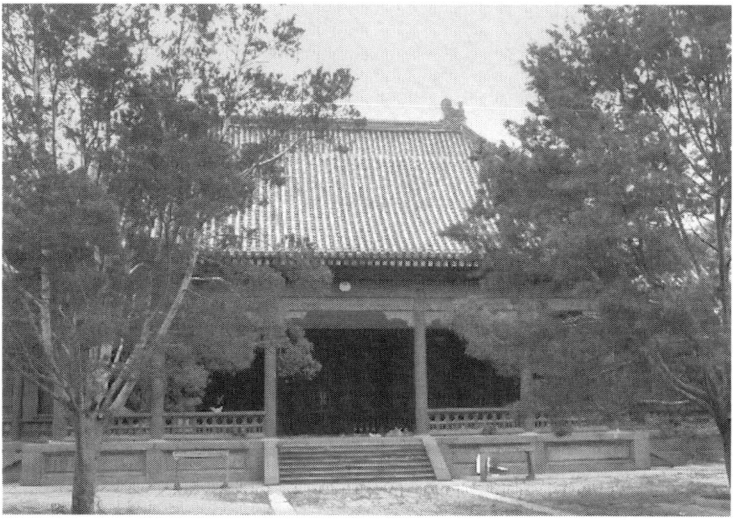

▲ 图 18 济南道院前堂[1]

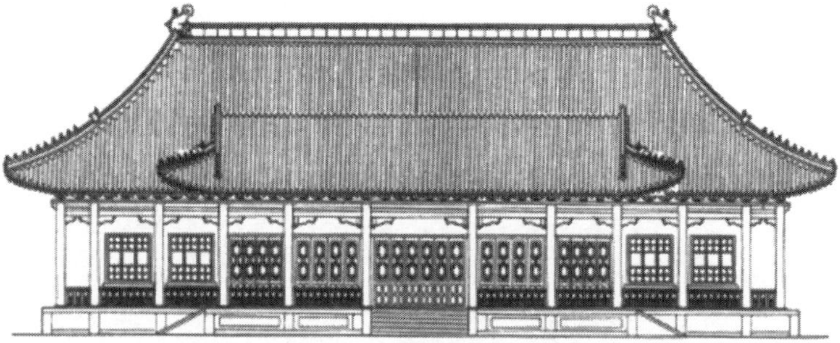

▲ 图 19 世界红卍字会济南母院母殿立面图[2]

---

① 见于：http://blog.sina.com.cn/s/blog_5dd62a9f0100dn4j.html。

② 由少平，常兴照等编著：《建筑》，山东友谊出版社，2002 年，第 290 页。

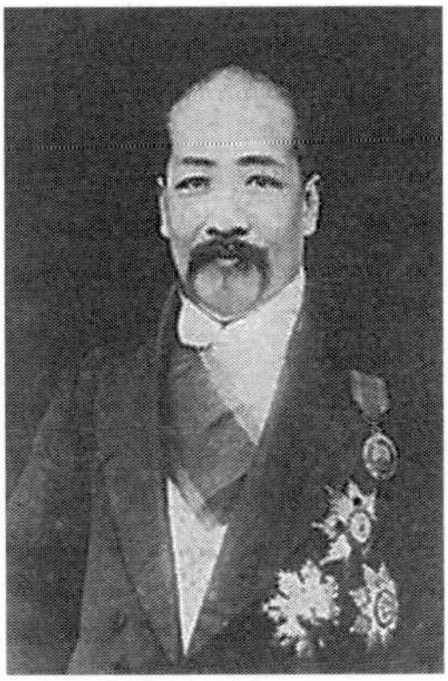

▲ 图 20 钱能训
（第一任会长）

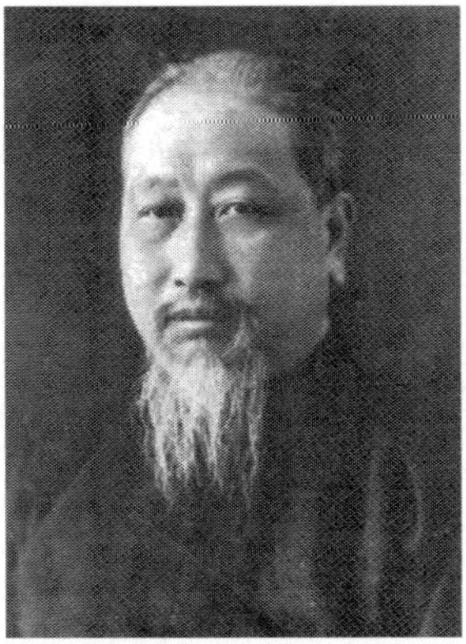

▲ 图 21 熊希龄
（第三任会长）①

红卍字会前身为道会门，由清朝末年道员杜宾谷创始，主张五教合一（五教即儒（孔孟）、释（佛）、道、耶（基督教）、回（伊斯兰）），供奉先天老主、孔丘、李耳、释迦牟尼·穆哈默德等的牌位②。1916 年，山东省滨县人吴福永创立“道院”，发扬了这一宗旨。一般的红卍字会道院建筑分为道院、字会和道德社 3 个部分。总会设在北京，济南为分会。世界红卍字会是一个较为纯粹慈善团体，以救济灾患为宗旨；会员代表大会为最高决议机关，董事会为执行机关，会长为执行负责人。该会本部设总务、储蓄、救济、防灾慈善事业、交

① 民国二十六年（1937 年）1 月 19 日，世界红十字会中国分会会长熊希龄，赴爪哇出席远东禁贩妇孺会议。淞沪抗战爆发，熊希龄在上海与红十字会同仁设立伤兵医院和难民收容所，收容伤兵，救济难民。京沪沦陷后，熊赴香港为伤兵难民募捐。

② 张润武，薛立撰著 / 摄影：《图说济南老建筑（近代卷）》，济南出版社，2007 年，第 71 页。

际等 6 部[①]。

“世界”二字揭示普及全球，无人无我，无界无域，无一切歧视之真意也。“红卍字会”云者，“红色”取其如赤子之心，且具有光华烂烂之景象也。“卍字”取其四围上下，无不普遍，无不圆通，运动不滞，周流不息，所以形成天下大同之鹄的也。“会”为集合共同意志，经营共同事业之对外公开之一种表示。此为命名之由来。

（《世界红卍字会宣言》（中英文版），1932 年）[②]

高鹏程先生在《红十字会及其社会救助事业研究（1922—1949）》揭示了“世界红卍字会”的名称与宗旨[③]。

“红”所阐释的意义中既有赤子之心，又包含光华灿烂之意。

“卍”是古代的一种符咒、护符或宗教标志。在古代的印度、希腊、波斯等国都有出现。鸠摩罗什、玄奘译为“德”，

① 施宣岑，赵铭忠主编：《中国第二历史档案馆简明指南》，档案出版社，1987 年，第 182—183 页。

② 《世界红祀字会宣言》（中英文版），上海档案馆馆藏档案，档号：Q120-3-98。《世界红字会宣言》存在不同版本。中村元所录《世界红出字会宣言》，就其内容看，与笔者所见的不同。其中提到“红祀字会之名，乃道院至尊无上的灵光所命，意谓世界全人类皆吾同胞，祀字普照上下四方，宛如人类获救的象征与指标”。见［日］中村元主编：《中国佛教发展史》，天华出版事业股份有限公司，1984 年，第 860 页。《道德杂志》第 2 卷第 6 期（1922 年），刊载了另一篇《世界红祀字会宣言》。该版本解释道：“卍字云者，言上下四方，无所不普被也”。

③ 高鹏程著：《红十字会及其社会救助事业研究（1922—1949）》，合肥工业大学出版社，2011 年，第 27—28 页。

北魏菩提流支在《十地经论》中译为“万”字。武则天长寿二年（69 年）制定此字读为“万”，意为“吉祥万德之所集”。大乘佛教认为它是释迦牟尼胸部所现瑞相，小乘认为此相不限于胸部。在佛经与佛寺中，“卐”（按：右旋）亦传写作“卍”（按：左旋）[1]。可见“卍”作为佛教标记，含义吉祥，在中华相传已久。就笔者所看到的档案原件和照片而言，红卍字会的“卍”应为左旋。仅在部分文史资料及《道德杂志》中有作“卐”（按：右旋）的情况[2]。“红卍字会”用国人熟识的“卍”命名，其本土色彩不言而喻。在红字会阐释话语下，“卍”取其普遍、圆通之意。1948 年《道院、世界红卍字会说明》再次重申：“配会命名以卍字，表示慈济所及，应上下四方周围，无所不包，无所不至。以普及世界，更期无人无我无界无一切歧视之意。”[3]

“会”，指为一定目的而结合起来的团体或组织。道院以“会”界定，直接表明红记字会是为实现社会救助而产生，并且“对外公开”的团体。

---

① 辞海编辑委员会编：《辞海》（1999 年版缩印本），上海辞书出版社，2000 年，第 117 页。

② 如王佩文：《大同红垢字会的敛财骗术》，见大同市政协文史资料研究委员会编：《大同文史资料》（1—5 选辑合订本），1987 年版，第 83—85 页。李骏轻：《滑县红圻字会始末记》，见滑县政协文史资料研究委员会编：《滑县文史资料》第 6 辑，1989 年版，第 81—88 页。有意思的是两文在目录中的标题又都是左旋的“H”。最大的可能是排版时未注意到的方向。为保留原貌，本文在征引资料名称及引文时保留了右旋“卐”，其他一律采用左旋“卍”。

③《道院、世界红卍字会说明》，上海档案馆馆藏档案，档号：Q120-3-98。

从上述文字上发现，中国红十字会从原来的民间组织转化为政府主办的政府性组织，然后由国际组织所认可，然后那个然而世界红卍字会是一个纯民间组织，是在中国土生土长的慈善会，在清末民初时期，拥有“丝路交流”的思想，将分社开设在许多国家，进而在世界很多丝绸之路和沿线国家进行传播。

二、世界红卍字会的医疗慈善活动

世界红卍字会以“促进世界和平、救济灾患”为宗旨，分为“永久慈业”“临时慈业”，统一由“防灾部”计划统筹。“永久慈业”(固定性慈善事业)，包括兴办医院、施诊施药所、防疫所、恤养院、恤嫠局、恤产局、残废院、育婴堂、孤儿院、中小学校、贫儿习艺所、施棺所、贷济所、平民工厂、粥厂等。由红卍字会下设的“慈善部”负责。世界红卍字会在全国共兴办的医疗相关机构有：医院 16 所、施诊施药所 175 处、

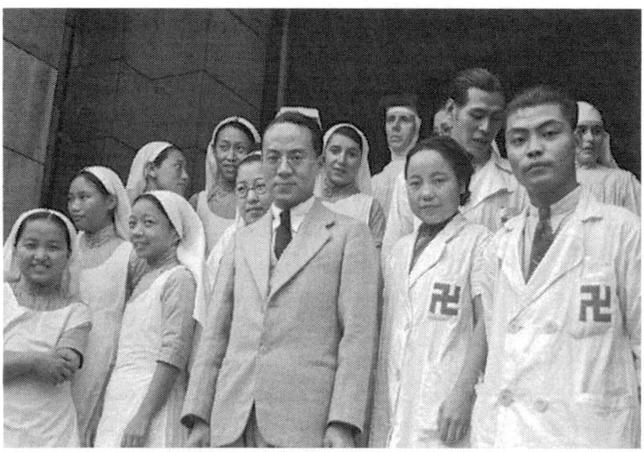

◀ 图 22 红卍字会慈善医院的护士们（Rose Holt Malcolm 拍摄于上海，1937 年）①

① 见于：https://baijiahao.baidu.com/s?id=1616888856159655323。

育婴堂 18 所、恤养院 2 所、残废院 2 所、恤嫠局 12 个、恤产局 14 个、防疫所 11 处。

“临时慈业”为在战祸、天灾时的临时救济，分为“救济”与“赈济”两种。由红卍字会下设的“救济部”负责。每当国内遭受水、旱、虫、震、雹、火、兵、匪等天灾人祸时，世界红卍字会都能及时拨款拨粮实施赈济。并设临时的施药、救护等的救护机构①。

同时，世界红卍字会还创办《卍字日日新闻》等纸质宣传媒介，以提倡道德慈善、发布赈济消息、简易疾病救护方法；成立慈济印刷所，印刷红卍会相关的宣传慈善的材料。另外，世界红卍字会还在丝绸之路沿线国家建立分院，发扬红卍字会的“救助”精神，如 1951 年 1 月 13 日，世界红卍字会新加坡总主会主办卍慈学校（Wan Tzu School），后更名为“红万

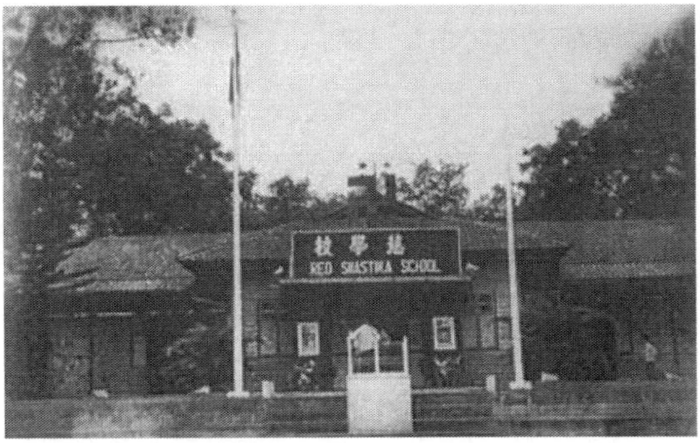

图 23 “Red Swastika School” along Somapah Road in Changi② ▶

① 高建国，夏明方，蔡勤禹编辑：《中国灾害志·断代卷·民国卷》，中国社会出版社，2019 年，第 257—258 页。

① 见于：https://redswastika.moe.edu.sg/about-rss/our-history。

字学校"(Red Swastika School)。本校由红卍字会会长郭新先生捐献了 3 英亩土地兴建校舍而成，他认为"有必要为穷人提供免费的初等教育，并协助在边远地区促进教育"。

三、从世界红卍字会的中医慈善活动谈起

世界红卍字会的医疗活动不仅利用现代医学的急救抗疫手段，也融汇了这个的本土医学，使得民众可以更加容易地接受。在重大疫病发生时、地区性疾病蔓延时以及日常的民众疾病防控，都会有世界红卍字会得中医身影。

（一）重大疫病防控中的红卍字会

虎疫①之简单有效治法并施舍灵药

近阅报上所载：各地方虎疫流行死亡最速，苟预防不得其法，偶一沾染即有性命之忧。医治之法，在所必要也。查西医所说的虎列拉，即中医所说的霍乱也。因染时行不正之气，以致人身阴阳之气，霍然而乱，故名曰霍乱。其症初起，腹中只觉微微绞痛，继则上吐下泻，亦有单吐不泻，或单泻不吐者，盖邪中上焦则吐，邪中下焦则泻，邪留中焦，则上吐下泻，此名：湿霍乱。

邪有去路，尚属轻而易治。当其初起，觉着腹中微痛时，即用极开的开水半碗，井中新汲的冷水半碗再加入盐末少许，立时兑饮。盖热水能引阳气入阳分，冷水能引阴气入阴分，阴阳各归正路，邪去而病可立愈。及至吐泻交作，亦无照前法，速饮阴阳加盐水，再将病者两臂湾及两腿湾，用手频加唾沫，

① 虎疫，又名"虎烈拉"，或"虎列拉"，指的是英文为 cholera 的传染病"霍乱"，虎烈拉为其音译。

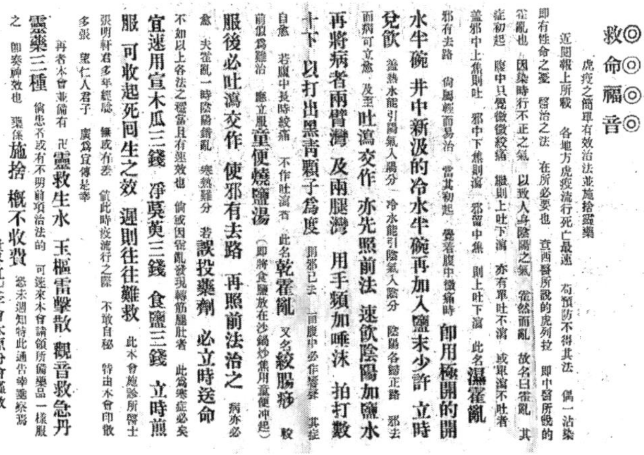
◎救◎命◎福◎音
虎疫之簡單有效治法並施捨靈藥
近聞報上所載 各地方虎疫流行死亡最速 苟預防不得其法 偶一沾染
即有性命之憂 醫治之法 在所必要也 查西醫所說的虎列拉 即中醫所說的
霍亂也 因染時行不正之氣 以致人身陰陽之氣 霍然而亂 故名曰霍亂 其
症初起 腹中只覺微微絞痛 繼則上吐下瀉 亦有單吐不瀉 或單瀉不吐者
蓋邪中上焦則吐 邪中下焦則瀉 邪留中焦 則上吐下瀉 此名濕霍亂
邪有去路 倘屬輕而易治 當其初起 覺著腹中微痛時 即用極開的開
水半碗 井中新汲的冷水半碗再加入鹽末少許 立時
兌飲 蓋熱水能引陽氣入陽分 冷水能引陰氣入陰分 陰陽各歸正路 邪去
而病可立愈 及至吐瀉交作 亦先照前法 速飲陰陽加鹽水
再將病者兩臂灣 及兩腿灣 用手類加唾沫 拍打數
十下 以打出黑青顆子爲度 則邪已去 而腹中必作響聲 其症
自愈 若腹中長時絞痛 不作吐瀉者 此名乾霍亂 又名絞腸痧 較
前似爲難治 應立服童便燒鹽湯（即將食鹽放在沙鍋炒焦用童便冲起）
服後必吐瀉交作 使邪有去路 再照前法治之 病亦必
愈 夫霍亂一時陰陽錯亂 寒熱難分 若誤投藥劑 必立時送命
不如以上各法之穩當且有速效也 倘或因霍亂發現轉筋腿肚者 此爲寒症必矣
宜速用宣木瓜三錢 淨吳萸三錢 食鹽三錢 立時煎
服 可收起死回生之效 遲則往往難救 此本會施診所醫士
張明軒君多年經驗 無或有差 值此時疫流行之際 不敢自秘 特由本會印散
多張 望仁人君子 廣爲宣傳是幸
再者本會並備有 卍靈救生水 玉樞雷擊散 觀音救急丹
靈藥三種 倘患者或有不明前項治法的 可速來本會請領所備藥品一樣服
之 即奏神效也 藥係施捨 概不收費 恐未週知特此通告幸垂察焉
世界紅卍字會太原分會謹啟

▲ 图 24 《虎疫之简单有效治法并施舍灵药》图版
（白棉纸，32 cm × 23.5 cm，藏于“景和齋”）

拍打数十下，以打出黑青颗子为度。则邪已去，而腹中必作响声，其症自愈。若腹中长时绞痛，不作吐泻者，此名：干霍乱，又名：绞肠痧。较前似为难治，应立服童便烧盐汤（即将食盐放在沙锅炒焦，用童便冲起），服后必吐泻交作，使邪有去路。再照前法治之，病亦必愈。夫霍乱一时阴阳错乱，寒热难分。若误投药剂，必立时送命，不如以上各法之稳当且有速效也。倘或因霍乱发现转筋腿肚者，此为寒症必矣。宜速用宣木瓜三钱，净吴萸三钱，食盐三钱，立时煎服，可收起死回生之效，迟则往往难救。此本会施诊所医士张明轩君多年经验，无或有差，值此时疫流行之际，不敢自秘，特由本会印散多张，望仁人君子，广为宣传是幸。

再者本会并备有“卍灵救生水”“玉枢雷击散”“观音救急丹”灵药三种，倘患者或有不明前项治法的，可速来本会请领所备药品一样服之，即奏神效也。药系施舍，概不收费，恐未周知特此通告幸垂察焉。

世界红卍字会太原分会谨启

记载山西防疫机构是疫来则设，疫停则撤。如太原，该县于民国二十一年秋季“因发生虎疫曾立防疫局一处，后以疫势扑灭经停办”①。

山西省各县多山地，平时苦旱，雨稍大，则患水，故农民生活极贫苦。年来政局影响，农民经济有行将破产之势，去年黄河沿岸各县发生鼠疫，经省府令筋各县成立街生局从事防救，民心稍安。乃今夏虎疫流行，蔓延三十余县，死亡万余人。省府虽成立防疫处，指导各县诊治，而其势不稍杀，方当全省人民谈虎色变之际。②

因此，正值世界红卍字会发展最为鼎盛的时期，中医药也成为慈善行为的有效载体。尤其在一些重大的传染性疾病面前，慈善团体也将目光与信心投向了这个传统的医疗技术—中医药，并取得了一定的效果，并将此技术传播于民众。

（二）地方病、危重病防控中的红卍字会施送经验良方

治水臌良方

鸡蛋五个　黄醋一两　阿魏五分

右三味，共置铜锅融化，截为十块。每晨服一块，白水送服后，俟其下如胶漆时则愈可期。

① 曹树基，李玉尚著：《鼠疫：战争与和平——中国的环境状况与社会变迁（1230—1960）》，山东画报出版社，2006 年，第 378 页。

② 实业部中国经济年鉴编纂委员会编：《中国经济年鉴（1934—1936）》，国家图书馆出版社，2011 年，第 6 页。

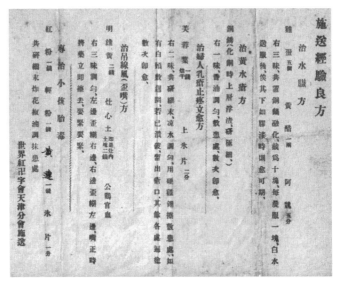

施送經驗良方

治水臌方

雞蛋五個　黃醋一兩　阿魏五分

右三味，共置銅鍋融化，敲碎十塊，每晨服一塊，白水送服後，俟其下如膠漆時則愈可期。

治黃水瘡方

銅銹（化銅時上層浮渣，研極細）

右一味，香油調勻，敷患處，數次即愈。

治婦人乳瘡止疼立愈方

芙蓉葉一錢焙干　上氷片二分

右二味，共研細末，涼水調勻，用硬雞翎擦敷患處，如有白頭敷周圍，若已潰破，留出瘡口，其餘各處遍塗數次即愈。

治吊線風（歪嘴）方

明雄黃二錢　灶心土即是灶內土塊二錢　公鷄官血

右三味調勻，左邊歪糊右邊，右邊歪糊左邊，嘴正時將藥立即擦去，要緊要緊。

專治小孩胎毒

紅粉一錢　輕粉一錢　黃達一錢　氷片一分

共研細末，炸花椒油調抹患處

世界紅卍字會天津分會施送

▲ 图 25 《施送经验良方》图版

（机器纸，红色铅印，23.5 cm × 19 cm，藏于“景和斋”）

治黄水疮方

铜锈（化铜时上层浮渣，研极细）

右一味，香油调匀，敷患处，数次即愈。

治妇人乳疮止疼立愈方

芙蓉叶一钱焙干　上冰片二分

右二味，共研细末，凉水调匀，用硬鸡翎擦敷患处，如有白头敷周围，若已溃破，留出疮口，其余各处遍涂数次即愈。

治吊线风（歪嘴）方

明雄黄二钱　灶心土即是灶内土块二钱　公鸡官血

右三味调匀，左边歪糊右边，右边歪糊左边，嘴正时将药立即擦去，要紧要紧。

专治小孩胎毒

红粉一钱　轻粉一钱　黄连一钱　冰片一分

共研细末，炸花椒油调抹患处。

世界红卍字会天津分会施送

世界红卍字会天津分会旧址在日租界中原公司西桃山街五号。主要涉医慈业为：（1）**平时施医**，施药，种痘具体为：施诊所：中医施诊，不收号金。共医员二人，时间为上午，十时至十二时。西医施诊，时间为下午二时至四时，号金二分。医药师及助手共五人。每星期二五上午十时，施种牛痘。并施成药十余种（暑药十种，安胎药一种）①（2）**临时慈业**，组有救护队救难民伤兵，设所收容并给养治疗，大疫防控施医增药。

《施送经验良方》文告正是天津日常慈业的缩影，针对地方常见病进行的中医药防控有效简便方法的宣讲。如“水臌证”“口角歪斜”“胎毒”等内外妇儿常见急性病证，为地区性实用文告。

天津也为这个的重要“水路码头”，连接着中国沿海地区与海外国家的通商任务，是近代中国重要的商贸地域，同时也是外国领事、洋行交错分布之地。所以，在这样的地理状态下，文化的交融、发展与传播是“不可抗拒”的。因此，世界红卍字会在此设立分会宣扬宣扬理念以及中医药“济世救人”的宗旨，是“事半功倍”之举。

（三）日常疾病防控中的红卍字会

世界红卍字会的慈善事业，也有一部分为民众的中医施诊

---

① 天津市地方志编修委员会编著，来新夏，郭凤岐主编：《天津通志·旧志点校（卷下）》，南开大学出版社，2001 年，第 320—321 页。

行为。在近代，中医医士的诊疗活动中，有不少赠医施药行为，但是均为个人行为。热慈善活动将这样零散的慈善活动，转化为了团体性质的有组织的行为。

如世界红卍字会吉林分会公布的文告《济生立效灵丹》，正式针对常见疾病的普适性治疗方剂。

济生立效灵丹

茅山苍术 有朱砂点者，三两，米汁水浸软切片晒干　丁香 六钱，不拘公母　麝香 三钱　蟾酥 一两　甘草 二两四钱，去皮　锦纹属大黄 六两，切片晒干　明天麻 三两六钱，

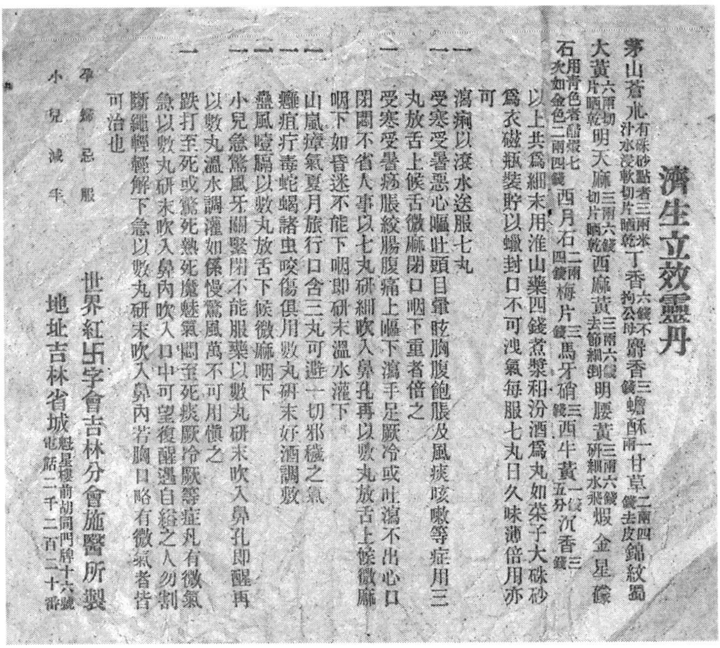
濟生立效靈丹
茅山蒼朮有硃砂點者三兩米汁水浸軟切片晒乾丁香六錢不拘公母麝香三錢蟾酥一兩甘草二兩四錢去皮錦紋蜀大黃六兩切片晒乾明天麻三兩六錢切片晒乾西麻黃三兩六錢去節細剉明腰黃三兩六錢研細水飛煆金星礞石用青色者醋煆七次如金色二兩四錢西月石二兩四錢梅片三錢馬牙硝三錢西牛黃一錢五分沉香三錢

以上共爲細末用淮山藥四錢煮漿和汾酒爲丸如萊子大硃砂爲衣磁瓶裝貯以蠟封口不可洩氣每服七丸日久味薄倍用亦可

一瀉痢以滾水送服七丸

一受寒受暑惡心嘔吐頭目暈眩胸腹飽脹及風痰咳嗽等症用三丸放舌上候舌微麻閉口咽下重者倍之

一受寒受暑痧脹絞腸腹痛上嘔下瀉手足厥冷或吐瀉不出心口閉悶不省人事以七丸研細吹入鼻孔再以數丸放舌上候微麻咽下如昏迷不能下咽即研末溫水灌下

一山嵐瘴氣夏月旅行口含三丸可避一切邪穢之氣

一癰疽疔毒蛇蝎諸虫咬傷俱用數丸研末好酒調敷

一蠱風噎膈以數丸放舌下候微麻咽下

一小兒急驚風牙關緊閉不能服藥以數丸研末吹入鼻孔即醒再以數丸溫水調灌如係慢驚風萬不可用愼之

一跌打至死或驚死熱死魔魅氣悶至死痰厥冷厥等症凡有微氣急以數丸研末吹入鼻內吹入口中可望復醒遇自縊之人勿割斷繩輕輕解下急以數丸研末吹入鼻內若胸口略有微氣者皆可治也

孕婦忌服

小兒減半

世界紅卍字會吉林分會施醫所製

地址吉林省城魁星樓前胡同門牌十六號電話二千二百二十番

▲ 图 26 《济生立效灵丹》图版

（机器纸，红色铅印，15.5 cm × 17.7 cm，藏于“景和斋”）

切片晒干　西麻黄 三两六钱，去节细剉　明腰黄　三两六钱，研细水飞　煅金星礞石 用青色者，醋煅七次如金色，二两四钱　西月石 二两四钱　梅片 三钱　马牙硝 三钱　西牛黄 一钱五分　沉香 三钱

以上共为细末，用淮山药四钱，煮浆和纷酒为丸，如菜子大。朱砂为衣，磁瓶装，贮以蜡封口，不可洩气。每服七丸，日久味薄，倍用亦可。

一 泻痢，以滚水送服七丸。

一 受寒受暑，恶心呕吐，头目晕眩，胸腹饱胀及风痰咳嗽等症，用三丸放舌上，候舌微麻，闭口咽下。重者倍之。

一 受寒受暑，痧胀，绞肠腹痛，上呕下泻，手足厥冷，或吐泻不出，心口闭闷，不省人事，以七丸研细吹入鼻孔，再以数丸放舌上，候微麻咽下。如昏迷不能下咽，即研末温水灌下。

一 山岚瘴气，夏月旅行，口含三丸，可避一切邪秽之气。

一 痈疽疔毒，蛇蝎诸虫咬伤，俱用数丸研末好酒调服。

一 蛊风噎膈，以数丸放舌下，候微麻，咽下。

一 小儿急惊风，牙关紧闭，不能服药，以数丸，研末吹入鼻孔，即醒。再以数丸，温水调灌。如係慢惊风，万不可用，慎之。

一 跌打致死，或惊经，热死，魔魅气闭致死，痰厥冷厥等症。凡有微气，急以数丸研末，吹入鼻内，吹入口中，可望复醒。遇自缢之人，勿割断绳，轻轻解下，急以数丸，研末吹入鼻内。若胸口略有微气者，皆可治也。

孕妇忌服，小儿减半。

世界红卍字会吉林分会施医所制

地址：吉林省城魁星楼前胡同门牌十六号，电话二千二百二十番

再如“汤逢超方笺”。虽然，汤逢超已无档案可查，但其方笺上的“卍”足以证明其“世界红卍字会”的身份，应为某分会的慈善中医医士，在完成着一次慈善医疗活动。我们仿佛侍诊于这位“汤医生”，看到了近代医疗社会中慈善活动的蓬勃状态，苍劲的笔意下显露了这位医家的繁忙，更体现了他的“慈善之心”与“中医之德”。

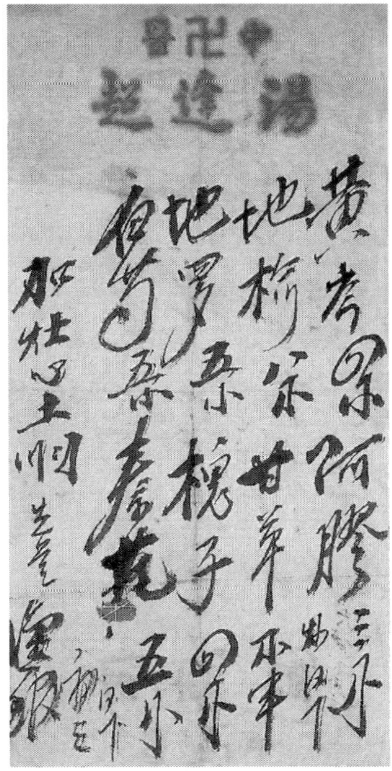

▲ 图 27 《汤逢超处方笺》图版（宣纸，25.2 cm × 13.4 cm，藏于“景和斋”）

中卍医

汤逢超

黄芩 四两 阿胶 三两 炒后下

地榆 八两 甘草 两半

地罗 五两 槐子 四两

白芍 五两 秦艽 五两

加灶心土 三两 □□净服

四、中西汇通下清代末期慈善事业兴起的医疗现象解读

（一）中医药文告体现了传统慈善观念向现代慈善观念的转型，同时也是中西方慈善观念碰撞下的变革产物

在晚清民国时期，丝绸之路传递来的西方“慈善”观念

是，慈善是一种“为人”与“无我”，这是一种人道主义精神，是一种无私的表现。政府为人民所做的一切都可以称之为社会保障。而政府能力有限，需要民间慈善来发挥作用，所以慈善也可以看作是政府主导下的社会保障体系的一种必要的补充①。在这一思潮引领下，世界红卍字会的“慈善”观念也发生了改变。“慈善”行为已从个人美德转变为“公共责任”，进而将慈善视成为一种“平常行为”，“慈善”行为不但取决于一个人的能力，也取决于一个人对社会责任的认识。慈善即是履行责任的方式，渐渐趋近于现代慈善观念②。而在这一观念下产生的“慈善”实体行为，其中之一就是“中医药文告”，其用个人的医疗经验作为自身的财富二“捐献”给民众，这是对社会大众健康保护的责任体现，也是中医医士自我价值的体现。因此，在中西方慈善观念的碰撞下，“中医药文告”的播散成为这一时期医疗慈善现象的缩影。

（二）在慈善救急的日常生态中，中医药已融入了世界红卍字会的救济事物中，并发挥了一定的作用

因为在民国期间，底层民众的救助行为，仍然是以中医药为主的，因为中医药本身具有如下的特性：（1）群众基础好，收到大众的认可；（2）价格相对低廉（比当时的西药药品低廉）；（3）普适作用强，可以在大范围命中群体中推广。本书所引用的世界红卍字会刊布的“中医药文告”，世界红卍字会

① 周秋光：《中国慈善发展的历史与现实》，《史学月刊》2013年第3期，第5—9页。

② 浙江省民政文化研究课题组编辑：《大民政时代浙江民政文化发展研究》，北京联合出版公司，2017年，第60页。

的中医医士汤逢超处方，都体现了上述的论断。正因为医疗与慈善的初衷是相通的，所以民国期间的中医药科技又一次与“慈善”事物融合在一起，飞跃向前，甚至漂洋过海，播散在丝绸之路所到之地。

（三）医家的个人行为逐渐形成民间的团体行为，如医药行业团体、慈善行业团体、中医学术团体等等

如章原先生在研究上海国医公会的相关医疗行为传播方式，发现由于近代医师群体专业程度的不断提高，专业团体不断出现团体性的慈善行为比之前的中医个人慈善施诊具有更大的影响力。

上海国医公会除了督促各会员平时注意救助贫病外，还公开在报刊上公布中医界在上海开设或参与的施诊处所，计有如仁济堂、广益中医院，谦益伤科医院、沪北广益中医院、广益善堂、沪南神州医院、福履医院、博济善会、广仁善堂、至圣善院、位中善堂、一善社、联义善、会元济善院、粤商医院、中国医院、华隆中医院、潮州和济医院、四明医院等数十处，讲明地址、时间及施诊办法，以方便贫民就医。①

中医医士在世界红卍字会的慈善行为中也逐渐由个人慈善行为向集体慈善行为过度，形成了具有一定组织形式的规模化行为，使其慈善波及的范围更加地广泛。并且随着团体作为载体，远播海外，成为近代医疗慈善的一种新的形式，这也是丝路慈善的最好表达方式，更是“民心相通”的诠释。

① 章原编撰：《医事广告》，上海科学技术出版社，2019年，第51页。

第六章

Chapter 6

融会通浃：丝绸之路上中医药传播的多维互动与多元融合

通过上述章节讨论的古代丝绸之路医疗社会中的“方药互动”，以及近代丝绸之路中医医疗社会情态的嬗变，逐渐感触到丝绸之路医药交流的主体在于医生、商旅、僧侣、军队等等人群，同时这一过程中又体现出各国医学之间不断地多维互动与多元融合的态势。正如中医医史文献专家李经纬先生在《中外医学交流史》“序言”中所说：

在中医药学的发展过程中，在其有两千多年存在着丰富文献记述的历史上，中外医学交流的事迹层出不穷，在一些交流的繁盛时期，甚至年年有或一年多次进行着有影响的交流，若与同时期之其他民族医药学相比，毫不逊色，或多有过之而无不及。中医学发展史上，内部交流与中外之医学交流，历来都是促进中医药学发展进步的一个重要方面。①

那么，丝绸之路上的医药多维互动具体有哪些形式？又是

① 李经纬主编：《中外医学交流史》（自序），湖南教育出版社，1998年，第2页。

如何进行深层次多元融合？下面本章将通过对两个问题的深入讨论来探究丝绸之路医药的“融会通浃”。

第一节 古代丝绸之路上中医药传播的多维互动

丝绸之路上的中医药文化是“流动”的，体现为“传播”一词。“传播”出自《北史·突厥传》“宜传播天下，咸使知闻。”，为“广泛散布”之意。在现代语境中，“传播”包含了“通讯、通知、信息、书信；传达、传授、传播、传染；交通、联络；共同、共享”等多元涵义。1945 年 11 月 16 日，在伦敦发表的联合国教科文组织（UNESCO）宪章中，曾经这样写道“为用一切 mass communication 手段增进各国之间的相互了解而协同努力。”其中的“mass communication”即被转译为“大众传播”①。因此，任何形式的传播，都需要有“目的”“媒介”“形式”“结果”，而且四者互相影响。正如马克思在《机器、自然力和科学的应用》所叙述的文字“火药把骑士阶层炸得粉碎，指南针打开了世界市场，并建立了殖民地，而印刷术则变成新教的工具。总的来说，变成科学复兴的手段，变成对精神发展创造必要前提的最强大的杠杆。”②

① 大众传播（mass communication）：指报纸、广播、电视、网络等媒体而言，所以，这些媒体也就被统称为“大众传播媒体”，简称“大众传媒”。

② 马克思著：《机器、自然力和科学的应用》，人民出版社，1978 年，第 715 页。

那么，在古代丝绸之路上中医药文化传播的“目的”“媒介”“形式”“结果”是什么呢？这一问题引发了学者们的诸多思考，笔者抛砖引玉地谈谈自己的思考。

一、古代丝绸之路上中医药传播的互动主体

中医药文化在丝绸之路上不断地传播与发展，其主要的传播“媒介”（又可称之为传播的“主体”）主要可概括为四类群体。

第一，首当其冲的应该是“医生”，其把中医药带入到了各个领域、各个地区，使中医药服务于更多国家的患者。因此，可以将“中医医生”列居在首位。

第二，“商旅”。因为一旦谈及丝绸之路，大家首先想起的就是跨国之间的商业贸易，然而商旅在贸易过程当中交换的重要货物就包含了中药材，甚至部分中药材被作为奢侈品进行交换。所以，大量的中国本土中药材被传到了西域诸国。同时，西域的一些特殊药物，如香药等等，又传到了中国，甚至“落地生根”，而渐渐地已忘却了他最原始的归属地。由此可见，在丝绸之路上早已形成了中药传播的重要通路。

同时，在商旅贸易中还有一类极为特殊的传播方式，即为“朝贡”。很多的西域国家将当地的名贵药材或者香料作为朝贡的礼品，呈奉给当时的中国君主就形成了一条特殊的、具有政治色彩的丝绸之路中医药传播路径。

第三，“僧侣”。僧侣间的“国际交流”是频繁的，他们将中药文化与宗教传播进行了融通，进而将二者一同传播到了诸多国家与地区。尤其在亚洲地区，如日本、朝鲜等国。目前，

在日本的正仓院[①]仍然保藏着很多唐代中药的原始饮片，以及登记药材的药账。

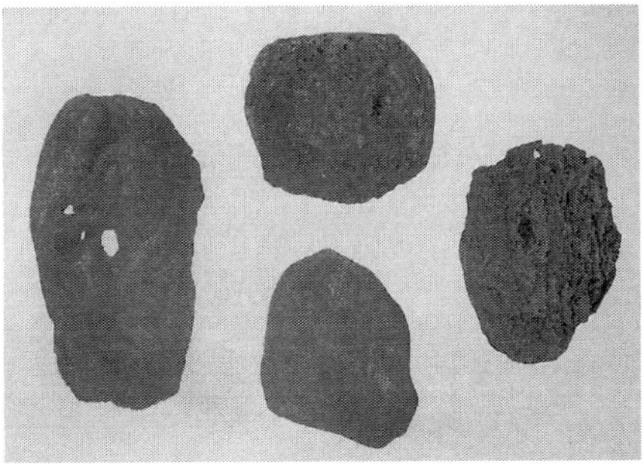

大　黄

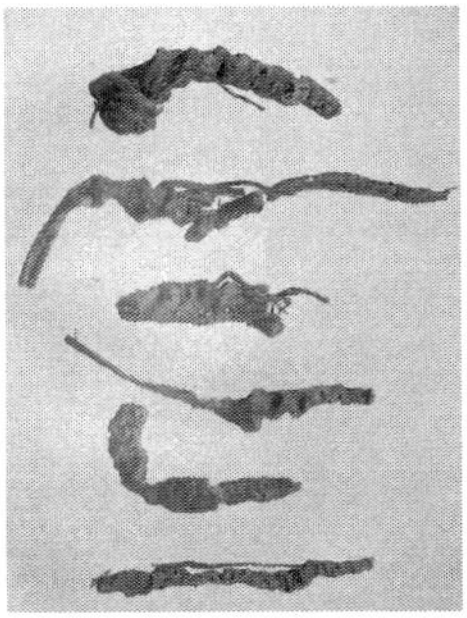

人　参

▲图 1　大黄（北第 95 号）、人参（北节 122 号竹节人参）[②]

① 正仓院，日本奈良时代的仓库。在今奈良市。始建于 8 世纪后半叶。位置在东大寺大佛殿西北面。现存的正仓院 756 年开始启用。这一年，圣武天皇驾崩，光明皇后在举行 49 天的法会之后，将天皇日常用品及珍藏物品交东大寺保管，东大寺把这批遗物收入正仓院。此后，诸如东大寺大佛落成仪式上使用过的各种物品及信徒捐献物等，也收入正仓院。这里的收藏品数量大，种类多，有许多是从中国及亚洲各地传入的，对研究当时日本的对外文化交流，具有重要价值。其宝物主要来源有三：一为唐代传入日本之中华精致文物；二为经由中国传入日本的西域文物；三为奈良时代日本模仿中华文物所做、或创造之物。正仓院藏品约 300 余件，包括绘画、剑、镜、武器、乐器、佛具、法器、文房四宝、服饰品、餐具、玩具、图书、药品、香料、漆器、陶器、染织品、玻璃品等。尚有部分属古代西亚、中亚或地中海沿岸从丝绸之路传来的珍品，正仓院可说是古代西亚、中亚、南亚、东南亚、中国、朝鲜、日本美术及社会科学的博物馆。

② 朝比奈泰彦编修：《正仓院药物》，植物文献刊行会，1955 年，第 5—6 页。

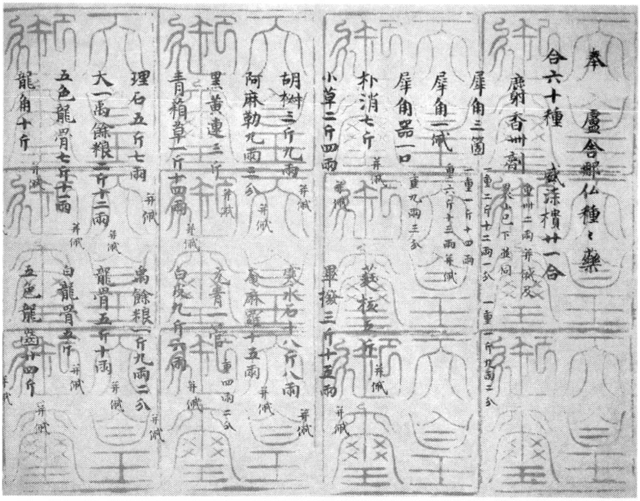

奉 盧舍那仏種々藥

合六十種 盛漆櫃廿一合

麝香卌劑

犀角三箇

犀角一袋

犀角器一口

朴消七斤

小草二斤四兩

胡椒三斤九兩

阿麻勒九兩三分

黑黃連三斤

青葙草一斤十四兩

理石五斤七兩

大一禹餘粮三斤十二兩

五色龍骨七斤十二兩

龍角十斤

蕤核三斤

畢撥三斤十五兩

寒水石十八斤八兩

菴麻羅

元青

白皮九斤六兩

禹餘粮一斤九兩二分

龍骨五斤十兩

白龍骨五斤

五色龍齒廿四斤

▲ 图 2 正仓院药物 《别添第一号 · 奉庐舍那佛种种药账》复制品(局部)①

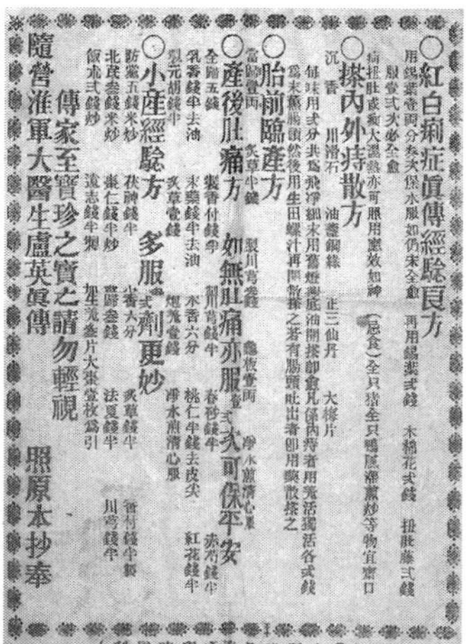

紅白痢症真傳經驗良方

搽內外痔散方

胎前臨產方

產後肚痛方 如無肚痛亦服一二式可保平安

小產經驗方 多服一式劑更妙

傳家至寶珍之寶之請勿輕視

隨營淮軍大醫生盧英真傳 照原本抄奉

(佛山鎮福祿里文華印務局刊)

◀ 图 3 军队文告《红白痢症真传经验良方》图版(太史连纸,木板刻印,15.6 cm × 22.7 cm,藏于“景和斋”)

① 朝比奈泰彦编修:《正仓院药物》(别添第一号 · 奉庐舍那佛种种药账),植物文献刊行会,1955 年,附录。

第四，“军队”。这一传播主体并非广泛，或者说极为罕见，但是从些许史料中也发现了其端倪。在与各地区交往的过程当中，不免会出现分歧，进而衍化成冲突，军队成为抵消冲突的重要工具。在局部战争过程当中，军队也会携带大量的中药材，或者是配伍随军医药人员。所以，在军事过程中也导致了中医药的传播（见图3）。

二、古代丝绸之路上中医药传播的互动方式——“文化圈”

在古代丝绸之路的延续发展过程当中，很多学者将“丝绸之路”从地域的范畴当中划分出来很多区域，即“圈”，尤其是海上丝绸之路，已经形成了诸多的“圈”。其中，包括了前面篇章所提到的“华人民族学文化圈”“跨国文化圈”“地域经济圈”以及“汉字文化圈”等等。同时，不难发现这些“圈”是我们通过以“中心地区辐射周边国家”，或者是“周边国家回输中心地区”所形成的以商贸为主体的交互与联系。在这些“圈”中尚存有诸多无形的网络，然而这些网络的勾连即是人、物、文化、经济、政治等复杂信息交织而形成。

费正清先生在《中国的世界秩序》中梳理了“朝贡体系”，并构建了以中国为中心的、等级的中国外交关系的“同心圆”理论，共为“三圈”，分别为汉字圈（最邻近文化相同的属国家）、内亚圈（亚洲内陆游牧或半游牧民族等属国）、外圈（关山阻绝、远隔重洋的贸易时应该进贡的国家与地区）。[①]

① 费正清编，杜继东译：《中国的世界秩序——传统中国的对外关系》，中国社会科学出版社，2010年，第2页。

同时，“医药文化”逐渐成为“网络”中的一环[①]，因而对于中国为中心的“医药文化圈”，则是“中医药文化圈”。然而“中医药文化”作为一种本土文化，其形成“圈”的最重要的原始目的（又可以说是衍生的结果）有三个层次。

（一）生存互动

“生存互动”就是人们谋生存时面临经济问题而衍生的结果。其包括了前文多次提到的丝路诸国与地区中医药材的贸易等行为。这一现象也受到了诸多社会学者的关注。

丝绸之路大规模的药物流通，以中国为中心而言，不仅有中药的外输，更有各民族药物内流的现象，如古代陆上丝绸之路带来的异域香药，又如近代中国沿海城市的地方性商贸的形成，带来了民族药材的繁荣贸易。清代海上丝绸之路贸易中“一口通商”下广州十三行的崛起，正是这一互动形式的缩影。

1757年，清政府撤销江、浙、闽三海关，实行番商“只许在广州收泊交易”的“一口通商”政策，使广州成为中国唯

① 日本西嶋先生在《世界历史》“东亚世界”总论中指出“东亚世界是以中国文化圈的形成为基础，文化圈的成立有四大共通（不是共同）要素，就是汉字、儒教、佛教、律令。”历史学家高明士先生在此就成上提到“这样的文化圈共通要素学说，忽略了中国科技文化要素在此一地区的流通。所谓‘科技文化’，特指官府所传授的天文、历法、阴阳学、算学、医学等，都是由官方传授，甚至设学，尤其医学，成为官学教育项目或学馆之一。所以严格而言，东亚文化圈的共通要素应该包括五项，此即汉字、儒教、佛教、律令及科技”。见于高明士先生2017年的采访，亦见于高明士所著《天下秩序与文化圈的探索——以东亚古代的政治与教育为中心》。

一对西洋通商的口岸。18世纪中期以后，广州以“一口通商”的独特地位，成为中西商品贸易的门户，以广州为始发港的海上丝绸之路在明代航线的基础上扩展至北美洲、澳洲和俄罗斯，几乎覆盖全球。

广州十三行是清政府管理对外贸易的中介，“一口通商”时期，十三行独揽中西海上贸易，寓贸易、管理外国人及文化交流的功能于一身，是中西经济、政治与文化交流的窗口。各国商船抵达中国海域后，先在澳门或伶仃洋面停泊，领取牌照，雇请买办和引水，然后驶入黄埔港下碇，船长和大班转乘舢板沿珠江上溯前往广州城外的十三行商馆区开展贸易活动。清代十三行商馆是外国商人在贸易季节暂住广州并与行商进行贸易活动的场所。商馆上层作居住用途，下层办公或存货，圆拱的廊柱及阔大的露台流露出浓郁的西方建筑风格①。

（二）医疗互动

“医疗互动”是丝绸之路沿线民众日常相关的医疗活动与行为，它也可以认为是“生存互动”的衍生结果之一。基于民众对“生存”的渴望与对“病痛”的恐惧，为了寻求更好的医疗手段，抵消病痛产生的痛苦，就形成了中医医疗活动的“流动”。

1. 在丝绸之路上，尤其是陆上丝绸之路大量中途驿站，已成为中医药传播的重要环节。如在西北驿站发现的大量关于医治人、兽的医方，如流沙坠简中的药方、“胡家草场”发掘

① 于燕燕、李洋、刘学超：《中西汇流：18、19世纪的海上丝绸之路》，《大众考古》2019年第5期，第22—28页。

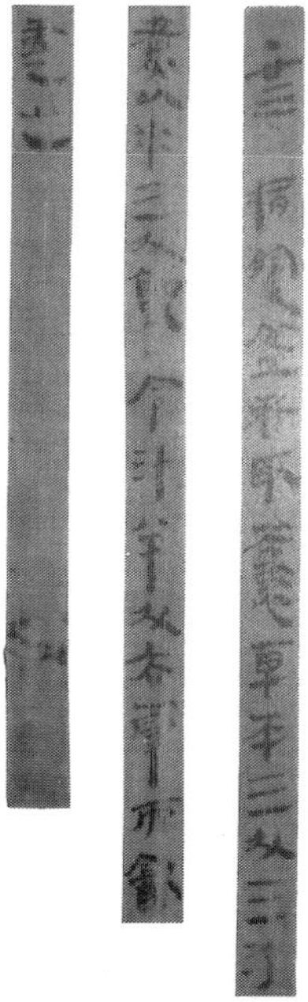

▲ 图 4 “胡家草场”发掘的古医方①

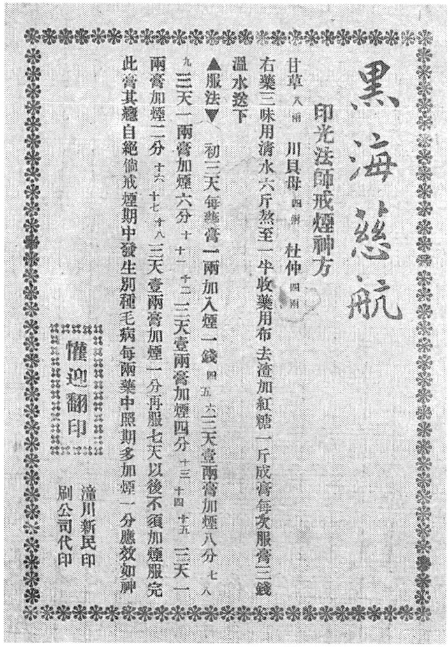

黑海慈航

印光法師戒煙神方

甘草八兩　川貝母四兩　杜仲四兩

右藥三味用清水六斤熬至一斗收藥用布去渣加紅糖一斤成膏每次服膏三錢溫水送下

▲服法▼　初三天每藥膏一兩加入煙一錢　四五六三天壹兩膏加煙八分　七八九三天一兩膏加煙六分　十十一十二三天壹兩膏加煙四分　十三十四十五三天一兩膏加煙二分　十六十七十八三天壹兩膏加煙一分再服七天以後不須加煙服完此膏其癮自絕倘戒煙期中發生別種毛病每兩藥中照期多加煙一分應效如神

懽迎翻印

潼川新民印刷公司代印

▲ 图 5 《印光法师戒烟神方》（竹纸，铅印，24.8 cm × 18 cm，藏于“景和斋”）

的古医方、悬泉置发现的医马文书等等，使得丝绸之路医疗活动有了更加鲜活的实例。

2. 中医药传播的重要环节还包括了医馆，还有传统的寺庙。在寺庙中除了宗教传播形式以外，还有大量的医疗活动。如有一些医方是通过“纸本经文”传颂的办法进行传播的（见图 5）。

① 荆州博物馆武汉大学简帛研究中心编著：《荆州胡家草场西汉简牍选粹》，2021 年，第 164 页。

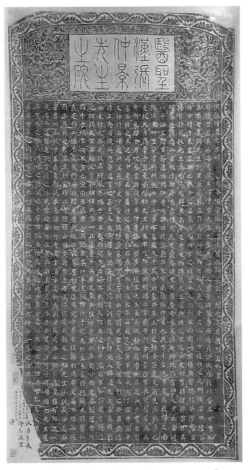

▲ 图 6 《医圣汉张仲景先生之碑》①
（墨拓本，91 cm×170 cm，藏于“景和斋”）

① 《医圣汉张仲景先生之碑》，为明末清初进士桑芸撰述张仲景先生墓记，由日本医家泷清于日本文政十年（1827 年）募集百余名汉方医家出资而建立。此碑印证了仲景方东传扶桑的历史，折射出中医文化与周边各国医学融汇之现象。

（三）文化互动

“文化互动”即是中医药作为中国传统文化的符号进行多国间的交流活动。各民族的医药文化均是人类抗御疾病的文化结晶。因此，基于医药自身的医疗共性与民族特性，使其产生了互动互融的文化属性。如欧洲诸国的“中医诊脉文化”、东南亚各国的“郑和海医文化”①、日本汉方医学的“仲景医圣文化”（见图6），以及新加坡等国的世界红卍字会的“医药慈善文化”等等。这一特性从古代的丝绸之路一直延续至当前的“一带一路”。

三、丝绸之路文化的传播形式—“互动”与“互融”

互动与互融是紧密联系的整体，文化与科技均需要通过传播来延续与拓展其“生命力”。而在传播的过程中，“互融”是需要一种有条件的文化接纳与改良，其前驱过程就是要经历一定时间与程度的“互动”。丝绸之路为这一“互动”提供了条件，并在多元文化之间搭建了联系。

中医药学也在这条丝绸之路上寻找到了发展的方法，并积极与多元文化进行着互动与融合。如前文引用的中越互动中的方药《急救立止吐血灵方》等等，这些都是互动中的必然结果，也是中医药与多元医药文化“生命力”延续的结晶。因此，“互动互融”下的中医药必将与多民族医药文化如蒲公英般在世界各地播散。

---

① 谭金土：《海医下西洋》，《郑和研究》2010年第4期，第21—26页。

第二节　近代丝绸之路带来的中西医学多元融合

从东西方学者的研究视角发现，在不同的历史阶段，东西方学者对于中国的研究以及对于丝绸之路的研究，渐渐地从探险形式下发掘文献与文物，逐渐转化成为殖民意味下对于中国文化的窥探、掠取与侵蚀。在近代时期，以“丝绸之路”概念提出者李希霍芬先生为代表的学者在探索与研究过程中都“蒙上了负面的影响”①。

虽然，随之而来的西方文化或是西方医学已失去了文化融合的丝路风采，影响了丝绸之路中中西方医学文化的交流。但是，中西医学的初衷都是“解除患者的疾病”，因此，这又为二者的融合与发展提供了契机。

那么，在近代时期中西交通下医药文化的互动与融合更多地体现在中西医汇通，其表现出了不同医疗知识背景下的互动与融合的医疗社会现象（传播媒介、汇通思想）。

① 中国科学院院士刘东生在《李希霍芬和“中亚人与环境”》中谈到：“李希霍芬生活于帝国主义时代，侵略和掠夺的特性直接影响到他的工作，使之蒙上了负面的影响。这是那个时代的特点。正像1870年，李希霍芬还在中国进行他第5次地质调查时，德意志帝国在普法战争胜利后割据了法国的阿尔萨斯和洛林两省，大作家都德以他不朽的杰作《最后的一课》来纪念带给法兰西民族尊严的伤害，成为激励法国人，甚至于成为所有受欺凌国家人民奋发图强的精神力量。也许当初丁文江先生也有类似的感触？所以才引用了李希霍芬的那段话?！这是所有人都不该忘记的事件，更是我们应当正视不忘的历史。”参见刘东生：《李希霍芬和“中亚人与环境”》，《第四纪研究》2005年第4期，第405—408页。

一、“中西医汇通”的传播媒介

在中西医互动中主要的媒介，或者说大众可以接触的主体，主要是书籍、报刊、教材以及社会实体如专业学会、专业学校、医疗机构等等。这些主体从传播媒体、受众人群、社会影响力等多元角度对中西医的汇通现象做了很好的诠释。

1. **编著书籍**。最大宗者就是利用传统媒介——书籍，以阐发这些汇通之核心理念，如王宏翰所著《医学原始》、田晋蕃所著《中西医辨》、朱沛文所著《华洋脏象约纂》、恽铁樵所著《群经见智录》、张锡纯所著《医学衷中参西录》、唐容川所著《中西汇通医书五种》、汪洋、顾铭盛合著《中西医学丛书》等等。

2. **创办“中医药学刊”**。利用学刊报纸这一阵地，向更广大的中医学者群体进行传播中西医融合的方法以及思路。其中，有些期刊是以个人进行创办，有的是建立在学会的基础上，由学会组织专业学者进行创办。通过这些期刊的名称，已经不难发现中医界对于“中西医汇通”思路的思考。如体现中医自我变革意味的《中医新生命杂志》(陆渊雷)、《自强医学月刊》(祝味菊、陆渊雷)等等。因此，在中西医汇通的道路上，中医并没有止步，他们也在探索与西医的融合的“发皇古义，融会新知”的思想。

3. **设立专业学会**。这是进行“中西医汇通”研究与传播的实体途径之一。专业学会可以更广泛的聚集有“中西医汇通”思想的中医学者，同时也可以将这一思想进行研究，并通过报刊等形式进行有效快速的传播，这也是在近代时期诸多改良思潮传播与研究的重要途径之一。虽然，“中西医汇通”学会创立并不多见，但是其体现出“中西医汇通”思想的聚集性，已经在全国多个省份形成了燎原之势。相继在上海、山西等省份与地区建立了医学研究会、中华医药联合会、上海医学会、中西医研究会、山西中医改进研究会等等。

4. **创办专业学校**。创办中西医汇融的专业学校（学堂）成为近代时期最重要的传播中西医思想融汇的实体途径。所以，在近代时期，很多有志于此的专家学者（包括了具有革新思想的政府官员）也都在尝试进行专业学校的建立。1871 年京师同文馆科学馆中增设医科教授西医学，以及 1881 年在天津设立医学馆等等。都逐步推动着学校成为“中西医汇通”传播的主体。20 世纪初，诸多新式学校以鲜明的旗帜来传播中西医汇融思想，并以融汇西医与中医知识进行教学与实践。如上海女子中西医学堂、中西医院函授学校、上海复兴中医专科学校等等，这些均是当时重要的中西医汇通学派代表人物建立起来的新式学堂。其将各自的“中西医汇通”的思想融汇在编辑的教材与教学之中，为“中西医汇通”的传播奠定了非常重要的基础，也为这一中医与西医的互动与融合发挥了重要作用。

5. **创办医疗机构**。文化的互动与融合，其最终的体现形式是思想与实践。由于中医与西医均是解决人类疾病的重要医疗途径之一，所以在中西医汇融的互动与融合的过程当中，医疗实践更是其传播的重要途径之一。在近代时期，诸多学者已将“中西医汇通”思想逐渐向实践层面进行转变。主要有革命先行者孙中山先生建立的“中西药局”、近代重要中西医

表 1 “中西医汇通”重要主体一览表

年　代	人　物	著　作	报刊杂志	专业学会	专业学校	医疗机构
1611 年—1671 年	方以智	《医学会通》①				
1722 年	王宏翰	《医学原始》				
1871 年	清政府				京师同文馆科学馆中增设医科教授西医学。	
1879 年—1884 年	田晋蕃	《中西医辨》				
1881 年—1893 年	清政府				在天津设立医学馆（后改称“北洋医学堂”）	
1882 年	罗定昌	《中西医粹》（又名《脏腑图说症治要言合璧》）				
1884 年	唐容川	《中西汇通医书五种》				
1890 年	李鸿章	《万国药方》序言				
1892 年	孙中山					中西药局②
1892 年	朱沛文	《华洋脏象约纂》（又名《中西脏腑图象合纂》）				

① 中国第一部论述中西医汇通的著作。
② 施行第一例膀胱结石截取术。

（续表）

年　代	人　物	著　作	报刊杂志	专业学会	专业学校	医疗机构
1893 年	郑观应	《盛世危言》卷十四《医道》				
1899 年	刘仲衡	《中西汇参铜人图说》				
1901 年	佚　名	《中外医书八种合编》				
1904 年 4 月—7 月	周雪樵		《医学报》（半月刊）	医学研究会（后改为“中国医学会”）		
1903 年—1912 年	李平书		《中华医药报》（中华医药联合会）	上海医学会（李平书、陈莲舫、朱紫衡）/中华医药联合会（李平书、余伯陶、包识生）	上海女子中西医学堂（后改名“上海女医学校”“海医院附设医学专科学校”）③	上海医院（后改名“中西医院”）④
1908 年—1926 年	汪　洋	《中西医学丛书》（汪洋、顾铭盛合著）			中西医院函授学校	
1909 年	张锡纯	《医学衷中参西录》				

① 上海近代由国人自办的第一所中西医汇通的女子学校。
② 我国最早的民办中西医结合医院。

（续表）

年　代	人　物	著　作	报刊杂志	专业学会	专业学校	医疗机构
1910 年—1913 年	丁福保	《丁氏医学丛书》	《中西医学报》	中西医研究会	函授新医学讲习所	丁氏医院
1911 年	羊城医学会	《中西医学全书》				
1917 年	顾鸣盛	《中西合纂妇科大全》				
1919 年 4 月	阎锡山			山西中医改进研究会		
1919 年 8 月	杨兆泰				山西医学传习所（后改名“山西医学专门学校”“山西医学专科学校”）	
1920 年—1925 年	恽铁樵	《群经见智录》、《伤寒论研究》			中国通函教授学社（后又名“铁樵函授中医学校”）（恽铁樵、章太炎及其弟子张破浪）	
1921 年—1939 年	时逸人（主编）	《中国时令病学》	《医学杂志》（山西版）（双月刊）		上海复兴中医专科学校（时逸人、施今墨、张赞臣、俞慎初等创办）	

（续表）

年　代	人　物	著　作	报刊杂志	专业学会	专业学校	医疗机构
1921 年	吴瑞甫	《中西医温热串解》				
1923 年	杨如候	《灵素生理新论》、《灵素气化新论》				
1925 年	力　钧	《内经难经今释》、《骨学》①（已佚）				
1929 年—1934 年	陆渊雷	《伤寒论今释》	《中医新生命杂志》②		上海国医学院（陆渊雷、徐衡之、章次公）	
1929 年—1947 年	祝味菊	《祝氏医学丛书》/《伤寒质难》（祝味菊、陈苏生合著）	《自强医学月刊》（祝味菊、陆渊雷）			
1927 年	王一仁	《中国医药问题》				
1929 年	许半龙	《中西医之比较观》				
1930 年—1949 年	章次公	《药物学讲义》、《药物学三编》				

① 王宗欣：《〈崇陵病案〉导读》，北京：中国医学科学院 / 北京协和医学院医学信息研究所学术年会论文集，2014 年，第 344—345 页。

② 并设“遥从部”函授中医学，报名参加者甚众，受业者遍及国内与南洋诸地。

（续表）

年代	人物	著作	报刊杂志	专业学会	专业学校	医疗机构
1932 年—1939 年	朱仁康	《中西医学汇综》	《国医导报》（双月刊）			
1932 年	王慎轩	《中医新论汇编》				
1933 年—1951 年	杨则民	《内经之哲学的检讨》				
1935 年	朱南山				新中国医学院（朱南山携子朱小南、朱鹤皋）	
1935 年	谢　观	《中国医学源流论》“中西汇通”（特列一项）				
1936 年	陆士谔	《国医新话》				
1936 年	何廉臣	《实验药物学》				
1942 年	吴涵秋					四明医院院长（后改制为“上海市第十一人民医院”）
1942 年	钱今阳	《中国儿科学》				
1949 年	余无言	《伤寒论新义》				

汇通人物李平书先生建立的“上海医院”（后改名为“中西医院）”，以及丁福保先生建立的“丁氏医院”等等。虽然，由于中西医自身文化融合与医疗实践融合需要有长期的过程，所以在近代时期建立的探索性的医疗机构并不太多，但是具有中西医汇融思想的医院也为近代中西医文化互动与交融，提升到了医疗实践的水平，使中西医文化的交流实现了质的飞跃。

二、“中西医汇通”的思想与文化

“西医东渐”是清代医疗社会中非常特殊的现象，有别于以往丝绸之路上所出现的中外医疗文化的互动与融合，“西医东渐”有了明确的思潮现象与具象的理论和流派分属，使得这一中西医学文化在清代、近代时期的丝路交流中出现了特殊的情态。这种现象的产生是在社会变革的前提下出现的，是传统的中医文化在大时代背景下寻求自身文化定位与变革的一种变现形式，随之而产生的种种思潮或理论也应运而生。

文化的互动与融合必须要有适合的“土壤”。时代发展变革是其一，再有就是新思想、新文化互动的聚居地。在晚清、近代时期，一些与海外文化联系紧密的省份，如上海、天津等地区①，在具有新思想的中医医生群体中，这一思潮尤为强烈，也带动了“中西医汇通”文化的升温，成为了其发展的重要根基。

在中西医文化互动的过程中，首先做出的是“比较”。这也是传统学术给予的思维方式，面对西学近代学者提出了

① 毕丽娟，杨杏林，杨枝青，苏丽娜，张晶滢，肖芸，杨奕望，陆明：《近代上海中西医汇通运动的发展及其意义》，《中国中医药图书情报杂志》2014 年第 5 期，第 41—45 页。

“中学为内学，西学为外学，中学治身心，西学应世事。”①将中西学术的特点进行比较与划分，为二者的互动设定了应用范围。“比较”方法也影响了中西医文化的互动方式，如1882年，罗定昌在《中西医粹》提到“西医之论脏腑详形而略理，中医之论脏腑详理而略形”②；1921年，时逸人在《医学杂志》提到“中医重气化，西医重解剖，一为形上之学，一为形下之学；一为哲学，一为科学；一为精神文明，一为物质文明。”③因此，“比较”成为中西医文化互动的第一步，也是中西医融合的开端。

在对中西医深刻认识的前提下，互动产生了新的思路与现象。

1. **主辅文化思想**。以中医药为核心，取舍西医文化的思想。中医文化为主，将西医文化精髓融入中医文化与理论之中。这也是文化互动的重要形式之一。周雪樵在《医学报》提出“以中学为主，以西学为辅。”④“熔铸中外，保存国粹，交换知识。”⑤，朱南山的“国医为体、西医为用”等思想。

2. **唯是文化思想**。中西医学文化各有优劣，取优用之，唯是所从。这也是“实用主义”思潮下的中西医文化互动的表现形式。1892年，朱沛文在《华洋脏象约纂》提出了“华洋

① 张之洞著：《劝学篇》，吉林出版集团有限责任公司，2010年，第3页。

② 罗定昌著：《中西医粹》，光绪二十年（1894年）刻本，第21a页。

③ 时逸人：《中医改进研究会簏凡例》，《医学杂志》1932年第68期，第45—46页。

④ 周雪樵：《医学研究会章程》，《医学报》1904年8月5日，第4页。

⑤ 周雪樵：《惠书汇复》，《医学报》1904年5月4日，第6页。

诸说不尽相同，窃意多有是非，不能偏主，有宜从华者，有宜从洋者。”“通其可通，而并存其互异。”①

3. **融合文化思想**。将二者医疗文化的精华进行融合，不偏废于一家之学，取长补短，互为融汇。1884 年，唐容川在《中西汇通医书五种》提到了“不存疆域之见，但求折衷归于一是。”②，1890 年，李鸿章在《万国药方》“序言”中说“倘学者合中西之说而会其通，以造于至精极微之境，与医学岂曰小补！”③，1932 年，朱仁康在《中西医学汇综》言“中西医不可偏废，允宜兼收并蓄，取长补短，融会贯通，共冶一炉。”④这也是传统“中和中庸”思想的体现，能够使多元文化互相协调、相互并存，相互促进。同时，也是古今丝绸之路绵亘不绝的重要基石。

4. **变革文化思想**。应用西医文化与理论，改进中医学的文化与理论，以发现新的医疗经验。因此，这一文化思想多立足于临床实践层面进行。周雪樵提出“改良中医学，博采东西医理，发明新理新法，集思广益。”⑤，李平书提出“研究学术，改进医药，辅助行政，启迪卫生。”又如丁福保在《中西医学报》提出“欲世人知西人之术尚未发达至完全之域，中国之药及药方亦有突过西人之处。中西各有短长，不可偏

① 傅维康著：《中国医学史》，上海中医学院出版社，1990 年，第 56 页。
② ［清］唐宗海著：《中西汇通医书五种》，光绪三十四年（1908）千顷堂石印本，第 2b 页。
③ ［美］洪士提译：《万国药方》（序言），美华书馆，1922 年，第 12 页。
④ 朱仁康著：《中西医学汇综》，上海广益书局，1933 年，第 4 页。
⑤ 周雪樵：《中国医学会章程》，《医学报》1907 年 12 月 2 日，第 4 页。

废。如将中药尽力研究，必有最新之发明，可以代西药之用，可以治西医所不能治之病。谓之世界之大发明家可也。”①，同时，杨兆泰建立山西医学传习所时提出“注重中医兼授西医，以期发展中国医理，改进中国医术，俾能成为一有系统之科学。”②

5. **实践文化思想**。由于中西医学文化固有的医学实践属性。所以，在讨论其文化互动之时，临床应用是必然不可忽略的。因此，中西医学注重实践也是两种文互动的必然形式与最终形式。杨则民在《内经之哲学的检讨》提出“若以辩证法为大纲，取近世生理病理之知识，分隶于大纲下以论证之用，此正常之也。”③，张锡纯提出“然斯编于西法非仅采用其医理，恒有采其化学之理，运用于方药中者，斯乃合中西而融贯为一，又非若采用其药者，仅为记问之学也。”④，其也是如此实践的，这些思想在其著作《医学衷中参西录》展现得淋漓尽致。御医力钧也提出了“宜多临证，中西医理学理，尔辈宜兼求并进，不可偏执”⑤等实践性的思想。

---

① 丁福保:《医界之铁椎（绪言）》,《中西医学报》1911年第2期，第18页。

② 甄志亚编辑:《中国医学史》，人民卫生出版社，1991年，第500页。

③ 杨则民著:《内经之哲学的检讨》，中华全国中医学会编辑部，1984年，第12页。

④ 张锡纯著:《医药衷中参西录》，河北科学技术出版社，1985年，第2页。

⑤［清］力钧著，王宗欣编辑:《清代御医力钧文集》，国家图书馆出版社，2016年，第12、14、15、22页。

表2 “中西医汇通”重要思想一览表

时　间	人　物	主　体	汇　通　思　想
1882 年	罗定昌	《中西医粹》	“西医之论脏腑详形而略理，中医之论脏腑详理而略形，理与形不可偏废。”
1884 年	唐容川	《中西汇通医书五种》	“西医亦有所长，中医岂无所短。”“不存疆域之见，但求折衷归于一是。”
1890 年	李鸿章	《万国药方》序言	“其撰录非不桀然雄观，然以意进逻病机，凭虚构象，非实测而得其真也。泰西医学有长官、有学堂，又多世业孤学，藏真府俞悉由考验，汤液酒醴更极精翔。” “倘学者合中西之说而会其通，以造于至精极微之境，与医学岂日小补！”
1892 年	朱沛文	《华洋脏象约纂》	“华洋诸说不尽相同，窃意多有是非，不能偏主，有宜从华者，有宜从洋者。”“通其可通，而并存其互异。”
1893 年	郑观应	《盛世危言》卷十四《医道》	“各省府县镇市集建立医院，考选名医，充当院长，肄业诸生须考其文理方准入院学习，悉心教授……不分中外，学习数载，考验有成，酌予虚衔，给以执照，方能出而济世。其无照而私自悬壶，草菅人命者，重惩不贷。”
1904 年	周雪樵	《医学报》	“中学为本、西学为辅。”“熔铸中外，保存国粹，交换知识。”
1904 年	周雪樵	医学研究会	“改良中医学，博采东西医理，发明新理新法，集思广益。”“以中学为主，以西学为辅。”
1905 年	李平书	上海医院	“沟通中西医”“冶中西医于一炉。”

（续表）

时 间	人 物	主 体	汇 通 思 想
1905年	李平书	上海女子中西医学堂	“贯通中西各科医学，而专重女科，使女子之病，皆由女医诊治，通悃而达病情。”
1912年	李平书	中华医药联合会	“研究学术，改进医药，辅助行政，启迪卫生。”
1909年	张锡纯	《医学衷中参西录》	“斯编于西法非仅采用其医理，恒有采其化学之理，运用于方药中者，斯乃合中西而融贯为一。”
1910年	丁福保	中西医研究会	“研究中西医药学，交换知识，振兴医学。”①
1910年	丁福保	《中西医学报》	“欲世人知西人之术尚未发达至完全之域，中国之药及药方亦有突过西人之处。中西各有短长，不可偏废。如将中药尽力研究，必有最新之发明，可以代西药之用，可以治西医所不能治之病。谓之世界之大发明家可也。”
1919年	杨兆泰	山西医学传习所	“注重中医兼授西医，以期发展中国医理，改进中国医术，俾能成为一有系统之科学。”
1920年—1925年	恽铁樵	《群经见智录》	“西医之良者能愈重病，中医治《内经》而精者亦能愈重病。”②

① 丁福保：《中西医研究会简章》，《中西医学报》1910年1月23日，第4页。

② 恽铁樵著：《群经见智录》，商务印书馆，1941年，第55页。

（续表）

时 间	人 物	主 体	汇 通 思 想
1921年	时逸人	《医学杂志》	“以阐发中医真理，参证西医科学，究源溯流，融会贯通为宗旨。”“中西两派各自为学，互相訾诋。近则多数学者咸思媒合沟通，融冶新旧，潮流所致，风会所趋。中医重气化，西医重解剖，一为形上之学，一为形下之学；一为哲学，一为科学；一为精神文明，一为物质文明。二者相辅相成，不可偏废。往者中医墨守陈规，了无发展。于是取西医学生理、解剖、药学，推求考查。今英皇召集医学博士，研究中国古书，我国古有之学，若不急起直追，人将据为彼有。如此不十年间，彼或其以我之所有者，举以傲我，尤吾侪其莫大之耻，不可惧哉！”
1923年	杨如候	《灵素生理新论》 《灵素气化新论》	“当今欲治医学非从《内经》入手不可；欲治《内经》尤非仿照西例之区分门类，纂成一有系统之学科不可。”①
1925年	力 钧	《内经难经今释》 《骨学》（已佚）	“宜多临证，中西医理学理，尔辈宜兼求并进，不可偏执。”
1929年	陆渊雷	上海国医学院	“发皇古义，融会新知。”
1931年	祝味菊	《祝氏医学丛书》	“术无中西，真理是尚。”
1932年	朱仁康	《中西医学汇综》	“中西医不可偏废，允宜兼收并蓄，取长补短，融会贯通，共冶一炉。”“医学无分内外，拯人疾患，其道则一，他山之石，可以为错”“不尚浮言，但求实学，不务深邃，但求实用。”

① 杨如候著：《灵素气化新论》，天津杨达夫医社，1931年，第1页。

（续表）

时间	人物	主体	汇通思想
1939 年	朱仁康	《国医导报》	“绝不存有门户私见、绝对公开、医学不分界。”①
1933 年—1951 年	杨则民	《内经之哲学的检讨》	“中西医之不同不在生理解剖、病理实验而在整个思想体系上矣。”“若以辩证法为大纲，取近世生理病理之知识，分隶于大纲下以论证之用，此正常之也。”“中医是辩证法，而外医则为近世之机械论的方法。”
1935 年	朱南山	新中国医学院	“国医为体、西医为用。”
1935 年	谢　观	《中国医学源流论》“中西汇通”	“中西汇通，自为今后医家之大业。”
1939 年	时逸人、施今墨、张赞臣、俞慎初等	上海复兴中医专科学校	“一、发皇古代医学精义，二、融汇西医知识并设法利用器械辅助，三、提倡本国药材，四、搜罗民间特效验方及秘方，五、集中古今中外各家之学识及经验，六、促进医士道德，七、提倡公共卫生。”②

① 朱仁康：《新岁重申本刊旨趣》，《国医导报》1939 年第 1 期，第 1 页。

② 时逸人：《复兴中医专科学校教学规程》，《复兴中医》1941 年第 2 期，第 3—4 页。

三、近代时期以中医学为中心的中西医“多元融合”现象

“西学东渐”自明代始，就已在华夏大地开始了。时至清代晚期，在洋务派曾国藩、李鸿章、左宗棠等领袖推动下，掀起了社会变革，这一思潮也促使中医药在这个时期的自我反思。中西交通是在贸易驱动下的多元文化的互动与融合，所以，中医药在“西医东渐”的医疗社会转型过程中，也有了互动与融合的探索，同时也深刻影响着近代中医学的发展方向，“中西医汇通”学派的建立就见证了这一社会的变迁。

在“中西医汇通”的思潮引领下，中医与西医的互动，已经有了三百多年曲折的经历①。其中，熊月之先生从社会学角度认识这一过程可分为“疑忌—接触—试用—对比—信服”5个环节②，以上正是人类对于陌生事物的一般认可过程，在中西不同社会背景与知识背景下，使得中国民众对于西医学产生了这一认知过程。然而，具有医疗知识的中医医士对于西医学的认知并非这一过程所能概括。中医是在不断与人类疾病抗争的实践中发展，再加之其本土儒学化、道学化、佛学化及多元文化背景的熏陶下，部分从事医疗的中医医士都有了文化交融的理念，所以在中医对西医的认识上来说，部分医生并未产生“疑忌”过程，其在接触西方医学时就已开始了“融合汇通”的想法，所以，自方以智在《物理小识》引述西医“四体液

① 马伯英：《中西医汇通史概》，《中西医结合杂志》1983年第6期，第376—379页。

② 熊月之著：《西学东渐与晚清社会》，上海人民出版社，1994年，第715页。

说”始，清初王宏翰[①]、晚清唐容川、李平书、丁福保[②]等先生对“中西医汇通”的概念提出以及进行理论发展[③]，使得这一思潮渐渐走向了临床实践的医学理论。在1892—1949年，中西医汇通鼎盛发展过程中形成了“实验中医观”“以西补中观”“新中医观”的不同互动思潮，这预示着中西医汇通的多样性的产生。

① 王宏翰为提出比较成系统的中西医汇通理论的第一人。参见马伯英:《中西医汇通史概》,《中西医结合杂志》1983年第6期，第376页。

② “学博如海、望重如山，中西医药，兼于一身，全国医界仰之如泰山，古今中外医药学术之罗列、之探究、之发皇尤属应有尽有，学如是之浩瀚，功如是之伟大，求诸近世中医界以内外，一人而已，异日中医科学化运动如有成果，则运动先导必为先生。”参见：中国医学出版社编辑:《上海名医志》，中国医学出版社，1950年，第47页。

③ 郑洪，黄景泉，周敬平，刘小斌:《中西医汇通派研究概述》,《中医文献杂志》1996年第4期，第38—41页。

第七章

Chapter 7

鉴空衡平：从“中医药文告”传播与发展试谈“李约瑟问题”

中医药在不断的发展过程中，不仅吸收了中国本土的多元文化以提升自身理论，同时也在不断地吸纳丝绸之路诸国的医学内容以及药物学理论。在多维融合与革新发展过程中，中医学在不断地寻找着一种平衡，即中医药理论与多元文化之间的平衡、经验科学与实验科学之间的平衡、中医药文化与医药科技之间的平衡。而这些平衡又如何影响着中外医学的融合？又如何造就了古代中国医学科技的发展？本章将带着这样的问题，从“中医药文告”传播与发展的视角出发，试着讨论一下科学史谜题——“李约瑟之问”。

事实上，“停滞”一词根本不适用于中国，那纯粹是西方的误解。传统中国社会显现出一种持续的总体进步和科学进步，只是在欧洲文艺复兴之后才被指数式发展的现代科学迅速超越。用控制论的术语来说，中国社会是自动平衡的，但绝非停滞不前。事实一再表明，中国做出的重要发现和发明极有可能传到了欧洲，例如磁学、赤道坐标、天文观测仪的赤道式枢

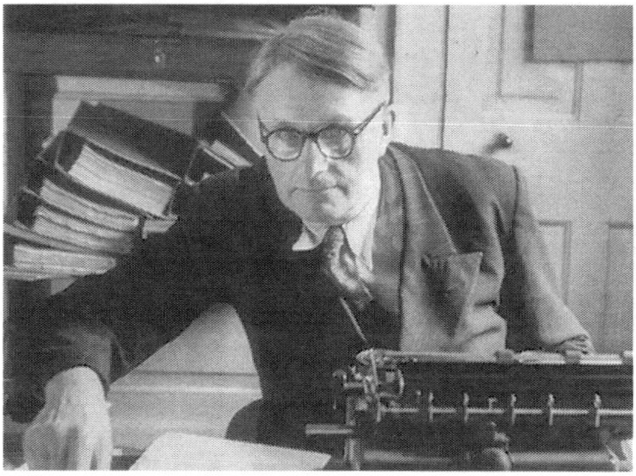

◀图 1　李约瑟（Joseph Terence Montgomery Needham，1900 年 12 月 9 日—1995 年 3 月 24 日）

架、定量制图法、铸铁技术、往复式蒸汽机的基本组分、机械钟、马镫与有效挽具，更不用说火药及其所有副产品了。这种种发现与发明在欧洲产生了震撼性的影响，但是在中国，官僚封建制度的社会秩序很少受它们干扰。因此，我们必须把欧洲社会的内在不稳定与中国社会的自动平衡相对照，我相信本质上更合理的社会才会产生自动平衡。①

第一节 “中医药文化圈”视域下窥探中医药文化传播现象

在清代时期，由于西方现代科技学派的强势崛起，中国本土的文化渐渐地受到了前所未有的“冲击”，与唐、宋之际华夏文化所处之核心地位形成了“天壤之别”。因此，中国核心文化

① ［英］李约瑟著，张卜天译：《文明的滴定》，商务印书馆，2017 年，第 198—199 页。

当中较重要的分支之一：中医药也开始了思考与变革。由于中医学自身“医疗”与“文化”的双重属性，使其成为了这一时期向外传播中国本土文化的重要载体，并突破了传统文化之间常见的“线性互动”形式，而形成了多元的具有区域性的“文化圈”互动现象，并寻找着自身理论与多元文化之间的平衡。

一、互动与融合中的“文化圈”现象

法国著名汉学家汪德迈（Leon Vandermeersch）在其所著的《新汉文化圈》中指出，在频繁的各国之间的诸多交流中，形成的纷繁的文化或文明，必然存在着文化圈。其中根据“汉字”这一亚洲国家和地区具有共同的“心态基石”，提出了围绕亚洲各国文化传播的“汉字文化圈”，即“所谓汉文化圈，实际就是汉字的区域。这一文化区域所表现出的内聚力一直十分强大，并有其鲜明的特点。它不同于印度教、伊斯兰教各国，内聚力来自宗教的力量；它又不同于拉丁语系或盎格鲁—撒克逊语系各国，由共同的母语派生出各国的民族语言，这一区域的共同文化根基源自萌生于中国而通用于四邻的汉字”①。

在 20 世纪末期，麻国庆先生就对“族群、地方社会与跨国文化认同”进行了深入的研究，于 2000 年提出了“跨国文化圈”概念，即“跨国文化圈，主要是指超越国家边界的同一族群或具有共同宗教信仰的文化共同体。如分布在世界各地的华人、犹太人与信仰伊斯兰教的群体等。在全球化的过程中，华人的文化认同和传承是同根的跨国文化认同的重要的参照

① ［法］汪德迈著，陈彦译：《新汉文化圈》，江西人民出版社，1993 年，第 87 页。

物。”并从人类学“族群”① 角度，将跨国文化的传播与认同进行了解析，以中国闽台、香港族群的海外迁居所带来的的文化传播效应提出了上述概念。

我们的这种中和的文化，常常用内在的思想去理解人、理解社会，这种人文情结，很难使文化本身发生结构性的变化，但它赋予了中国文化一个合理的内涵，即文化的选择性。这种选择性使得族群的认同、地方文化的认同与跨国文化圈——华人文化圈的认同，得以在一种良性的状态下展开。②

日本汉方学家真柳诚先生于2010年6月第二届日中韩医史学会共同专题研讨会中提出了“汉字文化圈”的概念，并在其编撰的《跨境的传统，飞翔的文化—汉字文化圈之医史》一书中阐述了“汉字文化圈”视域下中医药跨境传播的意义。

所谓的“汉字文化圈”主要指中国，韩国，越南和日本，因上述国家以汉字为媒介共享丰富的传统文化，更与筷子、豆腐、麵食等欲食文化圈相一致。另外，因文化形成自“传统”，所以传统医学中也包含诸多文化要素。而“跨境”后的文化演化为他国的文化血肉，开创出一条独自发展的“飞翔”之路。③

---

① 族群（ethnicgroup）指说同一语言，具有共同的风俗习惯，对于其他的人们具有称为我们的意识的单位，不过，这个族群单位中的所有的人并非都拥有共同的社会组织和政治组织。

② 麻国庆：《全球化：文化的生产与文化认同——族群、地方社会与跨国文化圈》，《北京大学学报（哲学社会科学版）》2000年第4期，第152—161页。

③ 真柳诚编，郭秀梅译：《跨境的传统，飞翔的文化—汉字文化圈之医史》，福建科学技术出版社，2014年，第183—184页。

著名人类学家与东南亚专家陈志明先生，在文化比较视野下探讨了海外华人的文化、生活现象，指出世界各地的华人虽受地方化和文化变迁的影响而具有多样性，但他们仍然共享着华人“文化”的某些相似特征，这种中国与不同地区海外华人的文化认同的多样表达，即形成了“华人民族学文化圈”这个概念[①]，其中以环南中国海华人社会及以血缘、地缘及信仰为基础形成的多重网络关系是“华人民族学文化圈”的关键组成部分，同时区域内华人社群的信仰、饮食文化、认同心理、跨国社会组织、本土化过程等构成这个跨区域圈层结构中华人文化特性的主要表达方式[②]。

日本著名的东洋史学家滨下武志先生，立足中国清末海上丝绸之路的海关财政与通商口岸市场圈，通过清末财政与海关、赫德与中国海关、海关与贸易统计和通商口岸与地域市场等问题，认识到清末中国经济状况，既将外国事物有机地纳入自身逻辑体系中，并充分发挥其作用，又与亚洲地域内部密切关联，是充满“活力”的，进而提出了在这个跨区域共同体形成的历史过程中，商品、信息、资本、商人等成为“地域经济圈”，即不同的政治、经济与社会文化因素在这片海域交会，在不同类型网络的作用下整合出全新的地域关系[③]。

萧凤霞研究员聚焦以区域港口为中心的贸易与文化的互通

---

① ［马来西亚］陈志明著，段颖、巫达译：《迁徙、家乡与认同——文化比较视野下的海外华人研究》，商务印书馆，2012年，第13—16页。

② 麻国庆：《跨区域社会体系：以环南中国海区域为中心的丝绸之路研究》，《民族研究》2016年第3期，第41—54页。

③ ［日］滨下武志著，高淑娟、孙彬译：《中国近代经济史研究：清末海关财政与通商口岸市场圈》，江苏人民出版社，2006年，第5—10页。

现象，由此而经过多个世纪沉淀形成的以海洋为平台的跨区域共同体，进而提出了历史人类学与亚洲史学中的“翻转亚洲”（Asia inside out）的概念。

如果我们重新集中在以海洋为中心的贸易路线之上的流动性与联系，又或是聚焦于多个世纪以来，在那些位置优越的港口城市及其资源丰富的居民所体现的层层文化融合与沉淀，那么，地中海、印度洋、中国东海这三个经常被分开处理的学术传统，就能有效地联系起来。由此在概念上造成的结果，就是“翻转亚洲”！①

在诸多“文化圈”中，中医药这一具有中国本土色彩的医学文化也进行了多“圈”层的联通。最典型的例子是经济贸易中最为畅销的药物与香料。海上丝绸之路是我国与外国交通贸易和文化交往的海上通道，也称“海上陶瓷之路”和“海上香料之路”，这主要是根据商贸发展的内容来解读的。由此可知，香料是东南亚各国经海上丝绸之路输入我国的重要商品，香料贸易在当时整个南海贸易中占据重要地位。

根据白寿彝的研究，香料贸易与“伊斯兰教之通行中国有很大的关系”。在唐天宝年间，伊斯兰教徒已在中国与南海的香料贸易中占有相当地位。到宋代，这些穆斯林番客的活动地区更加广阔，数量有所增加②。古代非洲与中近东向以中国为主要代表的东亚各民族输出大量香料，如乳香、安息香；而胡

① 萧凤霞：《跨越时空：二十一世纪的历史人类学》，《中国社会科学报》2014年第4期，第11版。

② 白寿彝：《宋时伊斯兰教徒底香料贸易》（《禹贡（半月刊）》1935年第4期），中华书局，2010年，第112页。

椒等则是印度与东南亚向中国出口的大宗产品。①

如 10 世纪初《中国印度见闻录》第二卷中有关于“爪哇城的故事”，提到阿拉伯商船在箇罗岛交易大宗药物香料的场景。

现在，我们来讲讲爪哇城的故事。这是一个与中国隔海相望的城市，（中国与爪哇）两地之间的距离，经海路有一个月的行程。如果顺风，时间还可以缩短一些。爪哇王以摩诃罗阇（Maharāja）这一称号而闻名。这个岛的面积，据说有九百法尔萨赫（farsakh）。这个王还管辖着许多岛屿，他的势力范围超过一千法尔萨赫。在他的王国中，有一个名叫萨尔巴扎（Sarbaza，即室利佛逝）的岛，它的面积听说有四百法尔萨赫。还有一个岛，名叫南巫里，方圆八百法尔萨赫，这里盛产苏枋木、龙脑树及其他木材。此外，在这个王国中，有个箇罗岛（Kalah），它位于中国与阿拉伯的中央，据说周围有八十法尔萨赫。箇罗岛是商品的集散地，交易的物产有：沉香、龙脑、白檀、象牙、锡、黑檀、苏枋木、各种香料以及其他种种商品，如一一缕述，未免太冗长了。而今，从阿曼到箇罗，从箇罗到阿曼，航船往来不绝。②

二、“中医药文告”传播中的“中医药文化圈”现象

中医学已作为一种文化符号向周边国家进行传播，而

① 刘迎胜：《丝绸之路的缘起与中国视角》，《江海学刊》2016 年第 2 期，第 156—168 页。

② 穆根来，汶江，黄倬汉译：《中国印度见闻录》，中华书局，1983 年，第 109 页。

“中医药文告”恰是这一符号的重要载体，他促进了中西方以及东亚文化圈的文化之间的传播与互动，一个古老而又崭新的“中医药文化圈”展现在我们面前。

（一）文化的传承与医学流派的发展

商人在通过海上丝绸之路进行跨国经济贸易往来时，都会携带自己族人和当地著名的中医随团前往。所以，逐渐形成了中医药自然的文化流动，无形当中将中医药文化传播到海上丝绸之路各个重要国家，这就是“经济互利、人文互启”[①]的丝路精神，同时也展现出互动与融合的“中医药文化圈”。

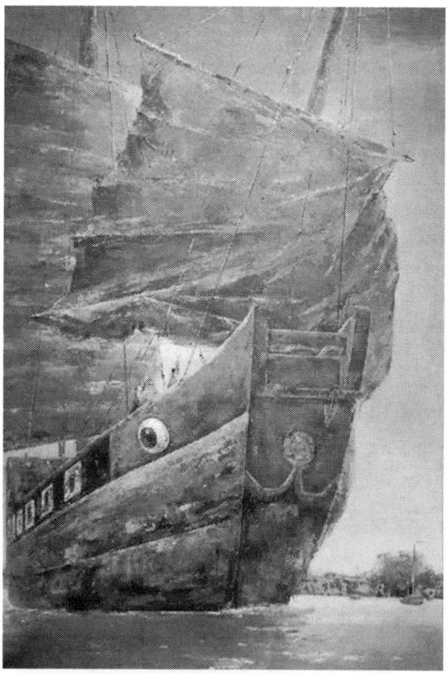

▲ 图 2　红头船油彩画示意图[②]

广东潮汕地区的大娘巾妇科（粤东蔡氏女科），自明代起历经十六代人星火相传，在潮州仍然有传承四百年的老字号——“大娘巾蔡氏卫生馆”，至于“大娘巾”名称的由来，就要谈到其所处的地理位置。广东省汕头市澄海区莲下镇程洋岗乡，其乡域内位于出海口有一“凤山冈”

① 李国强：《古代丝绸之路的历史价值及对共建“一带一路”的启示》，《大陆桥视野》2019 年第 2 期，第 32—38 页。

② 见于：https://www.sohu.com/a/259352698_676838。

（又名“大梁岗”），古代在此形成了粤东最早的出海贸易的港口——凤岭港，也是古代海上丝绸之路的起点之一。凤岭港，于唐代后期，就开始了陶瓷器的海外贸易。这一时期，用于南洋通商运输的最早的红头船——艨艟舶艚开始出现在凤岭港。

据地方史志载，其港口始建于宋太宗大平兴国二年（公元977年），成为了当时沿海四大贸易口岸（胶州、扬州、泉州、广州）广州的“潮郡之襟喉”。

旗岭港，距城十五里，南洋大洲之北，自韩江发源而来，凡来往之客舟多泊于此。[1]

然而“大梁岗”是粤东海上丝绸之路上的重要港口，而下属的凤岭港又是粤东对外贸易的始祖港，这造就了其特殊的海上丝路的地缘优势。古时大梁岗属于潮州，在潮州话中其又被称作“大娘巾”或“大粮根”，随着大量潮州人下南洋进行海上贸易，“大娘巾”被广为流传。大梁岗也留存有民间歌谣：“澄海姓氏三大家：陈、林、蔡”。其中的蔡姓，即是享誉东南亚“蔡氏妇科”。

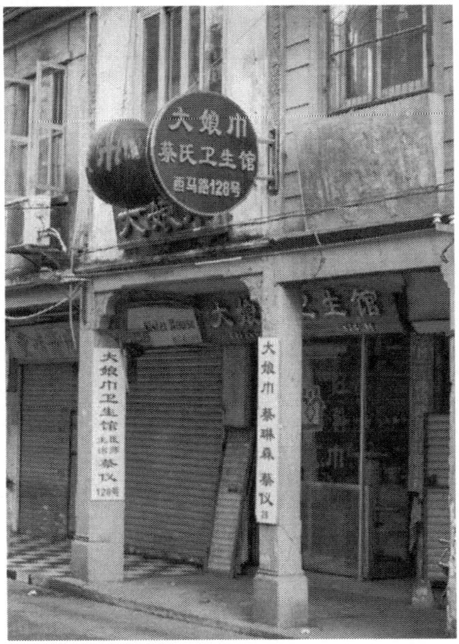

▲ 图3 潮州城里大娘巾蔡氏卫生馆[2]

① ［清］吴颖纂修：《潮州府志》（第十六卷），广东人民出版社，1996年，第54页。

② 见于：http://static.nfapp.southcn.com/content/201704/17/c374493.html。

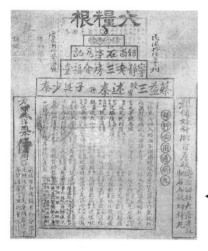

◀ 图 4 《大粮根妇科必用通瘀丸》（竹纸，石印，28 cm × 31.6 cm，藏于“景和斋”）

清代同治年间，大娘巾蔡氏后人来到潮州府城佘府街 144 号（现在的西马路 128 号）开设“大娘巾卫生馆”，续营祖业。

潮州“大娘巾”中医妇科流派正式通过华侨们经商活动传遍东南亚海上丝绸之路的沿线重要国家，根植于程洋岗村的“大娘巾”中医流派在海外也得到了充分的发展，并在越南、泰国、马来西亚等地设馆，备受海内外华人赞誉[①]。所以，中医药文化的对外传播，并不是孤立的中医药文化的外输，而是融汇在社会体系当中，随着人们的日常生活与工作，形成的以文化传播为形式的社会自然的流动。

（二）文化的联系与中医药学的传播革新

中医文化多是通过汉字医药书籍在丝绸之路上向外传播，尤其在很多“汉字文化圈”国家如日本、韩国、越南等国家产

① 王福强，蔡友清，冼建春著：《粤东蔡氏女科世家》，广东科技出版社，2017 年，第 5 页。

生了的重要的“中医药文化圈”现象，尤其是日本的汉方医学是这一现象的充分体现。在唐宋之际，茶道、花艺、医学等等的社会重要文化形式，随着僧侣传播到了日本，中医药学在日本也得到了很好的传播。但是到了清代，日本随着“兰学”①的进入，现代医学冲击到了日本本土所形成的中医学演化的汉方医学。所以在16至19世纪，西方近代科学的冲击，不仅在中国，而且在东亚文化圈的各个国家都形成了医学变革与融合的重要思潮。但是，中医学无论在本土还是在周边国家都没有止步不前，并在一次次地进行着自我“革新”。在社会转型期间不同的文化思潮之下，形成了新的中医文化传播形式，即中医文化传播的缩影：“中医药文告”。在第三、四、五章中已提到了“中医药文告”自唐宋碑帖拓片传播展开了序幕，在清代变化为木刻单页形式，近代引入了石印、铅印的等技术，并在文字中加以了部分“中西汇通”的元素，这充分体现了“中医药文化圈”的鼎革现象。

（三）文化的融通与中医药学的医疗实践

“中医药文告”的形式正是对上述中医流派精髓的实体传播形式，历代医家重视学派医理与效验方剂的传承，而在“中医药文告”中恰如其分地将二者融入一纸之中，“医理探究”“方剂组成与加减法”“传承人（献方者）”“学派名称（地

① 兰学（Rangaku，らんがく），在江户时代时，经荷兰人传入日本的学术、文化、技术的总称，字面意思为荷兰学术（Dutch learning），引申可解释为西洋学术（简称洋学，Western learning）。兰学是一种透过与出岛的荷人交流而由日本人发展而成的学问．兰学让日本人在江户幕府锁国政策时期（1641—1853年）得以了解西方的科技与医学等。

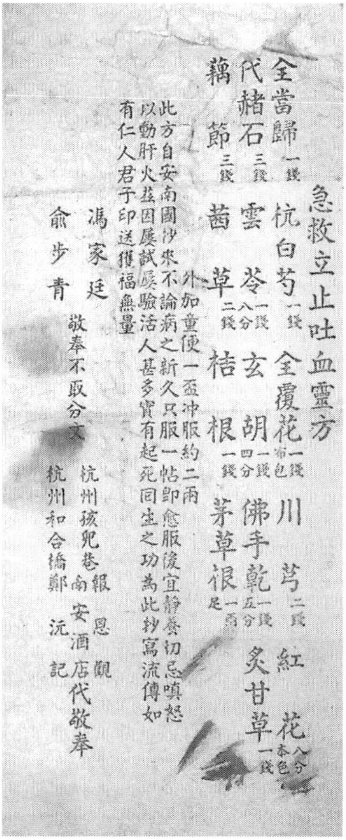
急救立止吐血靈方
全當歸一錢　杭白芍一錢　全覆花布包一錢　川芎二錢　紅花八分本色
代赭石三錢　雲苓一錢八分　玄胡一錢四分　佛手乾一錢五分　炙甘草一錢
藕節三錢　茜草二錢　桔根一錢　茅草根一兩足
外加童便一盃冲服約二兩
此方自安南國沙來不論病之新久只服一帖即愈服後宜靜養切忌嗔怒以動肝火茲因屢試屢驗活人甚多實有起死回生之功為此鈔寫流傳如有仁人君子印送獲福無量
馮家廷
俞步青
敬奉不取分文
杭州孩兒巷南報恩觀安酒店代敬奉
杭州和合橋鄭沅記

▲ 图 5 《急救立止吐血灵方》图版（竹纸，石印，19 cm × 8.5 cm，藏于“景和斋”）

域名称、流派名称等）”，这些元素组合成为了一份份活生生的中医药海外传承与传播的中医药史料，将中国的传统医药播散到丝绸之路的沿线各国。

同时，“中医药文告”在丝绸之路传播过程中最重要的价值是其防治疾病的医疗属性，治愈相关地区的特殊疾病所产生的医疗效果，并大大抵消了民众的恐惧。所以，我们仅从人文社会科学的角度去理解“中医药文告”，这是不全面的，他在这一特殊的历史时期所产生的作用和它发挥“医疗知识传播”“普济医疗防治”的重要角色，这一定是我们不能忽略的，其必然在丝绸之路的“互通互融”过程中起到了非常重要的作用。因此，这成为对于“中医药文告”探究的另外一个重要方面。如唐代的丝路要冲地域（陕西等）出土的医方碑刻，其将大量效验方剂刻于一碑，成为大型的“中医药文告”，为沿路的商旅与民众提供了防治疾病的方药，并完成了中医药文化传播的使命，很多中医药方碑刻仍然屹立于当地，他们正是丝路岐黄的亲历者与见证者。

对于中医药文告医学方面的价值以及在当代实证应用的形式，则是另外一个重要的话题，这也是更好地重构当代丝绸之路“中医药文化圈”关键所在，在上一章已经提到了新加坡地区中医医士沿用文告古法进行成药的开发的实证探索，这是一种极其有意的尝试，为我们也打开了一扇传播中医药文化新的窗口。但是在本书中我们注重探究了文化互动中的人和事，并没有将这种探索阐释得更加全面细致，只在具体讨论社会医疗史的过程中提到片语，因此，下一节我们将深入去探究其医理，以期达到“中医药文告”中提到的“敬惜字纸”“广为传播”的目的。

第二节　从“中医药文告”的医学价值探寻中医药在公共卫生事件防控中的作用

在中国很早就有了对公共卫生事件的防控理念，这些认识是建立在中医药的认知理论框架上的，但随着丝绸之路贸易的发展，对外口岸的大量开放，一些传染性疾病也伴随而来，而这些外来的“特殊疾病”并未对中国民众造成像欧美国家那样的大规模伤亡，这是因为延续了两千多年的经验科学—中医学。

本节要对汇通中的中医药文告在公共卫生事件防控问题进行一定的古今对比思考。在面对突发的公共卫生事件（如疫病等），古代时期中医药防控疫病的本理论是什么？防控的路径又有哪些？中医药文告传播是否在其中发挥了一定的作用？时至今日，中医药是否在中国甚至世界发挥了重要的作用？

一、古代“群防群策”的疫病防控现象

（一）严守隔离，防疫首务

自秦代开始，国家已逐渐将“隔离”作为国家传染病防治的一项律法制度。1975 年在湖北云梦睡虎地十一号墓出土了一批珍贵的秦代竹简，其中出现了世界上最早的麻风病隔离所的记录，即“疠迁所”。当时将麻风病人统一移送到“疠迁所”进行隔离。

甲有完城旦辠（罪），未断，今甲疠，问甲可（何）以论？当䙴（迁）疠所处之，或曰当䙴（迁）䙴（迁）所定杀。

城旦、鬼薪疠，可（何）论？当䙴（迁）疠䙴（迁）所①。

汉代时期，国家则根据疾病发展设置隔离医治场所。《汉书·平帝纪》曾有记载。

（元始）二年，……民疾疫者，舍空邸第，为置医药②。

至晋朝时期，《晋书·王廙传附弟彬子彪之传》对感染者的限制，证明已形成了染疫者的政府隔离制度。

永和末，多疾疫。旧制，朝臣家有时疾、染疫三人以上者，身虽无病，百日不得入宫③。

南朝时期，政府设立了专门的染疫者隔离机构——“六疾

---

① 云梦秦墓竹简整理小组：《云梦秦简释文（三）》，《文物》1976 年第 8 期，第 27—37 页。

② ［东汉］班固撰，颜师古注：《二十五史·汉书·平帝纪》，上海古籍出版社，1995 年，第 397 页。

③ ［唐］房玄龄，等合著：《二十五史·晋书·王廙传附弟彬子彪之传》，上海古籍出版社，1995 年，第 234 页。

馆”，以隔离收治患病之人①。

唐朝时期则一直沿用“疠迁所”制度，设置专门安置感染者的封闭性场所—“疠人坊”。同时，启用僧人开设“乞丐养病坊”，收治传染病患者并加以隔离。

从宋代始，官办医疗机构成为当时防治传染性疾病的主要场所，隔离的患者均安置其中。宋真宗大中祥符二年（1009年）“初置养病院”②。宋仁宗景祐四年（1037年），沿用唐制，设立“悲田养病坊”，多以僧人等宗教人士医，救患者并推广到地方州郡。《元丰类稿·越州赵公救灾记》记录熙宁九年（1076年）越州“大疫，为病坊，处疾病。”赵汴创立“病坊”。《续资治通鉴长编》记载元祐四年（1089年）苏轼“裒集羡缗”在杭州众安桥建设立疫病收治机构“安乐坊”。北宋末年，各地方政府广泛开设“安济坊”，以专门收治隔离患者。如《宋史》中记载宋徽宗崇宁元年（1102年）京师“置安济坊养民之贫病者，仍令诸郡县并置”。同时，安济坊首次将病人按病情的轻重分室居住，重病患者还要加以隔离，病危将亡者则要隔离在“将埋院”。③苏轼所创立的“安乐坊”也于后崇宁二年（1103年），收归地方政府管理，并统一改为“安济坊”。④

① 刘绍义：《古代疫情应对有法》，《生命与灾害》2017年第3期，第13页。

② 李焘著：《续资治通鉴长编》，中华书局，2004年，第1625页。

③ 胡玉：《宋代医药保障机构发展探析》，《中医药文化》2017年第4期，第23—26页。

④ 徐松著：《宋会要辑稿》，中华书局，1957年，第157页。

此后，元、明时期，官方设立药局等医疗机构安置隔离患者。同时，民间慈善机构也大量兴起，对于疾疫的隔离防控也较为有效。

清代前期，地方乡绅在“隔离”制度施行与发展中起到了重要的推动作用，其在全国自发建立了大量救助机构，如地方药局、育婴堂、普济堂等。而普通大众则是在上述机构传播的防疫知识下[①]，对疾疫的预防、隔离、治疗等有了一定了解，渐渐进行自主避疫。但是，张喆研究发现，清政府在各项措施中处理相对谨慎的一项措施也是“隔离”。尤为体现于京师与旗人防控痘疫。当时应对京师的痘疫所采用的隔离制度主要体现为两个方面：其一是强驱患民，其二是外番免入。[②]这种隔离方式与中医所畅行的“病患隔离”相背离。

民国期间，西方公共卫生学的引入，与本土中医药防控措施结合，使得“隔离”制度更加完善。国民政府 1930 年 9 月公布的《传染病预防条例》，其具体制度：清洁及消毒制度、隔离制度、检疫制度、报告制度。前二者即是中医学防疫中的“净秽”与“隔离”。

（二）群防群策，广施医物

1. 政府管理，地区协同

宋、元时期政府在防疫过程中，拨出专项资金用于购买防

① 马捷，李峰，李小林，曲强，白世敬，张丽君，赵琪，刘晓峰，姜尚上，张帆，于姣姣，林炳岐：《“中医药类文告”研究初探》，《中医文献杂志》2017 年第 6 期，第 9—11 页。

② 张喆：《清代前期疫灾救助研究》，《兰台世界》2015 年第 12 期，第 29—30 页。

疫药物。如《宋史·食货志》记录京师大疫，宋仁宗将宫中贵重药材（通天犀），发放民间制作成药防治疾病。

京师大疫，命太医和药，内出犀角二本，析而视之。其一通天犀，内侍李舜举请留供服御，帝曰：吾岂贵异物而贱百姓，竟碎之，……令太医择善察脉者，即县官投药，审处其疾状予之，无使为庸医所误①。

宋朝政府重点防控瘟疫易发人群，派专使和医博士在军队中宣传防疫知识，并要求按时服用防疫药物。同时，地方政要、官吏群体，则依照国家要求赈济地方，施药于疫情患者，与政府防疫制度互为补充②。

京师和地方药局联动，大量制作防疫药物（中成药），以便于民众购买服用。③《宋史·苏轼传》曾记载苏轼施药于杭州百姓。

大旱，饥疫并作。轼……作饘粥药齐，遣使挟医分坊治病，活者甚众④。

2. 民众同心，举国防疫

社会力量在救治疫病的过程中起到了积极作用，乡绅与普通民众在面对疫情时的作用也显得尤为重要。宋朝时期经常派

---

① ［元］脱脱，阿鲁图，等修撰：《二十五史·宋史·食货志》，上海古籍出版社，1995 年，第 561 页。

② 吕金伟：《明清时期海南地区疫灾探略》，《琼州学院学报》2014 年第 3 期，第 94—102 页。

③ 刘绍义：《古代疫情应对有法》，《生命与灾害》2017 年第 3 期，第 13 页。

④ ［元］脱脱，阿鲁图，等修撰：《二十五史·宋史·苏轼传》，上海古籍出版社，1995 年，第 1220 页。

寺庙的僧人协同抗疫，督促人们服药。如《康济录》所记载。

熙宁八年吴越大饥。赵知越州，多方救济，及春人多病疫，乃作病坊以处疾病之人，募诚实僧人，分散各坊，早晚视其医药饮食，无令失时，故人多得活①。

清代时期，参与疫病防治的社会力量以“乡贤为主导的地方富绅集团和民间社会慈善机构”为主②，如各种民间防疫机构及新式医院也逐步建立，清代咸丰十年（1860 年），兰州进士吴可读拟《创设牛痘局启》，倡导捐款，仿照北京牛痘局模式，在兰州倡设牛痘局，为儿童接种牛痘③。陈游戎创立“医院及防疫会”，在《福建台湾奏折》中可见闽台地区民众筹措医物防疫。

兵勇染疫，于凤山刺桐脚、南势湖分设药局，派员驰赴上海、福州等处选购药料，按方散给，重聘延医诊治。④

民国时期，社会力量开始转型，取而代之的是新型的诸如商会、清洁会等社会团体，防疫措施更加丰富，包括施送医药物品，实施消毒隔离，清理街区垃圾，举办义诊，筹措防疫经费等。⑤

① ［清］纪晓岚，等修撰：《（文渊阁）四库全书·钦定康济录》，北京出版社，2008 年，第 313 页。

② 余新忠：《清代江南疫病救疗事业探析——论清代国家与社会对瘟疫的反应》，《历史研究》2001 年第 6 期，第 45—56 页。

③ 兰州市卫生志编纂委员会编辑：《兰州市志·卫生志》，兰州大学出版社，1999 年，第 30 页。

④ 沈葆桢编辑：《台湾文献史料丛刊·福建台湾奏折》，台湾大通书局，2009 年，第 89 页。

⑤ 方旭红：《论 1926 年吴门大疫与苏州的疫病防治》，《苏州大学学报》2006 年第 6 期，第 73—76 页。

3. 节令习俗，避瘟净秽

任应秋先生认为，我国自古以来还有利用节令，推行防疫运动：《荆楚岁时记》云：“正月一日，长幼以次拜贺，进屠苏酒。”而屠苏酒方，载于《千金方》，为大黄十五铢、白术、桂心各十八铢，桔梗、蜀椒各五十铢，菝葜十二铢，乌头六两。据云：“辟疫气，令人不染温病及伤寒。”冯萝冈《月令广义》云：“五月五日，用朱砂酒辟邪解毒，余酒染额胸手足心，无虺蛇之患，又以洒墙壁门窗，以避毒虫。”进而根据一年节气相应物候变化，而利用中药进行“未病先防”，是中国防疫运动的中医药理念应用特色之一。

（三）示告大众，普惠大众

政府和公共机构联合中医医家参与到国家地区的传染病防控之中，延医设局、施医送药等等，防治的过程中涌现出大量的防控传染病的中医方药与方法，如“避瘟丹”“艾叶熏蒸”等。在抗疫过程中为了使防控方法得以传播，地区政府以及各级社会机构更多的采取了纸媒传播的形式进行传染病宣导，如刊刻医书、报纸公布，发布告示等等。

纵观古代、近代医疗史中医药发展快速的时间窗，即是社会经受灾难（如荒灾疫情）之时，社会在短时间打破原有秩序，重新建立起一个不稳定的超常规生态环境，需要医疗科技重新适应突如其来的环境变化。虽然社会已经做出了预判与应对，其中包括了既往公共卫生事件应急方案等等。但是，仍有很多事件难以用既往经验进行应对，因此需要全社会去积极应对，以改变人与人、人与社会、人与科技、人与经济之间长期稳定固有的关系，此时将突发的无序转变成常态的有序过程，而在整个过程中的桥梁是医疗（体系）。

在近代社会转型期，中医药作为传统医学面对中国突如其来的恶性传染性疾病，民众的无助状态，以及西方现代公共卫生医学体系的冲击，促使中医学自身进行了深刻的自我变革，其集中体现了中国古代卫生思想的疾病认识观与防治观。而在这场变革过程中，中医药从业者与社会机构都做出了一定的推进作用。中医医生并没有等闲视之，而是在西方科学的公共卫生体系防控中寻找到自己的方式与方法，在延续了中国传统的医疗模式，使其更加具有规范性，以及受众群更加广泛性，以达到使广大民众获得简、便、廉、验等特点的疫病防控手段。这也是在近代转型期中医药防控的一种嬗变，更是中医药对适应当时社会环境而做出来的努力。

灾疫会带给我们有价值的反思。因为灾疫带来的这些社会的改变，使我们可以更好地认识这个多元的社会体系，认识到中国传统医学的价值所在。同时，确立个体在社会中的角色，完成人对社会环境中自我价值的判断，并为下一次社会、经济、科技、文化、政治的转型做好准备。

二、“中医药文告”启示下的疫病中医药有效防控路径再研究

（一）中医防疫宣导模式比较研究

发布中医药防疫文告，是传疾病防治知识，受众群体最为广泛、传播最为迅捷的一种防疫传播方式。但其与书籍、报刊以及药肆流传的仿单有着本质的区别。

表 1　中医药防疫文告 / 中医防疫类医书 / 中医防疫类报刊比较

文献信息	文字信息		制版形式	现实用途	文献特点
	主体文字	附加文字			
中医药防疫文告	疫病名称、效方名称、主要症状、适应人群、方药（药名、剂量）、随症加减法、服用方法、防护方法。	1. 敬献单位：政府机构（州县府衙）、医疗机构（善堂、药堂）、宗教机构（庙宇、道观）、私人敬献（名医、祖传医生）。 2. 敬献时间。 3. 敬献地区。 4. 附录文字：疫病防控状态、中药成方形成过程、中药成方流传过程等历史背景。	单页。木刻、石印、活字、铅印。	1. 地区公共卫生事件防控。 2. 政府机构、药堂、善堂公告。	易于携带、传播迅捷、受众广泛、语言浅白、应用简便、效验明显。
中医防疫类书籍	疫病名称、疫病发病机制、治疗法则、主要症状、方药（药名）、随症加减法、服用方法、防护方法。	1. 成方或单味药物价格。 2. 售卖者名称（药堂、个人等）。 3. 制药宗旨。	多页成册、多册成部。木刻、石印、铅印。	1. 有一定中医知背景的医生或儒士阅读。 2. 政府、药堂参考用书。	医理明细、学习方便、易于传承、群体局限。
中医防疫类报刊	古代政事涉医类文字（疫情事件告示文字、防控疫病类文字、现代公共卫生防控类文字）。	1. 疫情发生时间。 2. 疫情发生地点。 3. 刊发单位：政府（州县府衙）、政府医疗机构等。	单页。木刻、石印、铅印。	1. 地区公文公布。 2. 地区重要医疗事件公布。	便于传播、实时记录、语言规范。

（二）“中医药文告”启示下的疫病中医药有效防控路径再研究

通过对古代疫病防控资料分析，古代医家面对民众进行了有目的的分级处理，如疫病防控阶段的“避其毒气”①“切断传播”“预防接种”；疫病治疗阶段的“辨证论治”②，长春中医药大学张弛则将其总结为“避瘟、净秽、普济、辨治”疫病防控四步法。同时，在传统中医药文告疫病防治体系中主要可将其归结为三步即“避秽、普济、辨治”。

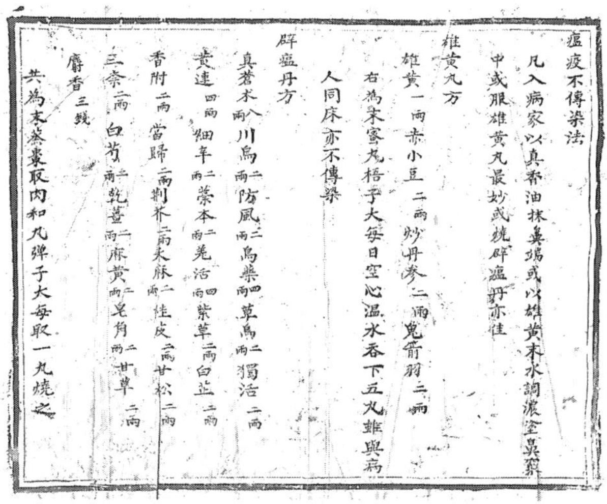
瘟疫不傳染法
凡入病家以真香油抹鼻端或以雄黄末水調濃塗鼻竅中或服雄黄丸最妙或焼辟瘟丹亦佳
雄黄丸方
雄黄一兩 赤小豆二兩 炒丹参二兩 鬼箭羽二兩
右為末蜜丸梧子大每日空心温水呑下五丸雖與病人同床亦不傳染
辟瘟丹方
真蒼术八兩 川烏二兩 防風二兩 烏藥四兩 草烏二兩 獨活二兩
黄連四兩 細辛二兩 藁本二兩 羌活四兩 紫草二兩 白芷二兩
香附二兩 當歸二兩 荆芥二兩 天麻二兩 桂皮二兩 甘松二兩
三柰二兩 白芍二兩 乾薑二兩 麻黄二兩 皂角二兩 甘草二兩
麝香三錢
共為末棗取肉和丸弹子大每取一丸焼之

▲ 图6 《瘟疫不传染法》文告图版
（白棉纸，木板刻印，13.5 cm×10 cm，藏于“景和斋”）

① 王兰，张艺璇，康雷，丁霞，姜良铎：《中医防疫思想之思考》，《环球中医药》2021年第1期，第72—75页。

② 纪鹏程，李爽，谢院生：《中医学在疫病防控中的作用与贡献》，《中医杂志》2021年第20期，第1749—1755页。

1.“中医药文告”传播视域下的传统防疫途径研究

第一，辟秽。为规避瘟疫毒邪，典型的方法即是“隔离”。自秦代开始，国家已逐渐将“隔离”作为国家传染病防治的一项律法制度。如秦代出现了世界上最早的麻风病隔离所的记录：“疠迁所”。然而对于未感染者古代医家多施以避瘟丹、避瘟散等药物。同时，为防止瘟疫的流行，净除污秽之气与污秽之物，古代医家应用焚烧艾草等芳香避秽的药物或香料以祛邪气，药油抹涂鼻腔阻隔病源，或以中药投放净化水源等。

第二，普济。为对于“疑似患者”“轻型患者”“密切接触人群”施用的统一方药，大范围预防与救治民众．在古代瘟疫流行时期，多以郡、县、镇等区域为单位进行大规模预防施药措施，以有效遏制疫情的蔓延。

第三，辨治。为应用中医辨证方法针对疫病人群或单一疫病患者进行辨证论治的方法，适用于“普通型患者”“重型患者”“危重型患者”，充分发挥中医药辨证治疗的特色。

2. 防疫类“中医药文告”防治思路研究

（1）重视“防控宣导”

在古代防疫过程中，上述方法需要有效准确地发布，因此国家政府更加重视对民众疫病防控

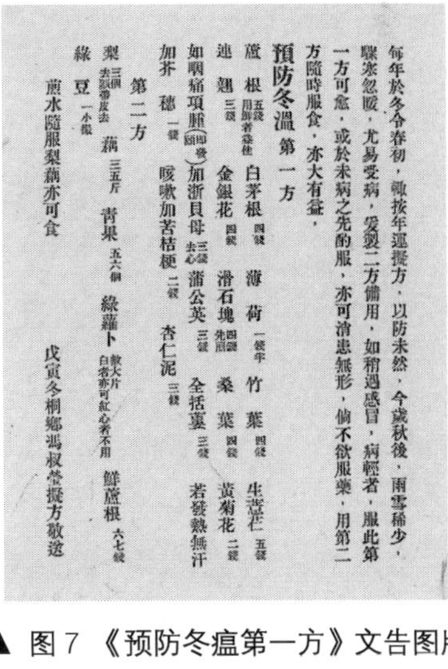
每年於冬令春初，輒按年運擬方，以防未然，今歲秋後，雨雪稀少，驟寒忽暖，尤易受病，爰擬二方備用，如稍遇感冒，病輕者，服此第一方可愈，或於未病之先酌服，亦可消患無形，倘不欲服藥，用第二方隨時服食，亦大有益，

預防冬溫第一方

蘆根 五錢用鮮者加倍　白茅根 四錢　薄荷 一錢半　竹葉 四錢　生苡仁 五錢

連翹 三錢　金銀花 四錢　滑石塊 四錢先煎　桑葉 四錢　黃菊花 二錢

如咽痛項腫（即發頤）加浙貝母 三錢去心　蒲公英 三錢　全括蔞 三錢　若發熱無汗

加芥穗 一錢　咳嗽加苦桔梗 二錢　杏仁泥 三錢

第二方

梨 三個去核帶皮去　藕 三五斤　青果 五六個　綠蘿卜 整大片白者亦可紅心者不用　鮮蘆根 六七錢

綠豆 一小撮

煎水隨服梨藕亦可食

戊寅冬桐鄉馮叔瑩擬方敬送

▲ 图 7 《预防冬瘟第一方》文告图版（机器纸，铅印，23 cm × 15 cm，藏于“景和斋”）

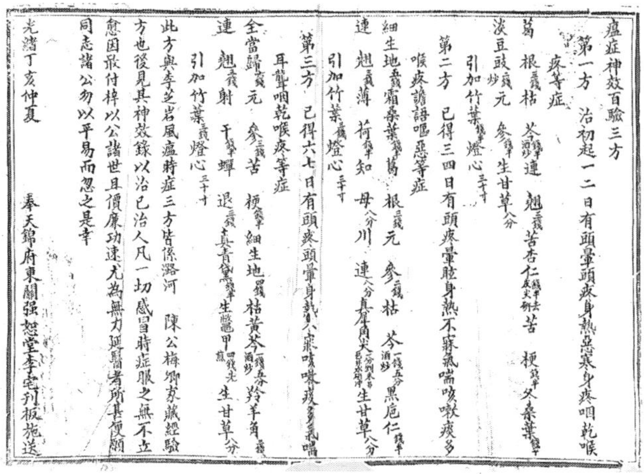

瘟症神效百驗三方

第一方　治初起一二日有頭暈頭疼身熱惡寒身疼咽乾喉疼等症

葛根三錢　桔芩酒炒一錢半　連翹三錢　苦杏仁去皮尖研一錢半　苦梗一錢半　冬桑葉一錢半

淡豆豉三錢炒　元參一錢半　生甘草八分

引加竹葉一錢半　燈心三寸

第二方　已得三四日有頭疼暈眩身熱不寐氣喘咳嗽痰多喉疼譫語嘔惡等症

細生地三錢　霜桑葉一錢半　葛根三錢　元參三錢　桔芩酒炒一錢五分　黑卮仁一錢半

連翹三錢　薄荷一錢半　知母八分　川連八分　真犀角尖八分　生甘草八分

引加竹葉三錢　燈心三寸

第三方　已得六七日有頭疼頭暈身熱[illegible]咳嗽痰多氣喘耳聾咽乾喉疼等症

全當歸三錢　元參三錢　苦梗一錢半　細生地四錢　桔黃芩酒炒一錢五分　羚羊角一錢

連翹三錢　射干一錢半　蟬退三錢　真青黛一錢半　生鱉甲四錢先煎　生甘草八分

引加竹葉三錢　燈心三十寸

此方與李芝岩風瘟時症三方皆係潞河　陳公梅卿家藏經驗方也後見其神效錄以治己治人凡一切感冒時症服之無不立愈因敢付梓以公諸世且價廉功速尤為無力延醫者所甚便願同志諸公勿以平易而忽之是幸

光緒丁亥仲夏　　奉天錦府東關強恕堂李宅刊板施送

▲ 图 8 《瘟症神效百验三方》文告图版

（白棉纸，木板刻印，34 cm × 24.1 cm，藏于“景和斋”）

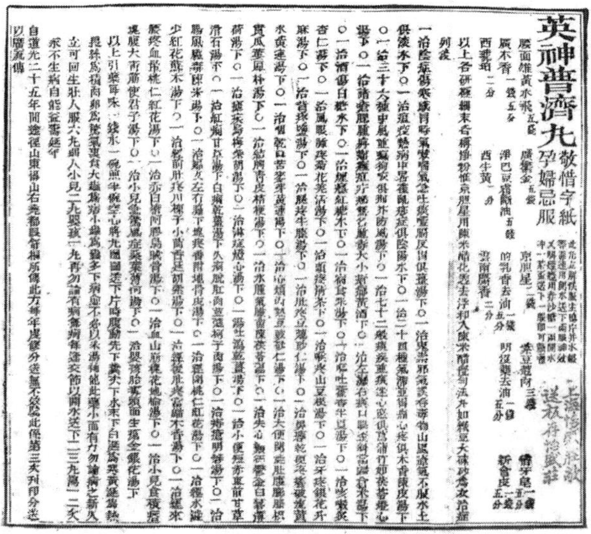

英神普濟丸　敬惜字紙　孕婦忌服

▲ 图 9 《英神普济丸》文告图版

（竹纸，木板刻印，24 cm × 27 cm，藏于“景和斋”）

的宣传引导。所以，在面对突发疫情的应急管理，“宣导”法成为首务。逐渐形成了以“发布文告”为主需要手段的“国家-地区-医疗机构-社会机构-个人”多层次宣传引导，形成“群策群防”的防疫管理模式。

（2）重视“症状辨识”

古代医家针对疫病防治多以主要症状为核心进行辨病与治疗，针对其主症进行诊断与鉴别诊断，并利用症状特点可有效辨识疫病的发展趋向，从而进行相应治疗与防护，这也

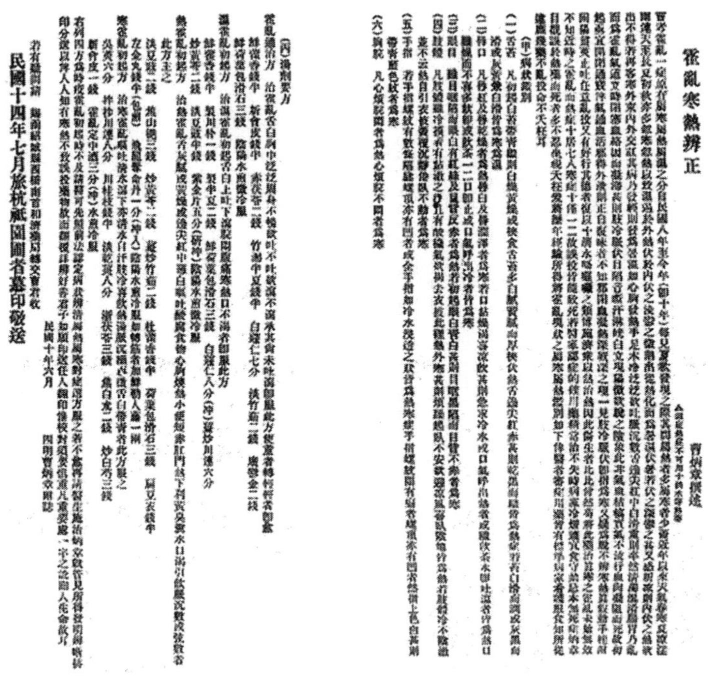
霍亂寒熱辨正

曹炳章撰述

（甲）病狀鑑別

（四）治劑要方

民國十四年七月

▲ 图 10 《曹炳章先生霍乱防治法》文告局部图版

（洋粉连纸，铅印，69 cm × 31.5 cm，藏于“景和斋”）

是“急则治其标”治法的体现。如文告《曹炳章先生霍乱防治法》提出的对霍乱患者的舌苔、唇口、眼目、肢体、手指、胸脘、声音、自汗、呕吐、腹痛、下利、小便、转筋、辨脉等症状与体征的详细地鉴别，以进行霍乱的寒、热、湿证辨识[①]。

（3）重视“随症化裁”

“随症化裁”是中医治疗的特色之一，同时在疫病治疗中也有其自身的优势。古代医家根据疫病主、次症状的变化，形成三种“随症加减”形式。①因症加减药物或药量：根据症状有无或轻重，适时调整药物。这也是最为疾病治疗的方法之一；②因症加减药引：根据主要症状的轻重或次要症状的有无，调整药物（引经药物或对症药物）煮汤送服丸药。如文

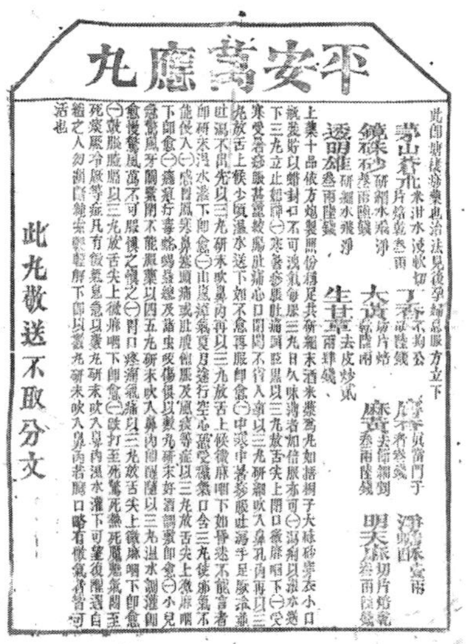
平安萬應丸

此丸敬送不敢分文

◀图 11 《平安万应丸》文告图版（竹纸，木板刻印，36.5 cm × 28.2 cm，藏于“景和斋”）

① 马捷：《中国近代社会转型期霍乱防控中“中医药文告”的传播与思考》，《中医药文化》2021 年第 1 期，第 20—31 页。

告《英神普济丸》中的45种对症汤饮；③因症改变服用方法与剂型：根据症状的轻重变化，灵活调整服药方法。如文告《平安万应丸》提出“寒暑痧胀，肚痛，头眩黑，以三丸放舌尖上，闭口微麻咽下。受寒受暑痧胀甚重，绞肠肚痛，心口闭闷，不省人事，以三丸研细吹入鼻孔内，在以三丸放舌上，候稍顷，温水送下。如不愈，再服即愈”。

（4）重视“分期论治”

在疫病防治过程中。因疫病有“五疫之至，皆向染易，无问大小，病状相似”(《素问·刺法论》)的特点，所以古代医家在论治疫病时多以辨别疾病为主。同时，根据疫病发病的时间与病情轻重进行分期，这一思想在《伤寒论》中就得到了很好的诠释。然而在防疫类文告中体现出两种分期方法。①病程分段分期：将疫病发展过程根据病情轻重分为前、中、后三段；②时间推延分期：如文告《瘟症神效百验三方》以“二日”为阶梯进行时间推演。这些分期方法体现了中医防治疫病分期治疗、精准把控的特点。

三、疫病中医药有效防控路径的思考

通过以上对古代疫病防控资料分析，古代医家面对民众进行了有目的的分级处理，即传统疫病防控四步法，即长春中医药大学张弛先生总结为“避瘟、净秽、普济、辨治”。辟瘟，为规避瘟疫毒邪，典型的方法即是“隔离”，而对于未感染者古代以药物絮鼻法为主；净秽，为防止瘟疫的流行，做到净除污秽之气与污秽之物，古代医家应用焚烧艾草等芳香避秽的药物或香料以祛邪气，或以中药投放净化水源等；普济，为对于

“疑似患者”“轻型患者”“密切接触人群”施用的统一方药，大范围预防与救治民众，在古代时期，面对瘟疫流行，举国上下进了大量“普济”式的措施，有效的遏制了疫情的蔓延；辨治，为应用中医辨证方法针对疫病人群或单一疫病患者进行辨证论治的方法，适用于“普通型患者”“重型患者”“危重型患者”，充分发挥中医药因人治疗的特色。

北京中医药大学“中医药文告”青年科研创新团队通过研究发现，在古代防疫过程中，上述方法需要有效准确的发布，因此国家政府更加重视对民众疫病防控的宣传引导。所以，在面对突发疫情的应急管理，“宣导”法成为了首务。逐渐形成了以“发布告示”为主需要手段的“国家-地区-医疗机构-社会机构-个人”多层次宣传引导，形成了“群策群防”的防疫管理模式。同时，在患者治愈出院后任然需要后期康复调养，

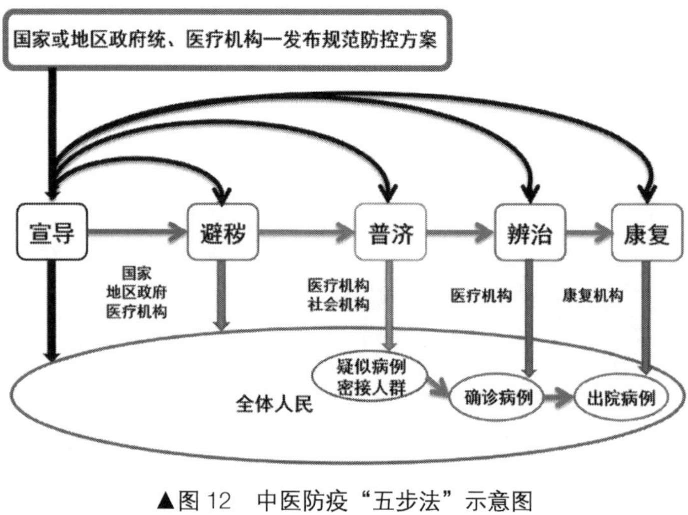

▲图 12　中医防疫“五步法”示意图

以免出现疫情复感、后遗症复发或正气恢复不佳产生的一系列功能低下状态，此时可应用中医药食同源疗法、导引方法、艾灸方法等进行康复，恢复人体正气。因此，本团队将重要的“宣导”方法与“康复”方法加入传统防疫方法中，形成中医防疫“五步法”——“宣导、避秽、普济、辨治、康复”。

（1）中医防疫“五步法”防控与管理方案规范化

目前，根据循证医学方法，对目前媒体文字资料分析，发现不同渠道的媒介上发布了大量的“预防方药”“治疗方药”，已达到防控疫情的效果，但部分“预防方药”撰写失于规范，人民群众难以施用，导致盲从现象较严重。所以，应重视国家、地区的政府口径“预防方药”的规范化有效引导。故而，

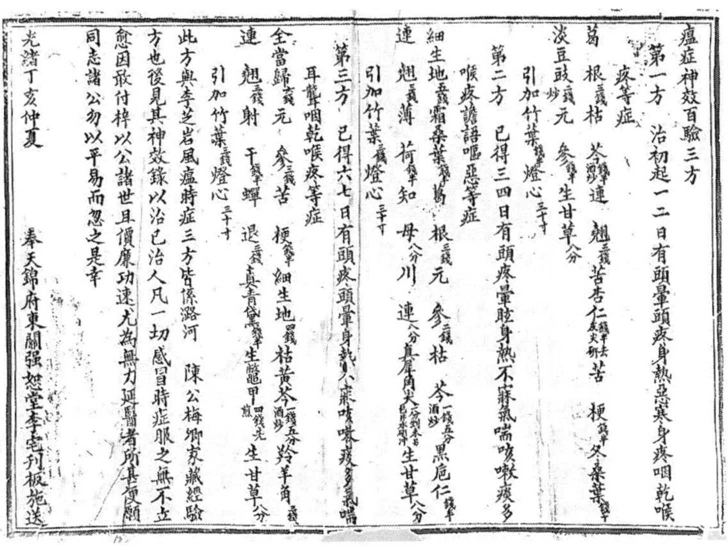
瘟症神效百驗三方
第一方 治初起一二日有頭暈頭疼身熱惡寒身疼咽乾喉
疼等症
葛 根三錢 桔 芩錢半酒炒 連 翹三錢 苦杏仁錢半去皮尖研 苦 梗錢半 冬桑葉錢半
淡豆豉三錢炒 元 參錢半 生甘草八分
引加竹葉錢半 燈心三十寸
第二方 已得三四日有頭疼暈眩身熱不寐氣喘咳嗽痰多
喉疼譫語嘔惡等症
細生地五錢 霜桑葉錢半 葛 根三錢 元 參三錢 桔 芩一錢五分酒炒 黑卮仁錢半
連 翹三錢 薄 荷錢半 知 母八分 川 連八分 真犀角尖六分 生甘草八分
引加竹葉三錢 燈心三十寸
第三方 已得六七日有頭疼頭暈身熱入寐咳嗽痰多氣喘
耳聾咽乾喉疼等症
全當歸三錢 元 參三錢 苦 梗錢半 細生地四錢 桔 黃芩一錢五分酒炒 羚羊角二錢
連 翹三錢 射 干錢半 蟬 退三錢 真青黛錢半 生龜甲四錢先煎 生甘草八分
引加竹葉三錢 燈心三十寸
此方與李芝岩風瘟時症三方皆係潞河 陳公梅卿家藏經驗
方也後見其神效錄以治己治人凡一切感冒時症服之無不立
愈因敬付梓以公諸世且價廉功速尤為無力延醫者所甚便願
同志諸公勿以平易而忽之是幸
光緒丁亥仲夏
奉天錦府東關強恕堂李宅刊板施送

▲图 13 《瘟症神效百验三方》图版
（白棉纸，木板刻印，34 cm×24.1 cm，藏于“景和斋”）

应进行预防方、治疗方防疫文告的书写规范化研究，以充分发挥中医药“宣导”作用。规范各层次机构“防疫文告”，可包括以下内容：

疾病名称、效方名称、主要症状、适应人群、方药（药名、剂量）、制备方法、随症加减法、服用方法、禁忌症（部分文告缺少）、记载时间、流传地点、敬献单位（国家、政府、国家医疗机构、地方药堂、甚至慈善事业单位、庙宇道观等）或敬献者（国家医疗机构、社会机构或个人）、流传体系（效方捐赠人、年代、流传地域等）。

同时，“新冠肺炎”疑似病例的早期、集中干预需要重视。因此，应加大对疑似人群、隔离人群的中医药防控中药大规模有效投放的“普济”方法研究，易感人群方药有效投放的“避秽”方法研究。在“新冠肺炎”中医防疫中应利用“宣导、避秽、普济、辨治、康复”五步法，加强疫病应急管理效率，降低疫情传播，使“端口前移”并降低疫情产生的高额经济成本。

（2）增强“国家—地区—医疗机构—社会机构—个人”有效协作防控机制

在防疫斗争中，国家、地区政府、医疗机构居于重要位置，发挥了抗击疫情的重要力量。目前，作为防控疫情的主体多为“国家引导下的全局防控与‘媒介’（各种社会机构，如媒介渠道、各种药堂等）引导下的群众自我防控”相伴行。前者是防控全局的主要手段，但是后者更加贴近群众个体，更能引导群众防控走向。因此，各级各类地方性知名药堂、医药企业（同仁堂、达仁堂、胡庆余堂等）在疫情防控中的作用不应被忽视。因为，其在整体中医医疗环境中，他们更加直接面对普通群众，并已经建立起一定的医药防控医学人文背景。很多“中医药文告”的发布者均为以上各地区著名药堂的献方。所以，应进行政府引导下社会机构（成熟和知名药堂、药企）的应急管理，加强“国家-地区-医疗机构-其他机构-个人”协调协作机制，充分发挥社会机构在防疫工作中的作用，协助地区政府完成防控疫情任务、宣传防控药物、制备相关药物、消除群众恐慌等，形成有组织合力的防疫抓手。

（3）面对“新问题”，中医学在实践中进行着“平衡”探寻

在丝绸之路的演进过程中，丝路沿线国家的疾病谱也在不断地“更新”，逐渐趋于“等同状态”，这是交流中必然会发生的结果，尤其是传染性疾病的蔓延也会随着商旅到其他国家。James A. Millward 教授曾在《The Silk Road：A Very Short Introduction》有过类似的观点。

史学家们常说起 15 世纪末欧洲人抵达美洲后发生的动植物“哥伦布交流”。旧世界的作物、杂草、家畜和病菌在短短几十年时间里改天换地，对美洲人口不啻是一场浩劫，最显著的破坏来自旧世界的细菌在此前绝无先天或后天耐受力的美洲土著中引发的传染病。①

然而面对新的疾病，中医学使用原有经验性的科学结论，去寻找新型疾病中的相似问题（局部或全部）进行对应治疗，并在真实的临床中进行实验（而非实验室性质的），从而在实践中进行了经验医学与实验医学“平衡”的探寻。

① ［美］米华健著，马睿译：《牛津通识读本：丝绸之路》，译林出版社，2017 年，第 42 页。

第三节　中医药在寻找着“文化”与“科学”的平衡点

李约瑟先生在《文明的滴定》说过“不同文化的民族要想找到任何共同的讨论基础，即使不是不可能也是非常困难的。这并不意味着具有深远社会影响的发明不能从一种文明向另一种文明自由传播——事实上，这些发明大多是从东方传到西方。”① 这一点可以在古代丝绸之路上的文化传播中得到验证，其中重要的一环就是“中医学”。在中医药文化自东方依丝绸之路传向他国时，冲破藩篱的动力或基质是“文化圈”下的中医药的双重属性“文化”与“科学（医疗）”。

一、中医学的“文化”属性

西方“culture”的起源可追溯到拉丁文的“cultum”一词，其所代表的含义是被（人所）熟识（familiarized）、驯化和培育过的世界的镜像。在古老的华夏大地，第一次将“文化”合称，出现于西汉刘向所作《说苑·指武》一书。

圣人之治天下也，先文德而后武力。凡武之兴，为不服也；文化不改，然后加诛。②

其中，“文”是指文德，即现在所理解的社会伦理道德，

① ［英］李约瑟著，张卜天译：《文明的滴定》，商务印书馆，2017 年，第 5—6 页。

② ［西汉］刘向著：《说苑·指武》，国家图书馆出版社，2017 年，第 123 页。

“化”是指教化，即经教育而使人转化。韦森先生在《文化与秩序》提到“‘文化’在古汉语中就有以伦理道德教导世人，使人们成为在思想、观念、言行和举止上合乎特定礼仪规范的人的意思。这就是中国古汉语中‘文化’一词的基本涵义。事实上，这一涵义也一直沿存在现代汉语中‘文化’一词的词义之中。”“现代汉语中的‘文化’一词，较偏重于涵指人们的精神活动和精神产品。”① 因此，中国“文化”的属性更加趋向于规范、道德、思想、精神等层面，影响着中国社会多领域的发展。

中医学作为中国古代传统文化之一，也富有深刻的中国古代文化的印迹。

中医学的“文化”属性体现在其对于医学理论的阐释，中医药学理论根基于中国传统哲学以及本土宗教（道教）的理论，并与实践经验进行了有机融合，形成了具有完整理论构架的医学知识体系，并在不断地进行补充与发展。

同时，中医学的“文化”属性还体现在相关中国传统文化特征的表达。如“中医药文告”中“著书立作”“非刻无已传文”等传统观念的表达，以及献方者、受众者、时间地点等传统书写规范的表达。

中医学的“文化”属性又体现在中医的“儒”“道”“释”等多元文化属性的汇融。“儒”的一面，显示在其尊崇仪轨正统传承（人际关系）与中医药文化的传播（社会秩序）上。

---

① 韦森著：《文化与制序》，生活·读书·新知三联书店，2020 年，第 10—14 页。

“道”的一面，体现在对自然秩序的探究、医理的解析、衍生的古代经验科学的延续。“释”的一面，体现在对生命的敬畏、“济世救人”“普世众生”的慈善之心。

另外，在丝绸之路驱动下多民族医学文化的互动，也使中医学有了更加多元的“文化”特征。所以，在这样的多元文化的融汇下，中医学的“文化”属性可以认为是一种丰富的、多维度的文化现象。因此，并不能用单一层面去阐释其完整的文化属性。

二、中医药的“科学”属性

“science”一词最早起源于拉丁语“scientia”，被译为“学问”或“知识”。“科学”是指发现、积累并公认的普遍真理或普遍定理的运用，已系统化和公式化了的知识。总体来说，是反映自然、社会、思维等的客观规律的分科知识体系。中国对“科学”的认识，由孙中山先生给予了“科学”定义为：

夫科学者，统系之学也，条理之学也。凡真知特识，必从科学而来，舍科学而外之所谓知识者，多非真知识也。①

由此可知，“科学”的产生必然要经历不断地重复的实践而得出。因此，“科学”可以被认为是某一领域知识的集合体（即“科学”可分类），具有可重复操作的经验性，并是对普遍规律的认识与总结。所以，在中国传统文化中，有部分内容可

① 孙中山著，孟庆鹏编：《孙中山文集》，团结出版社，1997年，第824页。

以称为技术、部分内容可以称为科学，尚有部分内容二者兼具。而涵盖“科技”者就包括了中医学。

中医学与其他文化比较而言，他具有防治疾病的医疗技术的一面，也含有着参悟疾病规律的科学性的一面。在中医学理论的指导下，通过对患者“证”的判断，进而形成治则治法，运用药物、针灸等方法进行有效地治疗。这是中医学科学展示的重要层面，也是其不断发展，延续至今的动力根源。

同时，中医学的“科学性”也体现在他是古代实验科学的先驱。利用不断地与疾病抗争所获得的经验，完善着自身的医疗技术，实现了“实验—验证—总结—升华”的过程。正如李约瑟先生提到的“中国人的确做到的是对自然现象进行分类，为各自的时代发展出极为精致的科学仪器，以几乎无与伦比的恒心来观察和记录。即便他们（和包括欧洲人在内的所有中世纪人一样）没能运用现代假说，但他们世世代代都在做实验，以获得可以任意重复的结果。如果我们列举出他们的科学活动，就没人敢否认这些活动是完全成熟的世界科学的重要组成部分，无论在天文学、物理学方面，还是在生物学、化学方面，尽管这并不符合某些本能上怀有偏见的人的利益。”①

三、中医学寻找的传统与革新之间的平衡

无论是中医药传播下的“文化”属性，亦或是“科学”属

① ［英］李约瑟著，张卜天译：《文明的滴定》，商务印书馆，2017 年，第 35 页。

性，其都与所处的经济基础、社会建构有着深刻的关系①。

“经济”是人们生产、流通、分配、消费一切物质精神资料的总称。人类经济活动又是创造、转化、实现价值，满足人类物质文化生活需要的活动。因此，经济活动又是社会个体自我价值的一种实现，而中医药的发展必须或不能不提及其自身的经济趋向。中医药从业人员本身就存在根植于意识中的“慈善”的理念—“普济救世”。中医医疗以及其相关联的活动从诞生到发展再到鼎盛，都深深的烙印着这一理念，这一点在之前已经谈及多次。所以，促使中医药在发展的过程中淡化了对经济价值的渴求，从而渐渐缺失了需求经济基础的动力，加速了向“文化”属性的偏离，这使得中医药学迈向现代实验科学进程的步伐出现了减缓的态势或者说受到了一定的阻滞。

但是面对这种失衡，传统的中医学又在积极地寻找着“文化”与“科学”的平衡。这里就要谈一下社会对于中医药发展的影响。这既包括了广义的“社会”，又包括了我们一直在讨论的医疗社会活动。首先，我们先要谈谈广义的社会层面。本书的核心史料文献是“中医药文告”，这些文献的历史范围从初唐到民国时期，围绕的活动范围聚焦于丝绸之路的

① 竺可桢先生在其日记当中记录了李约瑟先生1944年在文庙大成殿进行“Observation on the history of science in China as compared with the West（中西科学史比较）”演讲过程当中，提到由于四个抑制因素（inhibitory factors）使中国未能较早兴起近世科学。这些影响因素中，就包含了经济与社会因素。参见：竺可桢著，樊洪业主编：《竺可桢全集》(第9卷)，2006年，第207页。

相关地区与国家。因此，社会层面包括了国内地区与国外诸国。国内地区多为陆路与海上丝绸之路的重镇，大多数表现出在中央权力统治下的官僚制度，以及面对域外交流下的“半开放”制度。然而这种“半开放”制度的延伸仅局限于“中医药文化圈”之内。所以，在不同时期丝绸之路相关中医药的传播与发展，受到了本土的“官僚制度”与沿线国家的“特殊社会制度”的多重影响，并且中医药也在不断地“破茧而出”去寻找与适应新的栖息之地。这一现象的产生正是其自身的双重属性造就的，“文化”使中医药可以作为中国本土的符号向各国传播，而“（经验）科学”（或可称为“医疗技术”）又使其可以不断地在交流与融汇中革新与发展。这些特殊的医疗社会现象，都可以在“中医药文告”这一“文化”与“科学”浓缩的纸张中找到答案。

中医药反映了中国古代科技的一种发展趋向，即传统文化与经验技术之间取得平衡，其符合中国传统文化中根深蒂固的“阴阳平衡”思想，这也是中国儒学与道学最终要寻找的切合点。这种“平衡”观念，已经根植于大多数中国人的脑海之中，从古代丝绸之路上的中医药互传中的“用中医之理阐释西方药物”，或是近代西方医学技术传入后的“衷中参西”，大多是再不断地去寻找技术革新后与文化之间的平衡点。虽然外来科技（事物）与中国本土的医学理念或文化所根植的土壤不同，但中国医者仍然可以将其进行“移栽”与“嫁接”生长，这就是中医医者在寻求“平衡”所体现的中医学自身的旺盛生命力。不仅中医药如此，很多中国传统的科技都有这种现象的产生，正是因为这些技术的“土壤”（中国传统的“阴阳平衡”

思想）是相同的。

所以，或可认为“尽管中国古代对人类科技发展做出了很多重要贡献，但为什么科学和工业革命没有在近代的中国发生?”①的原因之一，在于诸如中国几千年来本土的中医药具有的“文化”与“科学（技术）”的两面性，在适应“官僚制度”与适应“社会变革”的过程中，不断地在自我革新，寻找着“文化”与“科学（技术）”的平衡点，正如“中医药文告”在初期仅有“疾病信息”与“方药信息”，发展过程中产生了文字信息当中所坦露的“方源传承信息（文化）”与“方药组成与应用部分（技术）”。而在于寻找平衡点的过程中，越发重视了医疗技术的可重复性（如文告所描述的诸多官员、民众应用获得奇效的经历），却忽视了有效性的深层探究（科学实验）。这一点又恰恰符合了中国古代社会与民众的诉求，同时又更利于中医药技术的迅捷传播。因而，从“中医药文告”传播过程，间接地为“李约瑟先生之问”寻找到答案的一些蛛丝马迹。

① 李约瑟难题的实质内容在于中国古代的经验科学很发达，但为何中国没有产生近代实验科学，这是关于两种科学研究范式的起源问题。其具体表述是在《中国科学技术史》中正式提出。“为何在公元前1世纪到公元16世纪之间，古代中国人在科学和技术方面的发达程度远远超过同时期的欧洲？中国的政教分离现象、文官选拔制度、私塾教育和诸子百家流派为何没有在同期的欧洲产生?”“为何近代科学没有产生在中国，而是在17世纪的西方，特别是文艺复兴之后的欧洲?”

第八章

Chapter 8

民心相通：中医药文化交流体系的新思考

华夏文明向外传播的过程中，中医药扮演了重要的角色。在丝绸之路沿线国家发掘大量的出土医方记录，正是这一观点的重要佐证。李希霍芬在《中国——亲身旅行的成果和以之为根据的研究》中就提到各国通商的丝绸之路是多样的，其贸易货物的来源也使多样的，这就形成了中国的古代丝绸之路，其既是一条商贸通道，也是一条军事路线，更是一条文化通道。在敦煌医药残卷，和田、库车、吐鲁出土涉医文书等等，都见证了丝绸之路中外医药互通的文化之路，健康之路。

医学作为“民众疗疾”的方法与手段，常成为许多文化理念传播的重要载体，或者说是“先行者”，所以中医学绝非是中国对外贸易与传统文化传播过程中的“伴生物”。因为，在任何文化传播的过程中，只有使民众切身感受到其价值的时候，文化才能真正显示出其夺目的光彩。

然而，医学正是多元文化在各国传播中所共认的价值载体。在丝绸之路贸易、科技、宗教与文化传播中，早期多以自身演化的医学为媒介进行传播，但是传播者逐渐发现了古老的中国存在着历史悠久的传统医学—中医学，其理论完善、体系构架完整，因此难以为外来医学瞬间撼动其医学地位。所以便纷纷与中医学融合，或以中医学本身面貌（或加以多元的医学元素，如外来药物等）进行传播，逐渐形成了“中医药文化圈”，并以此进行着丝绸之路医疗文化互动的有益探索。

自史前时代起，亚洲东部便是人类文明发展的最重要的摇篮之一。诞生于此的悠久的中国文明不仅普照中国本土，而且光耀四邻。公元一世纪以来，这一文明的触角甚至冲破了地域的限制而向南伸展。正如我们分别称世界其他文明地区为印度教国家、伊斯兰教国家、拉丁语系国家一样，我们将这一亚洲地区称为汉文化国家。①

第一节　古今中医药文化中外交流新思考

中医药文告体现了一种中医药文化持续的文化传播张力，不仅在古代、近代，这种张力一直延续至今。2019 年仲夏，我与我的夫人和紫珊女士一同前往新加坡进行了两个月的教学与田野调查工作，切身体会了中医药文化在海上丝绸之路沿线国家根固繁衍，以及“中医药文告”的当下转型变革。

新加坡与中国自古以来就通过海上丝绸之路延续着贸易与文化的交流，使其保有了传统的中医药文化遗存，同时又融合

① ［法］汪德迈著，陈彦译：《新汉文化圈》，江西人民出版社，1993 年，第 1 页。

了马来地区传统的地方民族医学、印度医学以及西方医学的内容，形成了特殊的多民族医学文化的交融状态。

丝绸之路的“流动性”，不仅是物物之间的流动、人员之间的流动，还包括了“技术”之间的流动、“文化”之间的流动。新加坡彰显了丝绸之路上的技术与文化流动的历史、延续与创新。

在近两个月的田野调查当中，我们调研了开设中医药课程的大学、传统的中医药药堂、中医馆，以及销售中医药成药的商铺，从这些保留下来的中医药实体，发现了诸多关于中医药与丝绸路相关的联系。

第一，古代海上丝绸之路的中医药贸易源远流长。我们参观了新加坡市中心的亚洲文明博物馆，发现新加坡虽然是

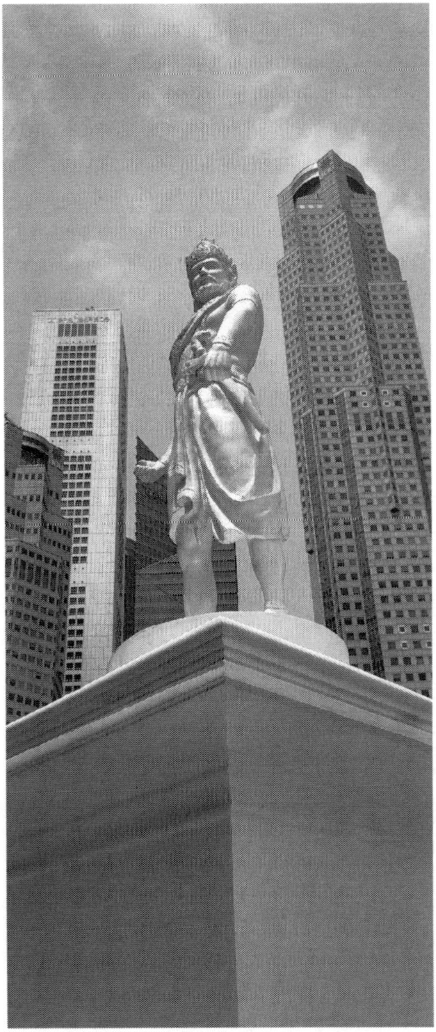

▲ 图 1　Sang Nila Utama 雕像①
（作者拍摄于新加坡河码头）

① Sang Nila Utama 是一位帕伦邦王子，他第一次看到了狮子的形象并于 1299 年建立了新加坡王国。

一个年轻的国家，但他是一个亚洲多民族聚居的有着悠久历史的城市，包括了中国人、马来人、娘惹（中国人与马来人混血）、印度人，这与其是古代通商贸易的重要港口有关。在“亚洲文明博物馆”中的展品，并不是以朝代、地域划分的，而是以“贸易演变”作为主要的划分藏品展区的依据。“海运贸易”这一主题展示了在新加坡海域打捞上的一艘经印度洋途经新加坡前往中国的货船，其中包含了大量的三彩器物，多为生活器具，如碗、碟、壶等，但是由于是海下考古，其他物件难以保存，所以很难见到。这些器物的造型完全体现了大唐的气势，也充分地给我们展示了当时丝绸之路的繁盛景象。

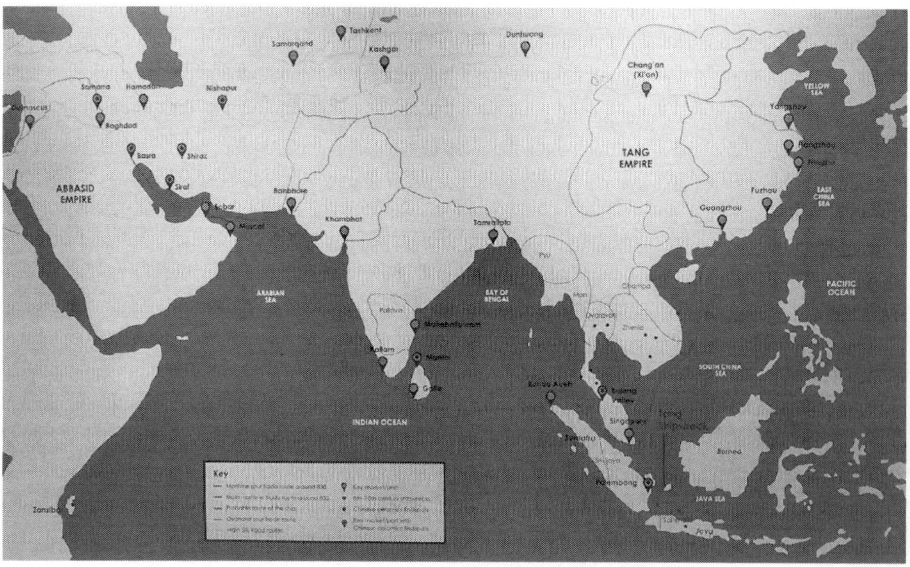

▲ 图 2 海上丝绸之路与陆路丝绸之路路线示意图

（2019 年，拍摄于亚洲文明博物馆）

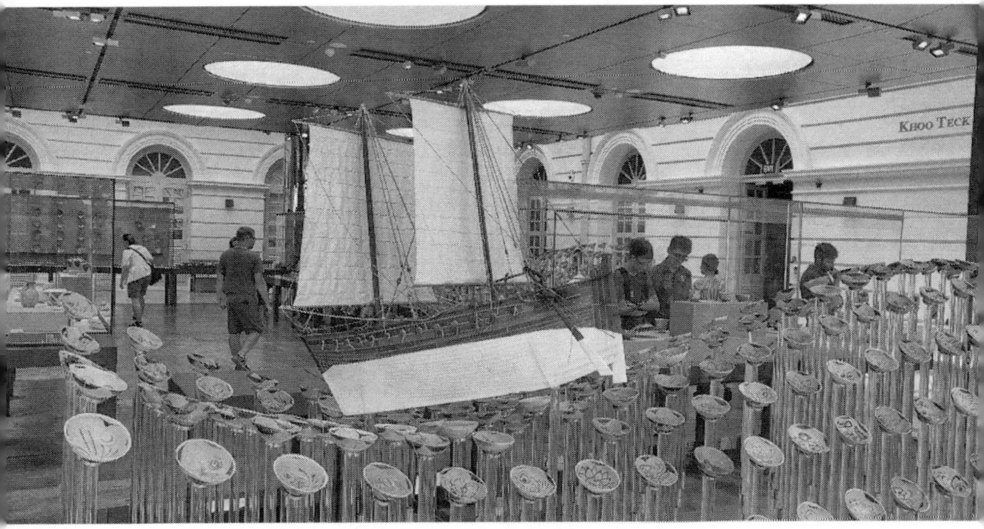

▲ 图 3 “海运贸易”沉船模型与打捞的陶瓷器
（2019 年，作者拍摄于亚洲文明博物馆）

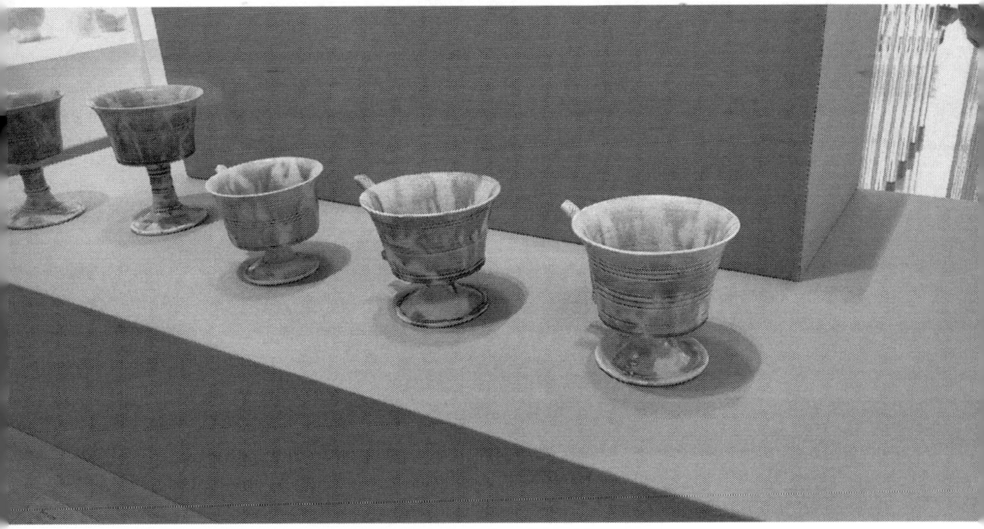

▲ 图 4　三彩杯盏（2019 年，作者拍摄于亚洲文明博物馆）

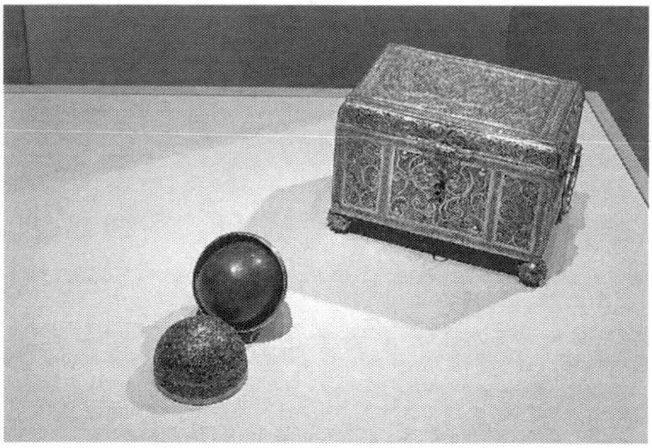
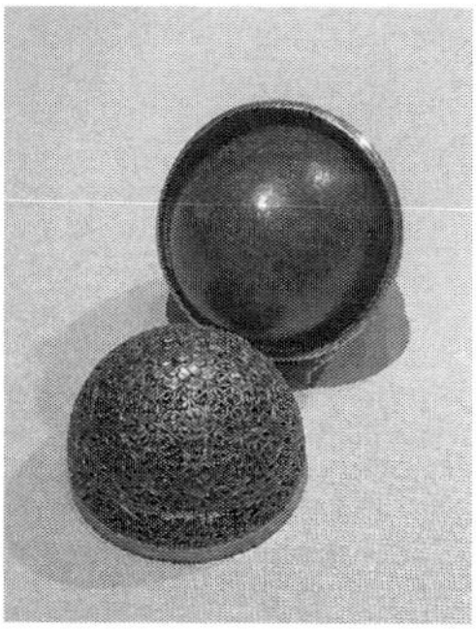

▲ 图 5　牛黄（印度，17 世纪末期）

随之而来的多国贸易展示了“外销瓷器”“印度贵重生活器具”“印度重要生活器具”等，大量的贵重材料，如象牙、玳瑁在这些器具上的应用，足以窥见当时重要文明发祥地民众，对奢侈生活的向往，对物欲的追求古而有之。同时，在银器展厅内有一件与医药有关的器物，应该是“牛黄”的丸药，保留在银球器皿当中，体型呈圆形，棕色，直径大约为 7—8 cm。经介绍文字为“牛黄是在某些动物（如骆驼①和马）胃里发现的石头。牛黄被认为是有效的解毒剂，并被认为具有治疗作用。这块牛黄装在一个装饰性的银匣子里”。

台湾史语所李建民研究员发现:“宋代的中国牛黄有输出的记录②，而阿拉伯药物同时也进口至中土，包括牛黄等③。宋

① 《本草衍义》提到：“牛黄，亦有骆驼黄皆西戎所出也。骆驼黄极易得，医家当审别考而用之，为其形相乱也。黄牛黄轻越自然微香，以此为异。盖又有犛（音猫）牛黄，坚而不香。”

② 马伯英等编著：《中外医学文化交流史》，文汇出版社，1993 年，第 200 页。

③ 范行准著：《中国医学史略》，中医古籍出版社，1986 年，第 149 页。

代的中、西贸易交通回纥人同时扮演重要角色，珍稀药物牛黄即通过商业民族互惠、交流。”“元代以降，牛黄的交流越来越依赖海路。”①

从这些海上丝绸之路的遗存，无不体现了古代贸易的昌盛与繁荣，其间留存的中医药贸易使得这一海上之路更加的丰富多彩。

第二，古代中医药文化随海上丝绸之路传入新加坡，形成了海上丝绸之路中医药贸易的重要节点。中医药文化也随着人员的流动，产生了对新加坡以及马来西亚地区本土医学影响。当时“下南洋”的许多商人在随行的团队当中，都带有自己的保健医生。甚至在海外创立产业并定居的华人华侨也将家乡的知名医生迁居至海外为家族和朋友进行治疗与保健。在这种趋势下，就形成了海上丝绸之路“中医药文化圈”一个特殊的“迁徙”状态。在新加坡的调研过程中也证实了这一点，很多现在从事新加坡中医药行业的人员，多是晚清甚至更早随商队迁居新加坡的中医家族，许多已传承了五代以上。这是在丝绸之路之上，中医药文化扎根、繁衍的一个缩影。而这些传承多年的中医家族，至今仍和国内家乡有着中药贸易的往来，恪守着开方施药的传统，而如今在中药革新的浪潮下，新加坡的部分中医馆也开始使用了“中药免煎颗粒”，让当地居民也享受到中医药快速发展带来的更加适宜的体验。同时，这些在新加坡坚守中医药文化的中医人，也利用“中医药文告”进行中医

① 李建民：《丝路上的牛黄药物交流史》，《中医药文化》2018年第1期，第14—27页。

药文化的传播，传播过程中，“文告”不仅保有中医药本身的内容，而且还以多种形式进行宣传，如不同的语言形式（马来语、印度语、英语等）、不同的民族表达方式与习惯，这样更加融汇了当地的多民族文化，使中医药文告的传播更加贴合当地民众的需求，进而增添了诸多靓丽的民族元素。同时，他们更多的是利用“中医药文告”进行实证性的转化，在当今的新加坡年青一代，对中医药文化的认知已不像祖父辈那样熟识，加之医疗体系的西化，所以传统的“中医药文告”的药物宣传难以得到快速的传播效应，因此，“中医药文告”化身万千的变革至此开始了，新加坡中医人已将原有的名方、验方，如胡

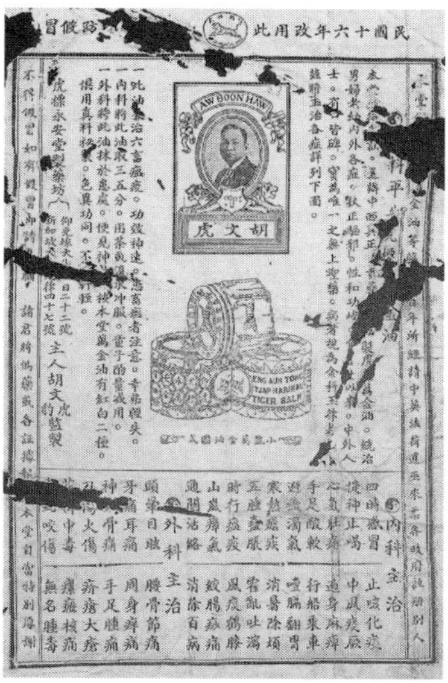

正面

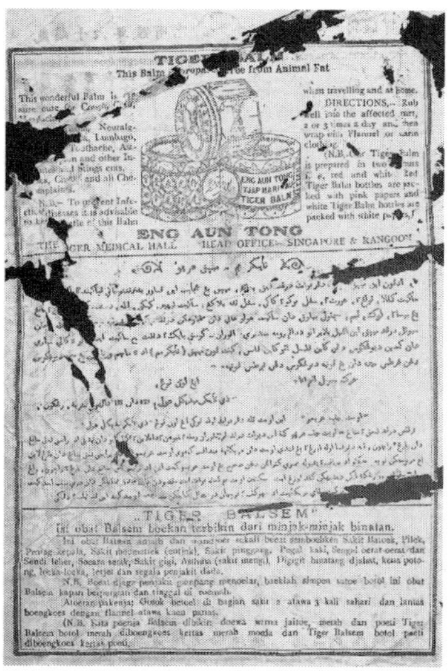

背面

▲ 图6 仿单《胡文虎牌万金油》图版

（机器纸，石印，17.7 cm × 25 cm，藏于“景和斋”）

文虎为代表的胡氏中医家族①。1923 年，胡文虎将永安堂总行由仰光迁到新加坡，根据新加坡当地的气候以及一些特殊的地域性药材进行药味改良，并依据古法制作成为独立的中成药（见图 6），更加方便地服务于新加坡、马来西亚、缅甸与中国等国家民众。

所以，中医人在新加坡对中医药文化的宣传方式，已由原来文字性的“中医药文告”转化为立体的多层次的实体性的中成药，以更好地为丝绸之路沿线国家的普通民众进行健康保健，更好地融入海上丝绸之路这一快速发展的新加坡，进而使“中医药文告”焕发了新时代的丝绸之路中医药文化传播效应。

第三，目前，在海上丝绸之路沿线国家青年一代中中医药文化的认同与传播是需要像“中医药文告”转型那样进行变革。我们在调研过程当中，发现“中医药文化”所形成的丝绸之路的带动效应，已开始在新加坡升温，中医药文化在丝绸之路继续延续并开出硕果，这是在新时代海上丝绸之路交流过程当中的一种重要表现。目前，在新加坡南洋理工大学 SBS 学

① 1882 年胡文虎生于缅甸仰光，其父为侨居缅甸的中医，并在仰光开设中药店“永安堂”。胡文虎幼年回福建接受中国传统文化教育。14 岁时重返仰光，随父学习中医，随即主持“永安堂”业务。1923 年，由于业务发展，胡文虎将永安堂总行迁到新加坡，并在新加坡兴建新药厂，并先后在新加坡、马来西亚、香港各地广设分行。1932 年，胡文虎将总行迁至香港，并在广州、汕头建立药厂，并先后在福州、厦门、上海、天津、澳门、台湾、桂林、重庆、昆明、贵阳等城市及荷属东印度（即今印度尼西亚）的泗水、棉兰、暹罗（即今泰国）的曼谷，等地设立分行，药品销售扩展到中国东南沿海以及西南内地。

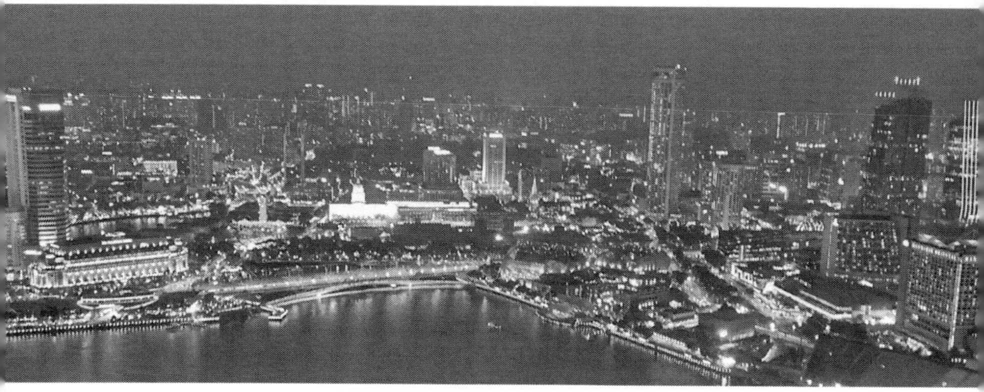

▲ 图 7 新加坡市区夜景（作者拍摄于 Marina Bay Sands）

院开设了与北京中医药大学协同的中医课程，授课的对象中多数学生还没有接触过中医，但是他们已对中国医学乃至中国传统文化有着浓厚兴趣，继续想获取更多的中医传统文化知识。同时。很多有中医师承的学生，是由其从事中医祖父辈的传承，继续延续家族的中医药事业或产业，并系统学习中医药知识。

但是，由于中国以及丝路沿线国家人群的不同国籍和不同知识背景，也造成了中医药文化认知与传播的壁垒。正如法国学者汪德迈（Léon Vandermeersch）所提到的“受中国文明影响或曰为汉字所渗入的国家或地区：朝鲜和越南是政治殖民的结果，日本则为文化渗透的典型，还有新加坡，那是中国人口扩张所至”①，因此，汉字所形成的“中医药文化圈”可以打

① ［法］汪德迈著，陈彦译：《新汉文化圈》，江西人民出版社，1993 年，第 2 页。

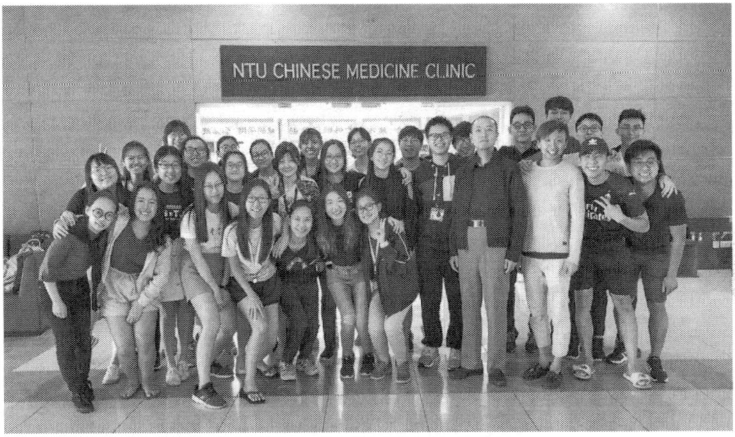

▲ 图 8 SBS 学院中医联合课程学员
（2019 年，拍摄于新加坡南洋理工大学 SBS 学院）

通这一桎梏。我与夫人和紫珊从中国、新加坡两国不同学术背景人群对于中医药的认知度入手进行调查，剖析不同年龄阶段、学术背景与地域特征的人群对于中医药文化认知度的异同和特点。在新加坡南洋理工大学 SBS 学院周彦吟（Tjioe Yan Yin）医师、陈秋梅（Tian Siew Buoy）医师等对本研究前期问卷调查的支持下，与北京中医药大学魏子楠同学的帮助分析数据，发现了一些值得思考的现象与问题。①

（1）中医药传播力度与大众认知度的提高

目前，被调查人群对于中医药基本概念认识相对全面，对

① 魏子楠，侯中伟，韩竹，王江涛，刘晓峰，云小雯，王若冲，马捷：《中医药文化传播视阈下中、新两国学生群体对重要意义文化认知的多维度调查与研究》，《中国中医药现代远程教育》，2022 年第 20 期，第 63—66 页。

中医药有一定的期待值，潜在受众面广，这为中医药在国内外的传播提供了较大的可能性与较好的基础。尤其是近年来中医药在国际传播方面成果显著，外籍学生对于中医药接受度提高，得益于“丝绸之路”等政策的进一步对外推广。以新加坡为例，53% 的新加坡人曾经接受过中医治疗①。如此之下，大多数国、内外学生甚至中医类大学生对中医药的认知仍较为模糊，知识储备较少。在一次对北京市中学生的调查中，关于中医基础知识的题目回答正确率最高的仅为 50.9%，仅 24.2% 学生会主动尝试了解与中医药文化相关的知识②；国内尚且如此，可以推测国外更为欠缺。因此，仍需加大中医药的宣传力度，提高国人对本民族优秀传统文化的认可度与认知度，同时积极对外传播优秀中医文化与技能，提升民族文化自信。

（2）中医药传播导向与大众公信度的扭转

目前，新加坡中医类大学生对中医药接受度较好，提示近年来国家中医药文化的对外传播已初具成效。这进一步佐证了信息技术的飞速发展与政策的支持带给中医药对内对外传播的重大机遇，与此同时，社会的发展与不同人群的需求也要求中医药的传播需要不断探索更广泛更通俗易懂的途径。

（3）中医药传播定位与大众认可度的提升

首先，中医药作为一门医学，医疗作用是人群认可度的重

① 陈岩，邹建华：《中医药在新加坡的发展现状》，《世界中医药》2013 年第 5 期，第 575—578 页。

② 孙碧莹，马炳亚，陈其凤，刘桂廷，申晨，曾郁敏：《北京市中学生关于中医药文化认知度的调查研究》，《中国中医药图书情报杂志》2017 年第 5 期，第 1—4 页。

要衡量标准，通过调查发现针灸、推拿按摩与正骨等中医药治疗方法仍需加大宣传力度。同时，在中医药对外传播过程中，由于针灸、推拿等出口阻力相比于中药较小，因此针灸、推拿按摩、正骨等中医药治疗方法或可为重点对外推广对象；此外，由于中成药使用范围更广，因此加大中成药的研发力度亦或许为推广中医药的一个重要思路。同时，值得注意的是，在所有调查对象中，“通过家人朋友介绍了解中医药”的人数均占比最大，总人数占比 64.72%；其中，“父母或他人的影响”是三类受调查人群选择中医的首要方式。这从侧面揭示了中医药已经拥有一定的群众基础（尤其中老年），并且这一群体是宣传中医药最为庞大和核心的力量。这提示广大中医药工作者务必重视临床疗效，以此不断积累、巩固和发展中医药的受众群体。

因此，中医药文化的宣传与对外传播均需要围绕大众“认知度—公信度—认可度”三个维度进行有效整合，并将中医药的“传统文化”与“实用医学”两个内涵属性进行有机联系，形成中医药文化的立体传播模式（见图 9），使不同背景的人群能更好地认识与接受中医药，以达到实质上的“民心相通”，打造新时期“丝绸之路”上的中医药“文明之路”。

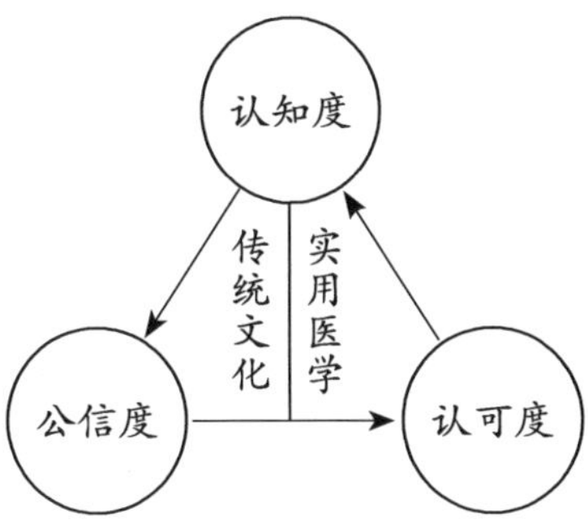

▲ 图 9　中医药文化传播模型

第二节 “一带一路”倡议下中医药文化传播新思考

2013 年 9 月和 10 月，中国国家主席习近平在出访中亚和东南亚国家期间，先后提出共建“丝绸之路经济带”和“21 世纪海上丝绸之路”(以下简称“一带一路”)的重大倡议。

2015 年 3 月 28 日，国家发展和改革委员会、外交部、商务部联合发布《推动共建丝绸之路经济带和 21 世纪海上丝绸之路的愿景与行动》①，丝绸之路经济带，是在古丝绸之路概念基础上形成的一个新的经济发展区域。包括西北五省区陕西、甘肃、青海、宁夏、新疆。西南四省区市重庆、四川、云南、广西。东连亚太经济圈，西系欧洲经济圈，被认为是“世界上最长、最具有发展潜力的经济大走廊。② “21 世纪海上丝绸之路”以海洋为载体，国内加强上海、天津、宁波—舟山、广州、深圳、湛江、汕头、青岛、烟台、大连、福州、厦门、泉州、海口、三亚、香港、澳门特别行政区等古代海上丝绸之路沿海城市港口建设，国外贸易辐射西北太平洋、西南太平洋和印度洋等 3 个大洋及东海、南海、安达曼海、孟加拉湾、阿拉伯海、地中海等海域，沿线连接了亚洲、非洲、欧洲

---

① 国家发展和改革委员会，外交部，商务部:《推动共建丝绸之路经济带和 21 世纪海上丝绸之路的愿景与行动》, 2015 年 3 月 28 日，第 3 页。

② 习近平:《创新合作模式 共同建设“丝绸之路经济带”》,《中国共产党新闻网》2013 年 9 月 9 日。

地区。[①]同时，提出以“**政策沟通、设施联通、贸易畅通、资金融通、民心相通**”为主要内容，坚持共商、共建、共享原则，积极推动“一带一路”建设。

一、古代丝绸之路上“民心相通”的中医药

民心相通是“一带一路”建设的社会根基。作为沟通多元文化和众多国家的重大战略构想，“一带一路”能否成功，从根本上取决于民心能否相通，直接体现在沿线国家人民的获得感、认可度和参与度上。[②]沿线各国旨在传承和弘扬丝绸之路友好合作精神，广泛开展文化交流、学术往来等。[③]

桀、纣之失天下也，失其民也；失其民者，失其心也。得天下有道：得其民，斯得天下矣；得其民有道：得其心，斯得民矣；得其心有道：所欲与之聚之，所恶勿施尔也。民之归仁也，犹水之就下、兽之走圹也。[④]

孟子曾这样精辟论述了“民心”的重要意义。在悠久的丝绸之路的开通与发展过程中，无不体现了民心所向的真实含

① 国家发展和改革委员会，外交部，商务部：《推动共建丝绸之路经济带和21世纪海上丝绸之路的愿景与行动》，2015年3月28日，第3页。

② 中国外文出版发行事业局，中国翻译研究院，中国翻译协会著：《中国关键词（汉法对照）“一带一路”篇》，新世界出版社，2017年，第54页。

③ 国家发展和改革委员会，外交部，商务部：《推动共建丝绸之路经济带和21世纪海上丝绸之路的愿景与行动》，2015年3月28日，第4—5页。

④ ［清］焦循撰：《孟子正义》，《清人注疏十三经》（第五册），中华书局，1998年，第147页。

义。初始的贸易往来，这是民众物质交流的初心；深层的国家之间的交流，这是国家政要爱民的仁心；随之带动的文化的潮涌交汇，这是民众的精神追求的慧心。这样的“慧心”，是民众追求真理、探索新知的体现。各国的传统医疗技术或者是文化，这是丝绸之路科技史中的重要组成部分，中医药的文化交流随着陆路丝绸之路与海上丝绸之路传递到了沿线各国，影响着各国的医学与民众的健康保健。目前可以在很多国家的医学著作当中都等看到这样的描述。如公元 14 世纪，伊朗伊利汗王朝拉施特吸收中国医学中《素问》《难经》《甲乙经》《病源》《王叔和脉诀》古代医学典籍的医学内容，编著了一部波斯文著作《伊利汗中国科技珍宝书》，该书保存了宋朝一些医学家对脉学著作中的部分段落，并临摹了《内境图》中的人体解剖图等。①

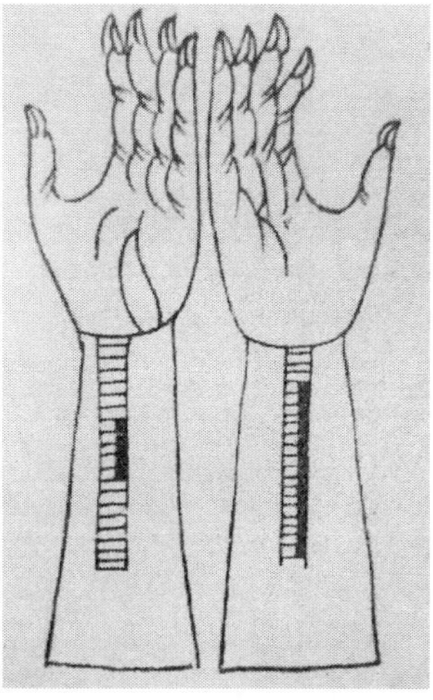

▲ 图 10 《伊利汗中国科技珍宝书》临摹脉象图

又如波兰来华传教士卜弥格（Michel Boym，1612—1659），作为永历朝廷的特使出访罗马教廷。这是中国和西方历史上，或者说是中国和罗马教廷关系上的第一次正式的外交活动。对西方来说，他是最早绘制中国地图并将其带回欧洲的人之一，同时又是他首次将中国的中医、中药介绍到了西方。在

① 时光译注：《〈伊利汗中国科技珍宝书〉校注》，北京大学出版社，2016 年，第 1 页。

《卜弥格文集：中西文化交流与中医西传》中“耶稣会卜弥格认识中国脉诊理论的一把医学的钥匙”一节，依据中医脉诊理论并参考古代中医脉诊典籍的形式，描绘了“脉诊模式图”。

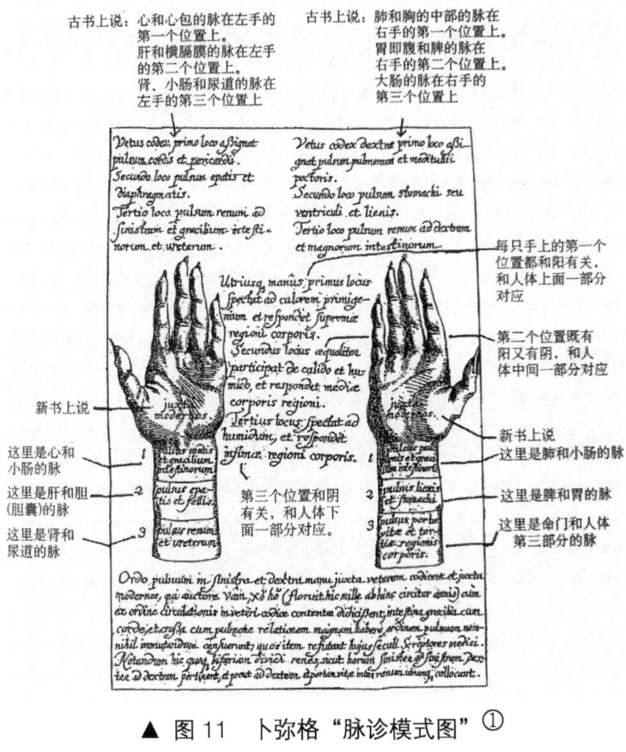

▲ 图 11 卜弥格“脉诊模式图”①

在普通民众之间的中医药之间的交流，最重要的一项内容就是疾病的效验方剂的传递。其形式现在发现的有：

① ［波］卜弥格著，张振辉，张西平译：《卜弥格文集：中西文化交流与中医西传》，华东师范大学出版社，2013 年，第 521 页。

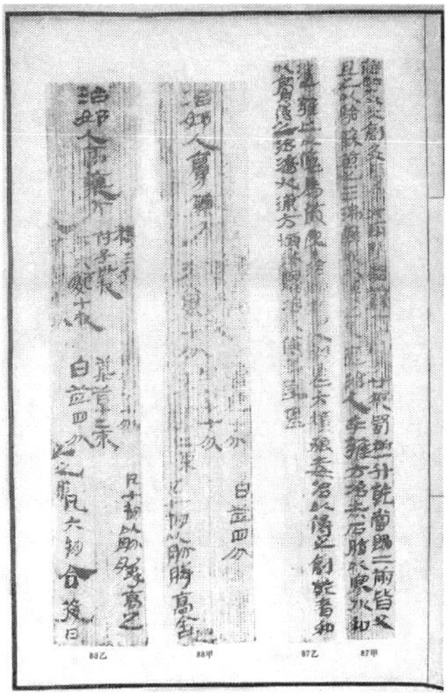

▲ 图 12 “武威汉代医简”木牍图①

（一）古代文书中的药方，如记录甘肃河西走廊东部（古丝绸之路的重镇之一）武威的“武威汉简”中的诸多药方；记录居延边塞地方的屯戍活动的《居延汉简》中对戍边队伍中献给疾病的中药方剂、刺灸疗法以及熏蒸疗法等等。

（二）记载药方的石刻碑文，如河南省洛阳市的龙门石窟所保存的“龙门洞药方碑”，收载药方 103 首，针灸方法 16 个②，传至亚洲许多国家，尤其

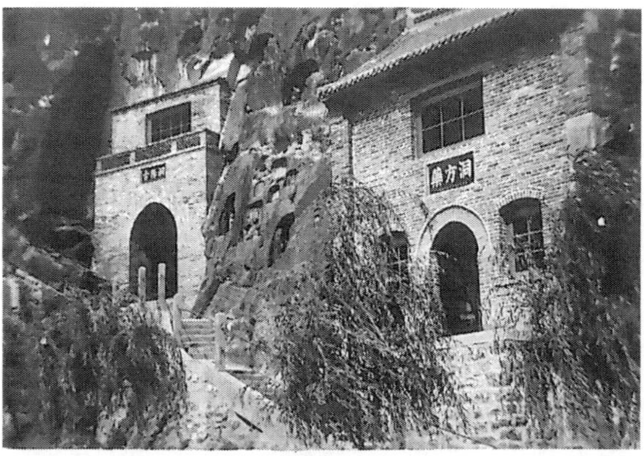

◀ 图 13　龙门石窟药方洞外景（收藏于“景和斋”）

① 甘肃省博物馆武威县文化馆合编：《武威汉代医简》，文物出版社，1975 年，第 8 页。

② 张瑞贤编著：《龙门药方释疑》，河南医科大学出版社，1999 年，第 54 页。

为日本医家所重视，编纂成为《龙门方》。

（三）本书讨论的重要文献："中医药文告"，其是清代、近代乃至现代中医药文化在丝绸之路沿线国家交流的重要媒介，其通过一首首的效方验方，不仅体现了中国中医药的"慧心"，也传递着保护民众健康的"慈心"。医疗的交流是没有国家、民族、文化背景的屏障，其沟通的是民众的内心诉求，这一论点已在上述的篇章中做了详细的论述。

丝绸之路上的民心相通，是多民族文化元素共同编织而成，中医药仅仅是其中的一部分，在"中医药文化圈"的视域下，将中国传统中医人"医病救人""悲悯苍生"的济世之心，体现的尤为真切。

二、"民心相通"战略下的中医药文化传播思考

2011 年，北京中医药大学毛嘉陵教授，就中医药文化传播的内涵与外延进行了深入的思考，并在《中医大趋势》提到两个重要的环节：一是中医药文化传播前要"摸清家底"，分析中医药的优势与不足；二是中医药文化传播的"定位"人群①。本人对于"一带一路"沿线国家的新时代中医药文化传播，通过对"中医药文告"的挖掘与整理，以及在部分国家的实地调研，发现在上述问题的基础上还应加入一些新的思考与补充。

（一）"一带一路"沿线国家民众的认知与反馈

在古代丝绸之路上，中药文化的传播路径主要包括了上述

① 毛嘉陵著：《中医大趋势》，中国中医药出版社，2011 年，第 235 页。

所提到的贸易的往来、流派传承以及中药文告带动的效验方剂传播。目前海外民众对中医药文化的认知程度以及对中医药文化内容的需求各有不同。因此，中医药的海外传播必须考虑到一带一路沿线国家民众的诉求，这也是中医药文化向海外传播的一个重要的问题。所以，现阶段中医药文化的海外传播应该建立在不同国家民众对中医药文化认知与诉求的基础上，进行有目的的传播，才能更好地服务于不同国家的民众，以真正达到民心相通的目的。

（二）中医药文化在新环境下的传播新媒介与形式

中医药在古代丝绸之路上的传播多是以纸质媒介甚至口口相传的形式进行传播，在古代也有传播形式革新的探索，如本书论述的“中医药文告”，其正是从“简帛文书传递”“碑刻拓印”，一步步走向了民众的广泛传播的“中医药文告”。他以“单页成文、易于携带、传播迅捷、受众广泛、语言浅白、应用简便、效验明显”等特点，成为古代一种快速的传播媒介。目前，有大量的媒介给予中药文化更多的传播形成，因此可以将古代的传播方式转化成新兴的媒介，如社交媒体（微信、微博等）、视频媒体等等，这些媒介是古代所难以企及的，通过这些媒介可以迅速地推广，可以满足了人们对于中医药内容的渴求。同时，需要分析各种媒介的特点，并有的放矢地应用于不同国家，这样才能更好地服务于不同国家民众。

（三）中医药文化所带动的中医药科技传播

自古文化与科技是相互依存的两面，丝绸之路上商品交流，文化的传播与科技的革新存在着深刻的联系。如海上中亚和西亚的国家，对中国丝绸与相关文化的渴求已趋近狂热，因而产生了探索中国丝绸生产奥秘的冲动。宋代以后，中国丝绸生产技术逐渐向中亚传播，而后渐渐传到欧洲。中世纪后期，意大利和法国都有不错的丝绸生产，这一剧变是丝绸之路上科技传播的结果①。因此，在中医药文化传播的过程当中，必然会带动中药科技的海外传播。而中药科技又是中医药文化传播的源源动力。古代“中医药文告”的传播也折射出文化与科技“相辅相成”特点。正是中医对某些区域性疾病或者疫病有着很好的疗效，所以这样的效验方剂才能有效地在沿线国家传播开来。因此科技无形当中成为文化传播的原动力。如本人带领科研团队分别对清末民初时期海上丝绸之路、陆路丝绸之路以及普通内陆地区相关“中医药文告”涉及失眠疾病（古称：不寐症）中医病因病机与防控方法进行比较研究，发现了海上作业人员不寐症发病主要病因多论述为“木土不舒”“木郁克土”“木克伐脾土”“土愈结而木愈滞”等，与团队前期临床调研相符，进而验证了对于本病中医病机的认识。然而内陆地区不寐症发病主要病因多为“心神被扰”“心肾失交”“痰蒙心窍”“脾胃失和”“肝郁不畅”等。通过对比研究阐释了中医学认识特殊环境下疾病发病的“整体论治”“天人相应”的主旨理论。并对相关“中医药文告”的药物进行筛选，将其药物组成中拆分出核心组方，应用于航海职业人员的疾病防控，获得了良好的疗效。

所以，中医药文化作为中医药在丝绸之路传播的文化符号，我们是否可以把它称之为丝绸之路中医药文化传播的使

① 徐晓望：《论丝绸之路与科技的创造、传播》，《中共福建省委党校学报》2018 年第 10 期，第 110—113 页。

者？或是丝绸之路各国人民的健康纽带？无论如何称谓，不容置疑的是中医药已经是丝绸之路上中医防病治病的有效手段，更是当代“一带一路”倡议下“民心相通”的重要体现，同时中医药作为文化符号与医疗手段一定会在丝绸之路沿线国家留下深刻的印记。

结语

丝路汲古　岐黄示告

本书以古代、近代与现代丝绸之路上中医药文化中外交流为核心，从具象的“中医药文告”研究出发，剖析了古今“中外交通”中医疗社会的医文交融、医学传播与医技变革等现象。以古鉴今，反思新时代下中医药文化传播的趋势与路径。

从“中医药文告”传播受众者研究上看，其覆盖了中国传统社会的大多数阶层民众，并辐射了丝绸之路上“汉字文化圈”影响下的社会民众。使多民族医药文化的交流与汇融中进行着螺旋式地发展，并形成了多元的传播路径与受众群体。

从“中医药文告”传播历程研究上看，在丝绸之路上各个国家与地区的文化是互动的、是相通的。中国传统中医学文化滋润并促进着自身医疗文化的变迁，也影响着周边地区的医疗文化的发展，形成了互通互融的医学文化传播现象。所以，中医药是丝绸之路文化交流互动中的一环，但他们更是丝绸之路文化沟通的历史推动者和促进者之一。

从“中医药文告”传播结果研究上看，首先，其完成了中医药的医疗使命，防治了中国以及丝绸之路沿线国家与地区人民的疾病。同时，完成了各领域民众的社会责任，如政府救助工作、医生医疗工作、善堂慈善工作、社会文化传播工作等等。其也是社会各阶层自我价值的体现，如政府、社会机构、医疗机构在公共卫生事件防控中的价值；中医医生在医疗活动中的价值（医疗民众价值、个人影响力价值）；药堂在医疗商业中的价值（商业利益价值与社会慈善价值双驱动）；善堂、庙宇、道观等在医疗慈善中的价值等等，以及中医药文化在丝绸之路文化传播中的价值。这些充分展示了面对大众疾病时，中国传统医疗社会中各阶层民众“广济天下”的担当。第二、促进了文化的跨地域、跨领域、跨时间的传播。“跨地域”：在于其传播的迅捷便利的属性促使中医药文告可以在中国以及丝绸之路沿线国家进行传播。“跨领域”：在“汉字文化圈”以及“中医药文化圈”的影响下，形成了社会多领域的传播，中医药文告不仅是医疗的符号，也成为文化的符号。“跨时间”：中医药文告是中国传统医学文化的一部分，恪守“传承”与“创新”的理念，从众多的中医药文告中体现了历代医家的传承脉络与改良意识，使医疗方案更加符合于不同地域、不同时间反生的疾病。

“中医药文告”的传播是中医药文化的交流与汇融，中医药架起了“中医药理论与多元文化之间的平衡”“经验科学与实验科学之间的平衡”“中医药文化与医药科技之间的平衡”，从一个侧面体现着“文明之路”“惠及民众”的丝路文化的真谛。

最后仅以此书献给正在关心与探究丝绸之路的人们，希望大家可以从一个新颖的观察视角去探寻这条既古老又富含新生命力的丝绸之路。

主要参考文献

一、外文著作及论文

Henry Yule：《Cathay and the Way Thither：Being a Collection of Medieval Notice of China》，Vols. I — II，London：The Hakluyt Society，1866.

Ferdinand Freiherrn von Richthofen：《China：Ergebnisse eigner Reisen und darauf gegründeter Studien，Erster Band》，Berlin：Verlag von Dietrich Reimer，1877.

Albert Herrmann：《Die alten Seidenstrafsen zwischen China und Syrien》，Weidmannsche Buchhandlung，1941 年。

Huebotter：《Über chinesische Arzneibehandlung》，1933 年。

三杉隆敏著：《海のシルクロードを求めて：東西やきもの交渉史》(《探寻海上丝绸之路：东西陶瓷交流史》)，岗村印刷工业株式会社，1989 年。

朝比奈泰彦编修：《正仓院药物》(另添附图・唐代疆域图)，植物文献刊行会，1955 年。

Zhong-Zhen Zhao，Eric Brand：“Voyage of Ben Cao，Part I：Discovery of Kam Wah Chung，the Overlooked Chinese Medicine Museum in the United States”，*Chinese Medicine and Culture*，Vol.5，No.1，2022，pp.65~71.

二、外文译著

[美]米华健著，马睿译：《牛津通识读本：丝绸之路》，

译林出版社，2017 年。

［美］芮乐伟·韩森著，张湛译：《丝绸之路新史》，北京联合出版公司，2015 年。

［英］Frances Wood（吴芳思）著，赵学工译：《丝绸之路 2000 年（修订版）》，上海辞书出版社，2016 年。

［日］前田正名著，陈俊谋译：《河西历史地理学研究》，中国藏学出版社，1993 年。

［日］森安孝夫著，石晓军译：《丝绸之路与唐帝国》，北京日报出版社，2020 年。

［韩］卜正民著，廖彦博译：《挣扎的帝国：气候、经济、社会与探源南海的元明史》，麦田出版社，2016 年。

［法］阿里·玛扎海里著，耿升译：《丝绸之路》，中华书局，1993 年。

［意］马可波罗著，陈开俊，等译：《马可波罗游记》，福建科学技术出版社，1982 年。

［日］真柳诚编，郭秀梅译：《跨境的传统，飞翔的文化—汉字文化圈之医史》，福建科学技术出版社，2014 年。

［英］Frances Wood（吴芳思）著，赵学工译：《丝绸之路 2000 年（The Silk Road Two Thousand Years in the Heart of Asia）》，上海辞书出版社，2016 年。

［日］中村元主编：《中国佛教发展史》，天华出版事业股份有限公司，1984 年。

［英］李约瑟著，张卜天译：《文明的滴定》，商务印书馆，2017 年。

［马来西亚］陈志明著，段颖、巫达译：《迁徙、家乡与

认同——文化比较视野下的海外华人研究》，商务印书馆，2012 年。

［日］滨下武志著，高淑娟、孙彬译：《中国近代经济史研究：清末海关财政与通商口岸市场圈》，江苏人民出版社，2006 年。

穆根来，汶江，黄倬汉译：《中国印度见闻录》，中华书局，1983 年。

［法］汪德迈著，陈彦译：《新汉文化圈》，江西人民出版社，1993 年。

时光译注：《〈伊利汗中国科技珍宝书〉校注》，北京大学出版社，2016 年。

［波］卜弥格著，张振辉，张西平译：《卜弥格文集：中西文化交流与中医西传》，华东师范大学出版社，2013 年。

［日］江上波夫著，董耘译，王晓琨审校：《丝绸之路与东亚文明（丝绸之路考古（第 3 辑））》，科学出版社，2019 年。

［美］劳费尔著，林筠因译：《中国伊朗编》，商务印书馆，2016 年。

［美］罗伯特·达恩顿著，萧知纬译：《拉莫莱特之吻：有关文化史的思考》，上海：华东师范大学出版社。

［德］马克思著：《机器、自然力和科学的应用》，人民出版社，1978 年。

［美］费正清编，杜继东译：《中国的世界秩序—传统中国的对外关系》，中国社会科学出版社，2010 年。

三、古籍（含古籍校注本）

古籍类（含影印本）：

［西汉］司马迁著：《史记（中华再造善本）》，国家图书馆出版社，2000 年。

［西汉］刘向著：《说苑・指武》，国家图书馆出版社，2017 年。

［东汉］班固撰，颜师古注：《二十五史・汉书・地理志》，上海古籍出版社，1995 年。

［西晋］陈寿撰：《二十五史・三国志・吴志》，上海古籍出版社，1995 年。

［东晋］葛洪著，小曾户洋编辑：《东洋医学善本丛书・肘后备急方》，オリエソト出版社，1981 年。

［南朝］范晔著：《二十五史・后汉书・西域传》，上海古籍出版社，1995 年。

［唐］王焘著，小曾户洋编辑：《东洋医学善本丛书・外台秘要方》，オリエソト出版社，1981 年。

［五代］刘昫编撰：《二十五史・旧唐书・高宗纪》，1986 年。

［南宋］李焘著：《续资治通鉴长编》，中华书局，1979 年。

［南宋］张世南著：《游宦纪闻》，中华书局，1982 年。

［明］李时珍著：《本草纲目》，中国书店出版社，2011 年。

［清］左宗棠著：《左文襄公全集》，光绪十六年（1890 年）刻本。

［清］寸开泰著：《腾越乡土志》，中国文联出版社，

2005 年。

［清］钱绎著：《方言笺疏》，上海古籍出版社，2017 年。

［清］王杰等奉敕编：《西清续鉴甲编》，上海涵芬楼，民国二年（1913 年）影印宁寿宫写本。

［清］王凯著：《痧症全书》，景和斋藏清光绪十四年（1888）文华堂刻本。

［清］唐宗海著：《中西汇通医书五种》，光绪三十四年（1908）千顷堂石印本。

［清］洪士提译：《万国药方》（序言），美华书馆，1922 年。

［明治］丹波元简编：《王翰林集注黄帝八十一难经》，日本内经学会影印本，1997 年。

张树筠著：《丸散真方汇录》，天津摩登印务公司，1933 年。

上海书店编辑：《二十五史 · 旧唐书 · 太宗纪》，上海古籍出版社，1986 年。

叶瑗编辑，万钧校订：《丁氏医学丛书 · 中国经验良方》，民国十五年（1926 年）医学书局铅印本。

李振镛著：《金不换良方 · 戒淫宝训》，民国十六年（1927 年）黄邑城里东街西福声藏版。

朱振声：《实用验方》，民国二十九年（1930 年）幸福报馆铅印本。

罗定昌著：《中西医粹》，光绪二十年（1894 年）刻本。

朱仁康著：《中西医学汇综》，上海广益书局，1933 年。

恽铁樵著：《群经见智录》，商务印书馆，1941 年。

杨如候著：《灵素气化新论》，天津杨达夫医社，1931 年。

古籍校注类：

［唐］義净著，王邦维注解：《南海寄归内法传校注》，中华书局，1995 年。

佚名：《袖珍杭州西湖图》，商务印书馆，1925 年。

宋砚著：《回回药方考释》，中华书局，2000 年。

陆拯主编：《近代中医珍本集：验方分册》，浙江科学技术出版社，1992 年。

［明］马欢著，万明校注：《明本〈瀛涯胜览〉校注》，广东人民出版社，2018 年。

颜元孙着，施安昌编辑：《颜真卿书·干禄字书》，紫禁城出版社，1990 年。

李隆基撰，范行准辑佚，梁俊整理：《全汉三国六朝唐宋方书辑稿·广济方》，北京：中国中医药出版社，2019 年。

葛洪著，陶弘景增补，尚志钧辑校：《补辑肘后方》，安徽科学技术出版社，1983 年。

陆拯主编：《近代中医珍本集·验方分册》，浙江科学技术出版社，1992 年。

陈士铎著，王景整理：《精校本草新编》，人民军医出版社，2013 年。

曹炳章编著，王英，江凌圳，李健整理：《医药学家曹炳章方药论著选》，中国中医药出版社，2016 年。

罗达尚译注：《晶珠本草正本诠释》，四川科学技术出版社，2018 年。

［清］冯兆张著：《冯氏锦囊秘录》，人民卫生出版社，2006 年。

［宋］高承撰；［明］李果订：《丛书集成初编·事物纪原》，中华书局，1985 年。

沈家本著：《沈寄簃先生遗书》（甲编），中国书店出版社，1990 年。

［清］太医院编：《太医院秘藏膏丹丸散方剂（第 3 版）》，中国中医药出版社，2008 年。

［明］刘文泰撰：《本草品汇精要》，中国中医药出版社，2013 年。

［明］王圻撰：《续文献通考》（卷三十一《市船互市》），现代出版社，1986 年。

［宋］李昉等编：《太平广记》，中华书局，1986 年。

［宋］唐慎微撰；陆拯、郑苏、傅睿校注：《重修政和经史证类备用本草》，中国中医药出版社，2013 年。

张锡纯著：《医学衷中参西录》，河北科学技术出版社，2017 年。

罗振玉、王国维合撰：《流沙坠简》，中华书局，1993 年。

张仲景著，张新勇点校：《仲景全书·伤寒论》，北京：中医古籍出版社，2010 年。

［清］王士雄著：《中国医学大成·随息居霍乱论》，上海：上海科学技术出版社，1990 年。

张之洞著：《劝学篇》，吉林出版集团有限责任公司，2010 年。

［清］吴颖纂修：《潮州府志》（第十六卷），广东人民出版社，1996 年。

徐松著：《宋会要辑稿》，中华书局，1957 年。

［清］力钧著，王宗欣编辑：《清代御医力钧文集》，国家图书馆出版社，2016 年。

［清］焦循撰：《清人注疏十三经》(第五册)，《孟子正义》，中华书局，1998 年。

［日］真人元开著，汪向荣校注：《唐大和上东征传》，中华书局，1979 年。

陈垣著：《史讳举例》，上海书店出版社，1997 年。

［元］陶宗仪撰，李梦生校点：《南村辍耕录》，上海古籍出版社，2012 年。

［明］田汝成著：《西湖游览志余》，浙江人民出版社，1980 年。

四、其他专书(含学位论文)

王胜三编著：《“一带一路”历史地名考略》，中国社会出版社，2016 年。

芮传明著：《丝绸之路研究入门》，复旦大学出版社，2009 年。

崔永红，张得祖，杜常顺著：《青海通史》，青海人民出版社，2015 年。

并成著：《河西走廊历史地理》，甘肃人民出版社，1995 年。

释东初著：《中印佛教交通史》，东初出版社，1985 年。

黄铮，萧德浩编著：《中越边界历史资料选编》，社会科学文献出版社，1993 年。

周伟洲、王欣主编：《丝绸之路辞典》，陕西人民出版社，2018 年。

李刚，崔峰主编:《丝绸之路与中西文化交流》，陕西人民出版社，2016 年。

朱建春主编:《满庭芳》，古吴轩出版社，2018 年。

王小甫著:《7 至 10 世纪西藏高原通其西北之路》，东方出版社，2016 年。

张云著:《上古西藏与波斯文明（修订版）》，中国藏学出版社，2017 年。

秦玉才，周谷平，罗卫东著:《“一带一路”读本》，浙江大学出版社，2015 年。

中国航海史研究会编撰:《上海港史（古、近代部分）》，人民交通出版社。

唐振常主编:《上海史》，上海人民出版社。

马继兴，王淑民，陶广正，樊飞伦辑校:《敦煌医药文献辑校》，江苏古籍出版社，1998 年。

许敬生主编:《中医药文化寻源：中原中医药文化遗迹考察记》，河南科学技术出版社，2017 年。

张瑞贤著:《龙门药方释疑》，河南医科大学出版社，1999 年。

张云林，冠群著:《西藏通史 · 吐蕃卷》，中国藏学出版社，2016 年。

达仓宗巴，班觉桑布著，陈庆英译:《贤者喜乐瞻部洲明鉴》，西藏人民出版社，1986 年。

王孝先著:《丝绸之路医药学交流研究》，新疆人民出版社，1994 年。

张德实主编:《应用写作》，高等教育出版社，2003 年。

师昌璞编著:《京华通览·斋堂》，北京出版社，2018年。

王川著:《峄山碑刻集》，齐鲁书社，2016年。

河南中医学院图书馆编:《河南中医学院图书馆馆藏目录（中医药线装部分）》，河南中医学院图书馆，1986年。

山东省泰安市地方史志编纂委员会编:《泰安地区志》，齐鲁书社，1997年。

傅崇矩编:《成都通览》，巴蜀书社，1987年。

孟昭勋，丁彬著:《丝路华夏医学辨析》，陕西人民出版社，2004年。

仲威著:《碑帖艺术》，湖南美术出版社，2008年。

陈红彦著:《金石碑拓善本掌故》，上海远东出版社，2017年。

王家葵著:《玉叩读碑》，四川文艺出版社，2016年。

谢承仁编著:《杨守敬集》，湖北人民出版社，1988年。

李洪雷:《〈外台秘要方〉文献研究与数字化探讨》，硕士学位论文，山东中医药大学，2004年。

马继兴著:《中国出土古医书考释与研究》，上海科学技术出版社，2015年。

谷卿，冯松整理:《李慈铭致潘祖荫信札》，中国书店出版社，2020年。

张存悌，张勇，杨立春主编:《中医往事》，中国中医药出版社，2012年。

张仲忱著:《我的祖父小德张》，天津人民出版社，2016年。

黄世敬，翁维良主编:《中成药临床应用手册》，河南科学技术出版社，2019年。

河北省中医研究院编校:《清太医院配方》,河北科学技术出版社,1997 年。

甘肃省社会科学学会联合会等编:《丝绸之路文献叙录》,兰州大学出版社,1989 年。

周斌、陈朝辉主编:《朝鲜汉文史籍丛刊》第 1 辑,巴蜀书社,2014 年。

王荣主编:《香药广用》,阳光出版社,2018 年。

丁毓玲,林瀚著:《涨海声中》,福建教育出版社,2018 年。

曹晖,廖果著:《"一带一路"中医药文物图谱集》,暨南大学出版社,2016 年。

孙灵芝著:《明清香药史研究》,中国书籍出版社,2018 年。

陈明著:《印度梵文医典〈医理精华〉研究》,商务印书馆,2014 年。

陈明著:《丝路医明》,广东教育出版社,2017 年。

张俊民著:《敦煌悬泉置出土文书研究》,甘肃教育出版社,2015 年。

方豪著:《中西交通史》,商务印书馆,2021 年。

王建富主编:《海上丝绸之路浙江段地名考释》,浙江古籍出版社,2017 年。

邱靖著:《两宋时期杭州的海外贸易》,杭州师范大学,2016 年。(学位论文)

杭州文史馆,杭州文史研究会,杭州市政协文史委员会编:《杭州文史(第 12 辑)》,杭州出版社,2018 年。

朱建平著:《中国医学史研究》,中医古籍出版社,2003 年。

北京中医学院主编:《中国医学史》，上海科学技术出版社，1978 年。

阮氏李:《〈海上医宗心领〉外感病证治规律的研究》，云南中医学院，2013 年。(学位论文)

朱雄华著:《孟河四家医集》，东南大学出版社，2006 年。

段逸山编:《中国近代中医药期刊汇编》第 2 辑，上海辞书出版社，2011 年。

夏征农、陈至立著:《大辞海·中国近现代史卷》，上海辞书出版社，2013 年。

郎爱莲编:《明清宫藏台湾档案汇编》(第 225 册)，九州出版社，2009 年。

台北故宫博物院编:《清光绪朝中日交涉史料选辑》，文海出版社，1970 年。

张剑，等编著:《俞樾函札辑证》，凤凰出版社，2014 年。

肖友宝著:《聂缉椝》(见湖南省地方志编纂委员会:《湖南年鉴》)，湖南年鉴编辑部，1992 年。

余姚市政协姚江诗社编:《姚江吟唱集》，余姚市政协姚江诗社，1997 年。

李穆文主编:《震惊世界的科技发明》，西北大学出版社，2006 年。

赵志远，刘华明主编:《中华辞海》(第 2 册)，印刷工业出版社，2001 年。

黄振炳著:《上海火柴工业考索》，上海书店出版社，2016 年。

姜越著:《鸿商富贾：千古流传的大清巨商故事》，中国财富出版社，2014 年。

王培著：《晚清企业纪事》，中国文史出版社，1997 年。

徐明庭，张振友，王钢校注；武汉市文史研究馆编：《民初罗氏汉口竹枝词校注》，武汉出版社，2011 年。

陈昌淳著：《日常生活与化学》，中国社会出版社，1998 年。

郭敏编：《科技发明惊世界（图文版）》，中国戏剧出版社，2005 年。

拙子著：《三闻二话集》，南京大学出版社，1993 年。

晏立豪，等编著：《生活日用化工 800 例》，广西科学技术出版社，1994 年。

孙悦枝，陈毅贞，商红卫主编：《化学（上）》，西安地图出版社，2006 年。

王秉愚主编：《老北京风俗词典》，中国青年出版社，2009 年。

陈昌淳著：《日常生活与化学》，中国社会出版社，1998 年。

高宗岳著：《泰山药物志校注》，青岛海洋大学出版社，1993 年。

李经纬著：《中医大辞典》，北京：人民卫生出版社，2004 年。

张剑光著：《三千年疫情》，南昌：江西高校出版社，1998 年。

《中国灾害志》编纂委员会编：《中国灾害志·断代卷（民国卷）》，北京：中国社会出版社，2019 年。

上海出入境检验检疫局编：《中国卫生检疫发展史》，上海：上海古籍出版社，2013 年。

余新忠著:《瘟疫下的社会拯救:中国近世重大疫情与社会反应研究》,北京:中国书店,2004 年。

黄华平著:《近代中国铁路卫生史研究》,合肥:合肥工业大学出版社,2016 年。

余新忠著:《清代江南的瘟疫与社会:一项医疗社会史的研究》,北京:北京师范大学出版社,2014 年。

齐晓钰著:《民国时期京津冀地区疫灾流行与公共卫生意识的变迁研究》,硕士学位论文,武汉:华中师范大学,2019 年。

由少平,常兴照等编著:《建筑》,山东友谊出版社,2002 年。

张润武,薛立撰著/摄影:《图说济南老建筑(近代卷)》,济南出版社,2007 年。

施宣岑,赵铭忠主编:《中国第二历史档案馆简明指南》,档案出版社,1987 年。

高鹏程著:《红十字会及其社会救助事业研究(1922—1949)》,合肥工业大学出版社,2011 年。

辞海编辑委员会编:《辞海》(1999 年版缩印本),上海辞书出版社,2000 年。

高建国,夏明方,蔡勤禹编辑:《中国灾害志·断代卷·民国卷》,中国社会出版社,2019 年。

曹树基,李玉尚著:《鼠疫:战争与和平—中国的环境状况与社会变迁(1230—1960)》,山东画报出版社,2006 年。

实业部中国经济年鉴编纂委员会编:《中国经济年鉴(1934—1936)》,国家图书馆出版社,2011 年。

天津市地方志编修委员会编著,来新夏,郭凤岐主编:

《天津通志·旧志点校》，南开大学出版社，2001 年。

浙江省民政文化研究课题组编辑:《大民政时代浙江民政文化发展研究》，北京联合出版公司，2017 年。

章原编:《医事广告》，上海科学技术出版社，2019 年。

李经纬主编:《中外医学交流史》，湖南教育出版社，1998 年。

荆州博物馆武汉大学简帛研究中心编著:《荆州胡家草场西汉简牍选粹》，2021 年。

傅维康著:《中国医学史》，上海中医学院出版社，1990 年。

甄志亚编:《中国医学史》，人民卫生出版社，1991 年。

杨则民著:《内经之哲学的检讨》，中华全国中医学会编辑部，1984 年。

熊月之著:《西学东渐与晚清社会》，上海人民出版社，1994 年。

中国医学出版社编辑:《上海名医志》，中国医学出版社，1950 年。

王福强，蔡友清，冼建春著:《粤东蔡氏女科世家》，广东科技出版社，2017 年。

兰州市卫生志编纂委员会编:《兰州市志·卫生志》，兰州大学出版社，1999 年。

沈葆桢编:《台湾文献史料丛刊·福建台湾奏折》，台湾大通书局，2009 年。

韦森著:《文化与制序》，生活·读书·新知三联书店，2020 年。

孙中山著，孟庆鹏编:《孙中山文集》，团结出版社，

1997年。

竺可桢著，樊洪业主编:《竺可桢全集》(第9卷)，上海科技教育出版社，2006年。

马伯英，等编著:《中外医学文化交流史》，文汇出版社，1993年。

范行准著:《中国医学史略》，中医古籍出版社，1986年。

中国外文出版发行事业局，中国翻译研究院，中国翻译协会著:《中国关键词(汉法对照)"一带一路"篇》，新世界出版社，2017年。

甘肃省博物馆武威县文化馆合编:《武威汉代医简》，文物出版社，1975年。

毛嘉陵著:《中医大趋势》，中国中医药出版社，2011年。

朱雄华著:《孟河四家医集》，东南大学出版社，2006年。

段逸山主编:《中国近代中医药期刊汇编》第2辑，上海辞书出版社，2011年。

五、中文论文(含报刊)

李明伟:《丝绸之路研究百年历史回顾》,《西北民族研究》2005年第2期，第90—106页。

王冀青:《关于"丝绸之路"一词的词源》,《敦煌学辑刊》2015年第2期，第21—26页。

习近平:《弘扬人民友谊共创美好未来——在纳扎尔巴耶夫大学的演绎》,《人民日报》2013年9月8日，第3版。

徐朗:《"丝绸之路"概念的提出与拓展》,《西域研究》2020年第1期，第140—151页。

李姝睿:《丝绸之路青海道的多元文化发展研究》,《青海社会科学》2020 年第 1 期，第 48—54 页。

崔永红:《丝绸之路：吐谷浑道的走向与使用》,《中国土族》2018 年第 4 期，第 17—23 页。

海波:《河西走廊佛教文化区位特征的形成——以丝绸之路为视阈》,《世界宗教文化》2019 年第 6 期，第 17—23 页。

周文君:《丝绸之路宁夏段研究状况述略》,《图书馆理论与实践》2018 年第 12 期，第 119—123 页。

李文增:《略论中西方丝路文化视野的差异性》,《世界文化》2019 年第 1 期，第 4—9 页。

屈小玲:《中国西南与境外古道：南方丝绸之路及其研究述略》,《西北民族研究》2011 年第 1 期，第 172—179 页。

江能泳:《南方丝绸之路霁虹桥历史文化研究》,《大理大学学报》2020 年第 3 期，第 9—15 页。

杨志强，安芮:《南方丝绸之路与苗疆走廊——兼论中国西南的“线性文化空间”问题》,《社会科学战线》2018 年第 1 期，第 9—19 页。

杨志强，赵旭东，曹端波:《重返“古苗疆走廊”—西南地区、民族研究及文化产业发展新视阈》,《中国边疆史地研究》2012 年第 2 期，第 1—13 页。

赵中振:《沧海遗珠——被遗忘的中医药博物馆》,《中华医史杂志》2018 年第 1 期，第 47—53 页。

车辚，戚莹，王焱:《西南丝绸之路上的船影——近代澜沧江—湄公河航运考》,《楚雄师范学院学报》2020 年第 1 期，第 145—152 页。

聂甘霖，陈纪昌：《茶马古道与茶马贸易的现实意义和历史价值》，《福建茶叶》2018 年第 12 期，第 55 页。

武高明，包苏那嘎：《从出土文物探索汉匈和亲与草原丝绸之路关系》，《三峡大学学报（人文社会科学版）》2020 年第 2 期，第 37—43 页。

陈永志：《考古发掘见证古代草原丝绸之路》，《中国文物报》2015 年 6 月 12 日，第 22 页。

康建国：《关于“草原文化与草原丝绸之路研究”专题的几点思考》，《赤峰学院学报（汉文哲学社会科学版）》2020 年第 3 期，第 36—39 页。

薛正昌：《耶律楚材〈西游录〉与草原丝绸之路》，《石河子大学学报（哲学社会科学版）》2020 年第 1 期，第 100—111 页。

刘庆柱：《“丝绸之路”的考古认知》，《经济社会史评论》2015 年第 2 期，第 44—53 页。

罗帅呈，王兴怀：《高原丝绸之路吐蕃体育文化交流研究》，《西藏大学学报（社会科学版）》2019 年第 4 期，第 114—120 页。

徐晓红，白蓝，李端生，向伟：《中国西南民族文化“海上丝绸之路”传播刍论——以广西“海上丝绸之路”和区内民族文化关联性为要》，《文化与传播》2019 年第 6 期，第 35—40 页。

刘庆柱：《“丝绸之路”的考古认知》，《经济社会史评论》2015 年第 2 期，第 44—53 页。

李文增：《略论中西方丝路文化视野的差异性》，《世界文化》2019 年第 1 期，第 4—9 页。

时磊：《水陆交通网络与蒙元时期的“丝绸之路”》，《中共南京市委党校学报》2018 年第 5 期，第 88—94 页。

朱丽霞：《海上丝绸之路与中华文明早期传播》，《人民论坛》2020 年第 11 期，第 142—144 页。

李立民：《明清时期的民间“海上丝路”》，《历史档案》2020 年第 1 期，第 53—57 页。

王政军：《春秋战国时期北方海上丝绸之路形成基础述论》，《青岛职业技术学院学报》2019 年第 6 期，第 9—14 页。

朱亚非：《论古代北方海上丝绸之路兴衰变化》，《山东师范大学学报（人文社会科学版）》2019 年第 6 期，第 66—76 页。

李大海，张荧楠：《冰上丝绸之路海洋科技创新战略研究》，《中国工程科学》2019 年第 6 期，第 64—70 页。

易鑫磊：《中俄共建“冰上丝绸之路”：概念、目标、原则与路径》，《欧亚经济》2019 年第 4 期，第 60—75 页。

游明谦：《中缅边易的历史、现状与未来》，《郑州大学学报（哲学社会科学版）》1995 年第 2 期，第 88 页。

聂甘霖，陈纪昌：《茶马古道与茶马贸易的现实意义和历史价值》，《福建茶叶》2018 年第 12 期，第 55 页。

陆韧，余华：《南方陆上丝绸之路与海上丝绸之路互联互通的历史进程》，《云南大学学报（社会科学版）》2017 年第 2 期，第 71—81 页。

朱丽霞：《海上丝绸之路与中华文明早期传播》，《人民论坛》2020 年第 1 期，第 142—144 页。

张晓东:《明清时期的上海地区与海上丝绸之路贸易活动——兼论丝路贸易和殖民贸易的兴替》,《史林》2016 年第 2 期，第 106—113 页。

赵鸣:《海上丝绸之路与徐福东渡的意义》,《大陆桥视野》2019 年第 1 期，第 91—96 页。

谭金土:《海医下西洋》,《郑和研究》2010 年第 4 期，第 21—26 页。

谭金土:《苏州儒医陈良绍墓志铭研究报告》,《传承文明走向世界和平发展—纪念郑和下西洋 600 周年国际学术论坛论文集》，社会科学文献出版社，2005 年，第 899—905 页。

罗帅呈，王兴怀:《高原丝绸之路吐蕃体育文化交流研究》,《西藏大学学报（社会科学版）》2019 年第 4 期，第 114—120 页。

孟亮:《唐代初期中印文化交流图景——以义净代表作为中心考察》,《重庆交通大学学报（社会科学版）》2019 年第 1 期，第 45—51 页。

李伟，马玉洁:《丝绸之路上中伊文明交流的历史叙事》,《国际汉学》2018 年第 4 期，第 32—36 页。

马捷，李峰，李小林，等:《“中医药类文告”研究初探》,《中医文献杂志》2017 年第 6 期，第 9—11 页。

李敏，梁永宣:《日本〈和韩医话〉所载笔谈医学史料之所见》,《中华中医药杂志》2016 年第 5 期，第 51—53 页。

王棣:《宋代“海上丝绸之路”上的中药外传》,《中国中药杂志》1993 年第 10 期，第 634—637 页。

常学辉，位磊:《丝绸之路与中医药学》,《中医药管理杂志》2015 年第 23 期，第 165—167 页。

潘伯荣，刘文江，束成杰，张丹：《古丝绸之路对我国民族医药学的影响》，《中国野生植物资源》2016 年第 5 期，第 1—4 页。

赵旭国，杨发鹏：《略论清代西北陆路丝绸之路兴盛中的民族文化交流》，《大理学院学报》2015 年第 11 期，第 14—18 页。

马捷，李小林：《从一则“丝绸之路”中医药文告看中越医药文化交流》，《中医药文化》2018 年第 3 期，第 35—41 页。

王棣：《宋代“海上丝绸之路”上的中药外传》，《中国中药杂志》1993 年第 10 期，第 634—637 页。

常学辉，位磊：《丝绸之路与中医药学》，《中医药管理杂志》2015 年第 10 期，第 165—167 页。

李久昌：《崤函古道历史地理与文化内涵》，《三门峡职业技术学院学报》2008 年第 1 期，第 48—53 页。

杜伟生：《北图所藏经幢拓本》，《文献》1988 年第 3 期，第 210—216 页。

张瑞贤，王滨生，李国坤，李禾，先静：《关于〈医心方〉所引〈龙门方〉的考证》，《天津中医学院学报》1999 年第 2 期，第 43—44 页。

李建民：《丝路上的牛黄药物交流史》，《中医药文化》2018 年第 1 期，第 14—27 页。

赵璞珊：《张骞出使西域带回的药用植物》，《中国少数民族科技史学会学术讨论会论文》，1990 年，乌鲁木齐。

真柳诚，郭秀梅：《中日韩越古医籍数据的比较研究》，

《中国科技史杂志》2010 年第 3 期，第 243—256 页。

阮氏李，杜尹心，王寅:《越南黎有卓〈海上医宗心领〉述评》,《云南中医学院学报》2013 年第 3 期，第 82—84 页。

高雅，肖永芝:《越南医家黎有卓治疗伤寒三法》,《中国中医基础医学杂志》2021 年第 10 期，第 1557—1559 页。

王涛锴:《明前期士大夫的医学化与医、儒互动》,《福建师范大学学报(哲学社会科学版)》2018 年第 5 期，第 118—132 页。

雷蕾:《追忆百年泊头火柴对抗“洋火”的先驱》,《文史参考》2012 年第 20 期，第 60—63 页。

马捷:《从一则“中医药文告”探究晚清台湾“医儒互动”医疗现象》,《中医药文化》2019 年第 14 期第 41—49 页。

佚名:《防疫处录取防疫训练班学员》,《西北文化日报》1932 年 8 月 19 日，第 6 页。

杜丽红:《近代北京疫病防治机制的演变》,《史学月刊》2014 年第 3 期，第 106—115 页。

冯志阳:《媒体、瘟疫与清末的健康卫生观念——以〈大公报〉对 1902 年瘟疫的报道为中心》,《史林》2006 年第 6 期，第 96—103 页。

方旭红:《论 1926 年吴门大疫与苏州的疫病防治》,《苏州大学学报》2006 年第 6 期，第 73—76 页。

单丽:《从 1902 年霍乱传播模式看清末北方社会》,《中国历史地理论丛》2011 年第 4 期，第 55—65 页。

佚名:《陕甘虎威盛，防治难普及，死亡众多，医药投机，均利市三倍》,《大公报》1932 年 8 月 19 日，第 5 版。

周秋光:《中国慈善发展的历史与现实》,《史学月刊》2013 年第 3 期，第 5—9 页。

于燕燕，李洋，刘学超:《中西汇流: 18、19 世纪的海上丝绸之路》,《大众考古》2019 年第 5 期，第 22—28 页。

刘东生:《李希霍芬和“中亚人与环境”》,《第四纪研究》2005 年第 4 期，第 405—408 页。

王宗欣:《〈崇陵病案〉导读》，北京：中国医学科学院/北京协和医学院医学信息研究所学术年会论文集，2014 年，第 344—345 页。

毕丽娟，杨杏林，杨枝青，苏丽娜，张晶滢，肖芸，杨奕望，陆明:《近代上海中西医汇通运动的发展及其意义》,《中国中医药图书情报杂志》2014 年第 5 期，第 41—45 页。

时逸人:《中医改进研究会·凡例》,《医学杂志》1932 年第 68 期，第 45—46 页。

周雪樵:《医学研究会章程》,《医学报》1904 年 8 月 5 日，第 4 页。

周雪樵:《惠书汇复》,《医学报》1904 年 5 月 4 日，第 6 页。

丁福保:《医界之铁椎绪言(代论)》,《中西医学报》1911 年第 2 期，第 18 页。

丁福保:《中西医研究会简章》,《中西医学报》1910 年 1 月 23 日，第 4 页。

朱仁康:《新岁重申本刊旨趣》,《国医导报》1939 年第 1 期，第 1 页。

时逸人:《复兴中医专科学校教学规程》,《复兴中医》1941 年第 2 期，第 3—4 页。

马伯英:《中西医汇通史概》,《中西医结合杂志》1983 年第 6 期，第 376—379 页。

郑洪，黄景泉，周敬平，刘小斌:《中西医汇通派研究概述》,《中医文献杂志》1996 年第 4 期，第 38—41 页。

麻国庆:《全球化：文化的生产与文化认同——族群、地方社会与跨国文化圈》,《北京大学学报（哲学社会科学版）》2000 年第 4 期，第 152—161 页。

萧凤霞:《跨越时空：二十一世纪的历史人类学》,《中国社会科学报》2014 年第 4 期，第 11 版。

白寿彝:《宋时伊斯兰教徒底香料贸易》(《禹贡（半月刊）》1935 年第 4 期，中华书局，2010 年，第 112 页。

刘迎胜:《丝绸之路的缘起与中国视角》,《江海学刊》2016 年第 2 期，第 156—168 页。

李国强:《古代丝绸之路的历史价值及对共建“一带一路”的启示》,《大陆桥视野》2019 年第 2 期，第 32—38 页。

云梦秦墓竹简整理小组:《云梦秦简释文（三）》,《文物》1976 年第 8 期，第 27—37 页。

刘绍义:《古代疫情应对有法》,《生命与灾害》2017 年第 3 期，第 13 页。

胡玉:《宋代医药保障机构发展探析》,《中医药文化》2017 年第 4 期，第 23—26 页。

张喆:《清代前期疫灾救助研究》,《兰台世界》2015 年第 12 期，第 29—30 页。

吕金伟:《明清时期海南地区疫灾探略》,《琼州学院学报》2014 年第 3 期，第 94—102 页。

余新忠《清代江南疫病救疗事业探析—论清代国家与社会对瘟疫的反应》,《历史研究》2001 年第 6 期，第 45—56 页。

方旭红:《论 1926 年吴门大疫与苏州的疫病防治》,《苏州大学学报》2006 年第 6 期，第 73—76 页。

王兰，张艺璇，康雷，丁霞，姜良铎:《中医防疫思想之思考》,《环球中医药》2021 年第 1 期，第 72—75 页。

纪鹏程，李爽，谢院生:《中医学在疫病防控中的作用与贡献》,《中医杂志》2021 年第 20 期，第 1749—1755 页。

马捷:《中国近代社会转型期霍乱防控中“中医药文告”的传播与思考》,《中医药文化》2021 年第 1 期，第 20—31 页。

李建民:《丝路上的牛黄药物交流史》,《中医药文化》2018 年第 1 期，第 14—27 页。

陈岩，邹建华:《中医药在新加坡的发展现状》,《世界中医药》2013 年第 5 期，第 575—578 页。

孙碧莹，马炳亚，陈其凤，刘桂廷，申晨，曾郁敏:《北京市中学生关于中医药文化认知度的调查研究》,《中国中医药图书情报杂志》2017 年第 5 期，第 1—4 页。

国家发展和改革委员会，外交部，商务部:《推动共建丝绸之路经济带和 21 世纪海上丝绸之路的愿景与行动》，2015 年 3 月 28 日，第 3 页。

徐晓望:《论丝绸之路与科技的创造、传播》,《中共福建省委党校学报》2018 年第 10 期，第 110—113 页。

霍巍:《“高原丝绸之路”的形成、发展及其历史意义》,《社会科学家》2017 年第 11 期，第 19—24 页。

“中医药文告”索引

《英神普济丸》：竹纸，木板刻印，28 cm×30.5 cm

《英神普济丸》：竹纸，木板刻印，26.8 cm×47.2 cm

《英神普济丸》：白宣纸，铅印，24.6 cm×31.5 cm

《治痢疾方□论》：竹纸，木板，32.2 cm×26.1 cm

《保产无忧散》：白宣纸，木板，15.6 cm×27 cm

《七十二种喉症验方》：机器纸，铅印，13.5 cm×19 cm

《印光法师戒烟神方》：竹纸，铅印，24.8 cm×18 cm

《龙虎丸方、金匮侯氏黑散方、猪心丸方》：太史连纸，石印，61 cm×25 cm

《回天再造丸》：太史连纸，木板刻印，31.5 cm×88 cm

《急救立止吐血灵方》：竹纸，石印，19 cm×8.5 cm

《龙虎丸方治癫狂如神秘方》：竹纸，木板蓝印，21 cm×12 cm

《清宫秘方：治癫狂龙虎丸》：竹纸，石印，18 cm×21 cm

《专治食洋火方》：竹纸，刻印，21 cm×12.5 cm

《毕罗痧防治方案》：白棉纸，木板刻印，51 cm×35 cm

《雷公霹雳丸》：洋粉连纸，铅印，15.5 cm×14 cm

《乐善会治疫良方两种》：白棉纸，铅印，33 cm×23.5 cm

《虎疫之简单有效治法并施舍灵药》：白棉纸，铅印，32 cm×23.5 cm

《香港霍乱救急方》：机器纸，铅印，26 cm×17 cm

《曹炳章先生霍乱防治法》：洋粉连纸，铅印，69 cm×

31.5 cm

《霍乱转筋治法》：洋粉连纸，活字印刷，27 cm×21 cm

《霍乱防治方》：洋粉连纸，石印，32 cm×28 cm

《霍乱之预防方法》：洋粉连纸，铅印，26 cm×23.5 cm

《施送经验良方》：机器纸，红色铅印，23.5 cm×19 cm

《济生立效灵丹》：机器纸，红色铅印，15.5 cm×17.7 cm

《红白痢症真传经验良方》：太史连纸，木板刻印，15.6 cm×22.7 cm

《瘟疫不传染法》：白棉纸，木板刻印，13.5 cm×10 cm

《预防冬瘟第一方》：机器纸，铅印，23 cm×15 cm

《瘟症神效百验三方》：白棉纸，木板刻印，34 cm×24.1 cm

《平安万应丸》：竹纸，木板刻印，36.5 cm×28.2 cm

《瘟症神效百验三方》：白棉纸，木板刻印，34 cm×24.1 cm

以上中医药文告按照在本书中出现顺序排列，原件均藏于“景和斋”（北京）。